KB215472

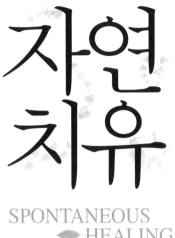

자연치유

SPONTANEOUS HEALING

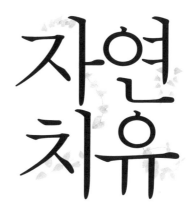

자연 치유

SPONTANEOUS HEALING

여러분의 몸이 지니고 있는 신체 유지와 치유의

자연 능력을 어떻게 발견하고 향상시킬 것인가

의학박사 **앤드류 와일**

정신세계사

지은이 **앤드류 와일**Andrew Weil 박사는 하버드 의과대학 졸업 후, '국립정신건강연구원'에서 일했고, 15년 동안 하버드 식물원에서 '민족약리학연구회'의 연구원으로 있기도 했다. 그는 세계 각지를 돌아다니며 식물의 약용 성분과 변화된 의식 상태(ASC), 그리고 치유에 관한 정보를 수집하였다. 현재 그는 턱슨에 있는 애리조나대학의 '통합의학과정'의 책임자로 있으며, '의학의 사회적 전망 강좌' 부책임자이다. 또한 개업의로 활동하면서 자연적인 방법에 기초한 예방의술을 펴고 있다. 〈자연건강, 자연의학〉〈건강과 치유〉〈자연적인 정신〉 등을 저술하였으며, 이 책은 그의 여섯 번째 저서이다.

옮긴이 **김옥분**金玉分은 연세대학교 영어영문학과와 동 대학원을 졸업하고 연세대학교에서 2년간 시간강사를 지냈다.

자연치유
Spontaneous Healing

앤드류 와일 짓고 김옥분 옮긴 것을 정신세계사 정주득이 2005년 6월 1일 고쳐펴내다(제2판). 제1판은 1996년 12월 11일 펴낸다. 편집주간 유기천, 편집부장 이상실, 정미화, 문시연이 편집을 류승인이 책의 꾸밈을 맡다. 정신세계사의 등록일자는 1978년 4월 25일(제1-100호), 주소는 03965 서울시 마포구 성산로4길 6 2층, 전화는 02)733-3134(대표전화), 팩스는 02)733-3144, 홈페이지는 www.mindbook.co.kr, 인터넷 카페는 cafe.naver.com/mindbooky이다.

2023년 12월 4일 박은 책 (제2판 제8쇄)

ISBN 978-89-357-0091-2 03510

이 책을
다이애너에게 바친다

> 폐암 말기 남자가, 의학은 더이상 그를 위해 할
> 일이 없다는 의사의 말을 듣고 임종을 위해 집으로 돌아간다.
> 여섯 달 후에 그 남자는 자기를 치료했던 의사의 진료실에
> 다시 나타난다. 그에게 이미 종양은 없다.
>
> – 머리말에서

우리는 누구나 아프다. 우리의 몸에는 아플 데가 너무 많고 우리의 몸을 둘러싸고 있는 것들은 우리의 몸에 대해 한없이 적대적이다. 몸이 겪는 아픔은 우리가 변화하는 환경에 적응하면서 여전하게 살아 있다는 것을 알려주는 신호이다. 그러나 이 아픔은 때로 우리를 힘들고 불편하게 한다. 몸이 겪는 아픔이 우리가 살아 있다는 징표로 머물지 않고 우리의 삶을 힘겹게 할 때, 우리에게 아픔은 몸에 일어나는 자연스러운 현상이기를 그치고 우리 삶의 심층, 실존의 깊이에까지 파고들어와 상처를 남긴다.

우리를 힘들게 하는 이러한 아픔의 현상들을 우리는 병이라 부른다. 에이즈와 같이 듣는 것만으로도 오싹한 것에서 무좀과 같이 친근한 것에 이르기까지, 골수공동증과 같이 안 보이는 것에서 피부경화증과 같이 눈에 띄는 부분에 이

르기까지, 나병과 같은 몸의 질환에서 자폐증과 같은 정신적인 병에 이르기까지 병은 마치 죽고서야 떨쳐버릴 수 있는 그림자처럼 몸의 고질적인 반려자 역할을 해왔다. 그리하여 아픔은 환경과 관계맺는 몸의 활동이 아닌 병이 날 조짐으로 간주되고, 몸은 병을 만들고 키우는 곳, 수많은 병을 허술히 쌓아 갖고 있는 창고쯤으로 여겨져왔다. 병의 이러한 항상성으로 인해 우리는 병을 우리의 몸과 그 뿌리를 같이하는 것으로 생각해왔고, 또한 병과 맞서 싸우는 것을 우리의 숙명으로 여겨왔다.

우리가 이처럼 병을 만드는 몸을 가지고서도 살아간다는 사실이, 이렇게 삶을 이어 살고 있다는 사실이 때로 기적처럼 생각되기도 한다. 사실, 우리의 몸을 둘러싸고 있는 질병의 모든 잠재적 요인과 끊임없이 이어지는 변화에도 불구하고 우리가 거뜬히 살아 있다는 것은 기적이 아니라면 신비이다. 그러나 병은 실체라기보다는 아픔의 특정한 현상에 대한 지칭이다. 실재하는 것은 병이 아니라 이러한 아픔의 현상이며 아픔을 겪는 몸이다.

병을 통해서 몸을 보는 것이 아니라 몸을 통해서 몸에 생겨나는 현상들을 볼 때 우리가 알게 되는 것은 생명활동에서 몸이 갖는 중심성이다. 몸과 몸을 에워싸고 있는 주변과의 부딪힘을 통해 생명이라는 현상이, 그리고 삶이라는 활동이 이루어진다. 몸은 환경과의 직접적인 부딪힘이 일어나는 물리적인 장소이자 이 부딪힘이 야기하는 생화학적 조절기이다. 몸이 조절해야 할 환경과의 불협화가 정상적인 범위를 넘어선, 일탈적이고 과도한 것일 때, 그 결과로 생겨나는 것이 병이다.

바로 여기서 우리는 '병이 나지 않는 일이 어떻게 가능한가' 하는 것을 물을 필요가 있다. 곧 '병을 어떻게 낫게 할 것인가'를 알기 위해서는 '우리는 어떻게 오늘 하루를 살아낼 수 있는가'를 물어야 한다. 자연스런 일상, 이 일상의 이어짐, 적대적인 환경에서 삶을 지속시키는 것, 바로 여기에 오늘이 내일로 이어지는 비밀이 있고, 나아가 병을 낫게 하는 비결이 있기 때문이다.

몸이 해달라고 하는 하고많은 요구에 지친 우리는 몸이 없으면 병도 없을 것이라고 생각하기도 하지만, '살아냄'의 기적을 낳는 것은 바로 몸이 가진 존재유지의 생명활동이다. 우리의 몸은 자기진단과 자기수정을 통해 몸의 손상이 있을 때마다 그것을 바르게 되돌려놓는다. 우리는 때로 우리가 몸을 먹여살리고 있다고 생각하지만, 몸은 우리의 그런 오만에도 불구하고 우리를 살아 있게 하고 또 살려낸다.

우리의 몸이 갖는 이러한 능력이 바로 우리가 '자연치유력'이라 부르는 것이고, 그 작용 메커니즘이 치유체계이다. 와일 박사의 이 책은 바로 이 치유체계에 관한 것이다. 치유체계의 작용에 대해 생명체의 내적 본질이라는 말로밖에 설명할 수 없다면, 그것은 그대로 신비라 불러야 할 것이다. 결국 병이 들었다는 것은 이 치유체계가 정상적인 활동을 하고 있지 못하다는 것을 뜻한다. 달리 표현하면 병이 난 것은 심장이나 위장이 아니라 우리 몸의 치유체계이다. 그러므로 병을 고치는 비결은 병에 메스를 들이대는 것이 아니라 이 치유체계를 강화하고 그 작용을 돕는 데에 있다.

대체의학 분야의 연구와 활동에서 세계적인 명성을 얻고 있는 앤드류 와일 박사의 여섯 번째 저서인 이 책은 치유의 비결을 찾아헤맨 그의 오랜 노력의 결과를 집대성한 것이다. 근대 이후 서구의학이 고수해온 분석적 접근과 증상의 억제에 기반한 치료를 비판하면서 그가 제시하는 것은, 현대의학이 포기한 병을 자연치유력을 통해 극복한 많은 환자들의 치유사례이다. 이 사례들을 통해 그는 어떻게 병이 '저절로' 나을 수 있는지를 분명하고 확신에 찬 목소리로 전하고 있다.

이 책의 제목을 'Spontaneous Healing'이라고 한 것에 대해 와일 박사는 '인간이 태어날 때부터 가지고 나온 능력인 치유력에 대한 관심을 불러일으키고자'라고 쓰고 있다. 'Spontaneous'에는 '외적인 강요나 자극에 의한 결과가 아니라 자연히 발생하는' 이라는 의미 외에 '내재하는 힘에 의해서 생겨나는' 이라는 의미가 있다. 치유는 밖에서 오는 것이 아니라 내부로부터 온다. 이 신비를 이해할 때 우리는 우리의 몸이 부적합한 환경에 단지 반응하는 것이 아니라 그러한 환경에 대해 적극적으로 자신을 보호해나간다는 것을 깨닫게 된다.

최고의 의학, 이상적인 의학은 바로 이 치유의 메커니즘을 도와 그것이 가장 효율적으로 기능할 수 있도록 하는 것이다. 서구의학의 접근법을 비판하면서 와일 박사가 한의학을 포함한 대체의학의 접근법을 옹호하는 이유는 이들 의학이 바로 이러한 관점을 취하기 때문이다. 대체의학(alternative medicine)은 구체적인 치료법을 가리킬 때는 기존 서구의학에 대한 방법론적 대안代案의 의미를 갖지만, 이 대안치료법들이 갖는 우리의 몸과 건강에 대한 시각과 접근법에서는 서구의학의 그것을 대체해야 한다는 점에서 대체代替의학적 의미를 지닌다.

여러 다양한 의학을 운위하면서 그가 주장하는 것은 바로 '비폭력적인 의학'이다. 비폭력적인 의학의 중심에 자연치유가 있다. 무엇보다 중요한 것은 자연치유력을 강화시켜 그 활동을 최적의 상태로 만드는 것이다. 수면과 운동, 식사와 활동 같은 모든 일상에서 우리는 치유체계의 작용을 도울 수 있다. 이것은 병을 치유하는 가장 안전하고 완전하면서 확실한 방법이면서, 동시에 병을 예방하는 가장 효과적인 방법이기도 하다. 현대의학의 한계에 대한 날카로운 비판에서 치유에 이르는 구체적인 방법 제시에 이르기까지, 그의 논의는 자연치유를 중심으로 한 '통합의학'의 마스터플랜이다. '무엇보다도 해를 주지 말라

(*Primum non nocere*), 자연의 치유력을 존중하라(*Vis mdicatrix naturae*)'는 히포크라테스의 교훈을 그는 오늘의 현대의학에 요청하고 있는 것이다.

여러분은 이 책을 읽으면서 병으로 고통을 겪었던 많은 사람들을 떠올리고 안타까움을 느낄 것이다. 동일한 안타까움을 느낀 한 사람의 독자로서 나는, 여러분이 몸을 살리려 하기보다 병을 죽이는 데 급급한 의료계의 현실에 대해 분노하기를 바란다. 의학기술은 병을 하나씩 몰아내었지만, 실제로 사라진 것은 병의 이름이었지 병 자체는 아니었다. 병으로부터 시선을 돌려 몸을 바라보게 될 때 우리가 발견하게 되는 것은 '병으로부터 자유로운' 삶의 가능성이다. 'heal'은 '온전하게 하다'라는 의미가 있다. 이제는 병과 건강을 바라보는 우리의 시선을 온전하게 해야 할 때이고, 그를 통해 우리의 몸도 온전하게 해야 할 때이다.

이 책은 Alfred A. Knopf, Inc.에 의해 1995년 출간된 <SPONTANEOUS HEALING>의 완역본이다. 본문의 내용은 출판사 협조를 받아 해당 분야 전문가의 감수를 거쳤다. 각 분야별 감수자는 기준성(자연식 동호회 회장, 〈사람의 먹거리〉 저자), 변성식(자연요법사, 호주Collage of Natural Therapy 수료), 안미정(약사, 서울대 대학원 졸), 장기남(한의사, 신농백초 의원 원장)이다. 출판사를 대신하여 이분들의 노고에 감사드린다. 본문의 각주는 감수자들의 도움을 받아 역자의 재량에 따라 달았다. 제2부와 제3부에서는 우리나라의 실정에 맞지 않는 내용이 있어 가급적 주에서 그 내용을 보완하고자 하였다.

김옥분

차 례

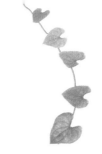

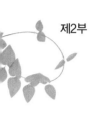
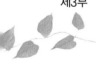

자연치유

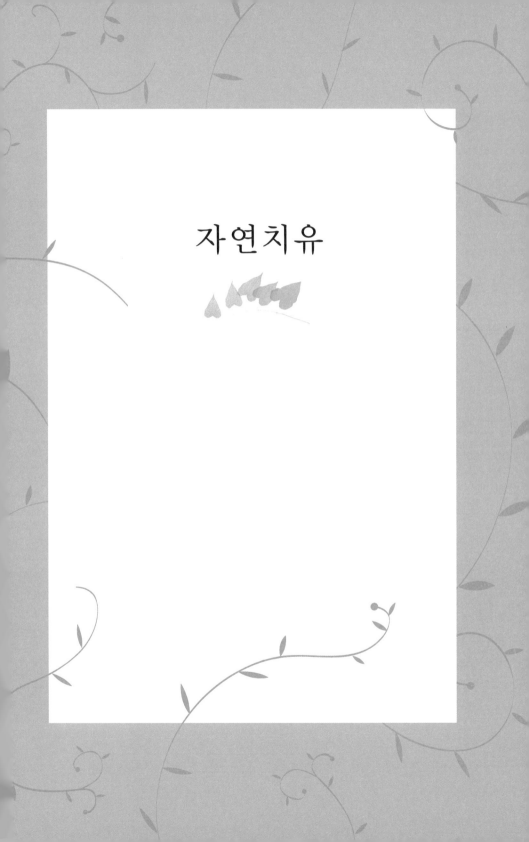

머리말

폐암 말기의 남자가, 의학은 더이상 그를 위해 할 일이 없다는 의사의 말을 듣고 임종을 위해 집으로 돌아간다. 여섯 달 후에 그 남자는 자기를 치료했던 의사의 진료실에 다시 나타난다. 그에게 이미 종양은 없다. 한 젊은 여자(당뇨에 걸려 있고 지독한 흡연가이다)가 심각한 심장마비를 일으킨 후 의식을 잃은 채 심장치료실에 누워 있다. 담당의사는 그녀의 심장 기능이 급속히 쇠퇴해가는데도, 자신이 그녀를 살리는 데 무기력하다는 사실에 번민하고 있다. 그러나 다음날 아침 그녀는 의식을 되찾고 말하기 시작한다. 분명히 회복 단계에 들어선 것이다. 한 신경외과의사는 오토바이 사고로 머리에 심각한 부상을 입고 혼수 상태에 빠져 있는 아들을 보고 슬퍼하는 부모에게 아들이 다시는 의식을 회복하지 못할 것이라고 말한다. 그 아들은 지금 멀쩡하다.

내가 아는 대부분의 의사들은 이런 종류의 이야기, 즉 자연치유에 관한 이야기를 한두 가지쯤은 알고 있다. 여러분도 찾으려고만 한다면 아주 많은 이야기를 알게 될 것이다. 그러나 자연치유에 관한 이야기를 애써 찾으려 하는 의학자들은 거의 없다. 대부분의 의사들은 그런 것들은 그저 이야기일 뿐이라며 진지하게 고려하거나 연구하지 않으며, 스스로를 회복시키는 인체의 잠재력에 관한 자료로 여기지도 않는다.

그러는 사이에 의료에 드는 비용은 너무나 규모가 커져 많은 선진국의 경제 사정이 어려워졌으며 전세계 인구의 많은 수가 의료 혜택을 받지 못하게 되어버렸다. 많은 국가에서 정치가들은 건강의 본질에 관한 철학적인 논쟁이 역사를 통해 계속되어왔다는 사실을 모르는 채, 국민건강 문제를 놓고 어떻게 지출할 것인가에 대해서만 입씨름을 하고 있다. 의사들은 건강에는 이러저러한 종류의 외적인 개입이 요구된다고 믿는 반면, 자연치유력을 지지하는 사람들은 건강은 자연법칙과 조화를 이루며 사는 데서 온다고 주장한다. 고대 그리스에서 의사들은 의학의 신인 아스클레피오스의 후원을 받으면서 일했으나, 치료사들은 아스클레피오스의 딸인 건강의 여신 히기에이아에게 봉사했다. 의학서의 저술가이자 철학자였던 르네 듀보René Dubos 는 이렇게 썼다.

히기에이아 숭배자들에게 있어서 건강이란 사물의 자연적인 질서이자 삶을 지혜롭게 관리하는 사람에게 부여되는 긍정적인 속성이었다. 그들에 의하면 의학의 가장 중요한 기능은 인간으로 하여금 건강한 육체와 그 속에 깃든 건강한 정신을 갖게 해줄 자연법칙을 발견하고 가르치는 일이다. 이들보다 한결 회의적이며 세상살이에 더 밝은 아스클레피오스 추종자들은, 의사의 주된 역할은 질병을 다스리는 것, 그리고 태어날 때나 살아가는 동안 사고로 야기된 불완전한 요소를 교정함으로써 건강을 회복하는 것이라고 믿는다.

　의료비용을 어떻게 마련할 것인가에 관한 정치적인 논쟁은 대개는 아스클레피오스 추종자들 사이에서 일어난다. 의학의 본질이나 사람들이 의학에 기대하는 것에 관한 논의는 한 번도 없었고, 의사들의 기술에 대한 의존도가 높아짐에 따라 턱없이 과중해진 의료비용을 누가 부담할 것인가만 논의할 뿐이다. 히기에이아의 헌신적인 추종자인 나는 의학의 미래에 관한 모든 논의에 히기에이아가 가졌던 관점이 자리잡기를 바란다.

　나는 이들 다른 철학이 어떻게 서로 다른 행위를 이끌었는지 그 예를 보여줄 것이다. 서양에서는 과학적 의학의 주된 관심이 질병의 외적인 요인을 알아내서 그것에 대항할 무기를 개발하는 데 있었다. 금세기 중반에 항생제가 발견되고, 그에 따라 세균에 의해 생기는 전염병과 싸워 위대한 승리를 거두게 된 것은 그야말로 놀라운 성공이었다. 이 성공은 아스클레피오스 쪽으로 사람들의 마음을 쏠리게 한 주된 요인이었고, 사람들로 하여금 비용이야 어찌되었건 이러한 과학기술의 산물을 사용하는 치료방법이 그만한 값어치가 있다고 믿게 만들었다. 반면에 동양에서, 특히 중국에서 의학의 관심 방향은 사뭇 다르다. 중국의학은 질병에 대한 내적인 저항력을 향상시키는 방법을 탐구했고, 그 결과 아무리 해로운 영향에 노출된다 하더라도 거뜬히 건강을 유지할 수 있게 한다. 바로 히기에이아식 전략이다. 그러한 탐구 과정에서 중국의 의사들은 인체에 강장효과가 있는 여러 가지 자연물질을 발견했다. 서구식의 접근방식이 오랫동안 우리를 위해 훌륭히 봉사하기는 했지만, 장기적인 유용성에서 보자면 동양의학의 위대함을 결코 따르지 못한다.

무기라는 것은 위험하다. 뒤로 오발되어 사용자에게 부상을 입힐 수도 있고, 적을 자극하여 한층 격렬한 공격을 유발할 수도 있다. 사실, 세계의 전염병 전문가들은 내성을 갖는 미생물이 도저히 손쓸 수 없는 유행성 질병을 일으킬 수도 있다는 점에 대해 전전긍긍하고 있다. 오늘 나는 내가 출강하고 있는 대학의 병원에서 발행되는 〈애리조나의 의사들을 위한 임상 연구 소식〉을 한 권 받았는데, 그 책에서는 '항생제 내성[1] : 새로운 재난인가?' 라는 논문을 특별히 싣고 있었다. 이 논문에 다음과 같은 대목이 있다.

> 항생제가 20세기 '경이의 약품' 으로 인식되어온 반면에, 임상의학자들과 연구자들은 약품에 대한 균의 내성이 임상치료의 주요 문제임을 급박하게 인식하고 있다. (……) 다양한 해결책이 제시되었다. 제약업계에서는 현재 내성 메커니즘을 피해갈 수 있는 새로운 약제 개발을 시도하고 있다. 유감스럽게도, 병원균들은 꽤 신속하게 새로운 저항 메커니즘을 개발하는 것으로 보인다. (……) 입원환자의 경우 감염 통제 절차를 엄격히 지키는 것이 필수적이다. 의료계에 종사하는 사람들은, 항생제 내성이 병원 내 모든 업무 환경에서 환자의 예후를 직접적으로 위협할 수 있다는 사실을 이해할 필요가 있다.

---

1 **내성** : 일반적으로 미생물(세균)이 전에는 감수성(항생물질에 의해 성장이 억제되거나 죽게 되는 성질)을 갖던 항생물질에 대해 유전학적으로 방어 능력을 획득하여 감수성을 잃게 되는 현상. 이러한 방어능력은 내성기전이라고도 하며 항생물질의 통과 저해, 항생물질의 분해, 항생물질이 작용하는 부위의 변형 등을 들 수 있다. (미생물 사이에 이러한 내성기전의 교환이 이루어지기도 한다.)

'환자의 예후를 직접적으로 위협할 수 있다'는 표현은 완곡하다. 그것은 환자들이, 이전에는 의사들이 항생제로 다룰 수 있었던 감염으로 인해 죽을 것이라는 말이다. 사실, 항생제는 빠른 속도로 그 힘을 잃고 있고, 전염병 전문가들 중에는 더이상 항생제에 의존할 수 없을 때 우리가 할 수 있는 일에 관한 문제를 생각하고 있는 사람들도 있다. 엄격한 격리와 소독, 수술을 통한 배농법 등등 항생제가 존재하지 않던 20~30년대에 병원에서 사용하던 방법을 다시 사용하게 될지도 모른다. 과학기술을 자랑하는 의학으로선 정말 대단한 역전 현상이 아닐 수 없다.

이와 달리 중국의학의 강장제들은 내성을 발현하지 않는다. 그것들은 세균에 '대항해서' 작용하는 것이 아니라 (따라서 세균의 유전학적인 면에 영향을 미치지 않는다) 신체의 저항력과 '더불어' 작용하기 때문이다. 또한 면역체계 내의 세포의 활동과 효율성을 증가시켜, 단지 박테리아에 의해서 야기된 것뿐만 아니라 모든 종류의 감염에 대해 환자의 저항력을 키운다. 항생제는 박테리아에 대해서만 효과가 있을 뿐, 바이러스에 의한 질병에 대해서는 전혀 쓸모가 없다. 서양의학이 바이러스 감염에 대해 무력하다는 사실은 에이즈에 대해 아무런 대책이 없다는 점에서 여실히 드러난다. 에이즈를 일으키는 HIV 바이러스에 감염된 사람들에 대해서는 중국식의 약초 자료가 훨씬 더 희망적으로 보인다. 그것은 독성이 없다는 점에서 현재 사용되는 서양의 항바이러스성 약물과 큰 대조를 이루고, 비록 보균 상태지만 HIV에 감염된 사람들을 비교적 오랫동안 증상 없이 살도록 해줄 수 있다.

내적인 저항력을 강화한다는 동양의 개념은, 신체가 질병에 대항하는 자연적인 능력이 있다고 가정한다는 점에서 히기에이아적이다. 만일 그것이 서양의학에 좀더 널리 받아들여졌다면 우리가 지금처럼 건강 문제로 인한 재정적 위기에 빠지지는 않았을 것이다. 신체의 자연적인 치유력을 이용하는 방법은 과학기술 의학의 과도한 사용보다 장기적으로 더욱 안전하고 효과적일 뿐만 아니라 훨씬 비용이 싸기 때문이다.

아스클레피오스 추종자들은 '치료(treatment)'에 관심이 있는 반면에, 히기에이아 추종자들은 '치유(healing)'에 관심을 갖는다. 치료는 외부로부터 비롯되는 것인 반면에 치유는 내부로부터 온다. '치유'라는 말은 '온전하게 만든다'는 의미이다. 곧 완전성과 균형을 회복시킨다는 것이다. 나는 오랫동안 치유에 관한 이야기에 관심을 가져왔고 여러분도 마찬가지일 거라고 생각한다. 어쩌면 여러분은 암을 자연적으로 이겨낸 사람에 대해 알고 있을지도 모른다. 광범하게 퍼진 악성 질병이 기적적으로 사라져서, 그를 치료했던 의사를 놀라게 만든 그런 이야기 말이다. 암의 소멸은 일시적일 수도 있고 영구적일 수도 있다. 여러분은 기도나 종교적인 열정으로 치유된 사람을 알고 있을지도 모른다. 무슨 일이 일어난 것일까?

나는 이 책의 제목을 '자연치유(Spontaneous Healing)'라고 붙였다. 그 이유는 인간이 원래 가지고 태어난 능력인 치유력에 대한 관심을 불러일으키고 싶어서였다. 비록 치료가 성공적으로 이루어졌다고 하더라도 그 결과는 우리 몸 안에 이미 있는 치유체계의 활동에 의한 것으로서, 이러한 치유체계는 다른 상황에서는 치료와 같은 외적인 자극 없이도 발생할 수 있다. 이 책의 중심 주제는 아주 단순하다. 곧 신체는 스스로를 치유할 수 있다는 것이다. 신체가 그렇게 할 수 있는 이유는 그것이 치유체계를 갖고 있기 때문이다. 만일 여러분이 건강한 상태를 유지하고 있다면, 여러분은 이 체계에 대해 알고 싶을 것이다. 왜냐하면 여러분이 건강한 상태를 유지할 수 있는 것은 바로 이 체계 때문이며 여러분은 그 조건을 향상시킬 수 있기 때문이다. 또한 만일 여러분 혹은 여러분이 사랑하는 사람들이 병에 걸리면 여러분은 이 체계에 대하여 알고 싶을 텐데, 그 이유는 이것이야말로 회복에 대한 최상의 희망이기 때문이다.

제1부에는 치유체계가 존재한다는 것과 그것이 작용한다는 것을 보여주는 증거를 제시하는데, 여기에는 치유체계가 정신과 상호작용하는 예가 포함된다. 우리 몸 안에는 DNA에서부터 시작하여, 생물학적인 조직의 모든 단계에 자기진단, 자기회복, 재생의 메커니즘이 존재하며 필요한 경우에는 언제나 활동할 준비가 되어 있다. 치유의 이러한 내재적인 메커니즘의 이점을 이용하는 의학은 단순히 증상을 억제하는 의학보다 훨씬 효과적이다. 여기에는 의사들이 회복 가능성이 없다고 내다보았거나 혹은 상당한 현대의학적 기술을 사용해야만 증상이 개선될 수 있다고 고집했음에도 불구하고 그 질병을 극복한 많은 사람들의 이야기가 포함되어 있다. 이런 종류의 이야기에 관심이 많다는 것을 주위 사람들에게 알린 덕분에 나는 점점 더 많은 사례들을 발견할 수 있었다. 누구라도 그런 경우를 찾으려 한다면 찾을 수 있다. 자연치유는 드물게 일어나는 것이 아니라, 일상적으로 일어나는 사건이다. 우리는 암에서 자연적으로 회복된 이야기에 놀라면서도 상처의 회복과 같이 흔히 일어나는 치유체계의 작용에 대해서는 거의 관심을 갖지 않는다. 가장 특별한 것은 사실 일상적으로 반복되는 치유체계의 작용이다.

제2부에서는 치유체계를 최적의 상태로 만드는 방법에 대해 이야기한다. 여기서 여러분은 잠재된 치유력을 향상시킬 수 있도록 생활방식을 바꾸어가는 것에 관한 구체적인 정보를 얻을 수 있을 것이다. 여기에는 식품과 환경에서 발생하는 독소들, 운동, 스트레스 해소, 비타민, 건강보조식품,

강장효과를 내는 약초에 관한 것이 많이 포함되어 있는데, 이것들은 여러분이 행복을 유지하는 데 도움되는 요소이다. 자연치유력을 향상시킬 수 있도록 생활방식을 서서히 변화시키는 8주간의 프로그램도 실었다.

제3부에서는 질병을 다스리는 방법에 관해 조언한다. 또한 서양 현대의학의 치료법과 이를 보완·대체할 수 있는 다른 치료법(대안치료법, alternative treatment)의 강점과 약점을 분석하고, 치유에 성공하는 환자들이 사용하는 전략을 몇 가지 확인한다. 여기에는 평범한 종류의 질병을 호전시키기 위한 자연적인 방법을 몇 가지 제시하였다. 또한 '치유체계의 영원한 맞수, 암'이라는 장이 포함되는데, 그 이유는 암이라는 질병이 치유체계에 대한 각별한 도전을 제기하고 있고, 암의 치료법을 선택하기 위해서는 개개인의 상태에 관한 세심한 분석이 요구되기 때문이다. 후기로, '사회를 위한 처방'에서는 어떻게 하면 현존하는 의학 연구기관이 히기에이아적인 철학을 수용하도록 할 수 있을까 하는 문제에 관해 생각해보았다.

지금까지 치유의 예를 찾아본 의사나 과학자들은 거의 없었다. 따라서 자연치유력에 의해 나타나는 현상이 모호해 보이고 내적인 치유체계라는 개념이 어색하게 느껴지는 것은 당연하다. 우리가 그 개념을 더 많이 감싸 안으면 안을수록 우리 인생에서 치유 경험을 더 많이 하게 되고, 따라서 불필요하며 때로는 위험하기도 하며 비용이 많이 드는 의학을 끌어들일 이유가 적어질 것이다. 치유가 목적이 되는 의학은 더 안전하고 더 확실하며 더 경제적이기 때문에 현재의 제도보다 우리에게 훨씬 더 훌륭하게 봉사할 것이다. 내가 이 책을 쓴 것은 이런 희망이 실현되는 데 도움이 되기를 바라서이다.

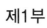

제1부

치유체계

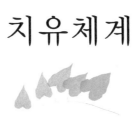

1

치유의 비법을 찾아

나는 여러분을 *20여 년 전 내가 방문했던 아주 먼 곳*, 1972년의 후덥지근한 어느 오후, 넓은 강의 모래언덕으로 안내하고자 한다. 그 강은 콜롬비아와 에콰도르의 국경 근처, 아마존 북서부에 있는 리오 카크웨타 강의 한 지류였고, 나는 그곳에서 길을 잃어버렸다. 나는 거대하고 빽빽한 밀림 어딘가 외떨어진 오두막에서 살고 있는 페드로라는 코판 족 인디언 주술사를 찾고 있었다. 내가 걸어간 오솔길은 강을 건너는 방법을 알려주는 표지판조차 없어 건널 수 없을 것 같아 보이는 강으로 이어져 있었다. 날은 저물고 있었다.

이틀 전, 길고도 고된 운전 후에 나는 더러운 도로의 끄트머리에 차를 남겨두고 작은 오지 마을에 가기 위해 모터보트를 탔다. 그곳에서 불면의 밤을 보낸 나는 다음날 인디언 몇 명의 도움으로 카누를 타고 오솔길이 시작되는 곳에 이르렀다. 인디언들은 그 길을 따라 가면 페드로가 살고 있는 개간지에 도착할 것이라고 말해주었다. 그들은 '반나절만 가면'이라고 했지만 인디언들의 반나절 걸음 거리라면 내게는 시간이 더 많이 걸릴 것이다. 나는 주술사와 함께 머물게 될 것을 기대하고 있었기에 꼭 필요한 물건 외에는 등짐에 넣지 않았다. 따라서 음식은 많이 준비하지 않았다. 어두운 숲을 몇 시간 걷고 나자 갈래길이 나왔다. 아무도 길이 갈라진다고는 말하지 않았다. 나는 직관으로 오른쪽 길로 가기로 결정했다. 한 시간을 더 걷고 나서야 개간지에 도착했는데, 그곳에서 나는 서로의 얼굴에 화장을 해주고 있는 다섯 명의 코판 족 남자를 만났다.

더위에 지치고 목도 말랐던 나는 스페인 말로 물을 청했다. 그러나 그들은 내 말을 아랑곳하지 않았다. 내가 다시 청하자 그들은 물이 없다고 말했다. "물이 없다니요? 어떻게 그럴 수가!" 나는 소리를 질렀지만 그들은 어깨를 으쓱하고는 자신들의 일에만 열중했다. 나는 주술사에 대해서 물었다. "여기 없소." 그 중 한 사내가 대답했다. "어디 가면 그분을 만날 수 있습니까?" 내가 묻자 또다른 사내가 오두막 너머로 나 있는 오솔길을 건성으로 가리켰다. "멉니까?" 그는 대답 없이 어깨만 으쓱거렸다.

이것은 내게는 새로운 체험이었다. 콜롬비아의 오지에서 만나는 인디언들은 언제나 대단히 호의적이었다. 불친절하고 적대적이었던 것은 황량한 변경의 부락에 살면서 요행을 좇는 메스티조들이었다. 일단 인디언 구역으로 들어가면 나는 언제나 안전하다고 느꼈고, 토착민들은 이방인을 받아들일 것이고 목적지를 찾도록 도와줄 것이며 목마른 여행자에게 물을 주리라고 나는 확신했다.

그들 다섯 명의 코판 족 사내들은 젊고 잘생겼으나 허영심에 찬 듯 보였다. 그들은 무늬가 없는 면으로 된 웃옷을 입고 있었고, 그들의 검은 머리칼은 길고 윤기가 흘렀다. 그들은 화장하는 일에 깊이 몰두하고 있었다. 다른 사내가 자신의 이마나 뺨 위에 새로운 그림을 그려넣으면 당사자는 깨진 거울조각을 통해 세심하게 살펴보고서 잘됐다거나 수정을 해달라거나 했다. 이 일은 오후 내내 걸릴 것 같았다. 내가 그곳에 있다는 사실이 그들에겐 하등의 관심거리도 아니었다. 무시당한 채로 30분쯤 있다가 나는 등짐을 지고 오솔길을 따라 걸어내려갔다. 몇 시간을 걷다보니 그 길은 거대한 강의 가장자리에서 빽빽한 덤불 속으로 사라져버렸고, 나는 오도 가도 못하는 처지가 되고 말았다.

평소에 나는 강이나 숲을 미관상의 아름다움을 주는 것으로보다 장애로 생각해왔음에도, 그곳의 풍경은 놀랄 만큼 아름다웠다. 굽이치는 물결 같은 거대한 구름이 나무 위를 떠다니고 있었다. 강은 물살이 빠르고 깨끗했다. 인간의 흔적은 찾을 수도 없었고 벌레와 새 소리 외에 다른 소리는 들리지 않았다. 새벽부터 땅거미가 질 때까지 극성을 떨어대는 작은 독충인 등에만 아니었다면 그곳에서 야영하는 것을 꺼리지 않았으리라. 등짐 속에는 그물 침대와 모기장이 있었으므로 필요했다면 아마 그날 밤을 그곳에서 보낼 수도 있었을 것이다. 그러나 길을 잃을지도 모른다는 두려움과 탐사가 소득 없이 끝날지도 모른다는 생각으로 나는 좌절감에 빠져들었다.

내가 힘들게 찾아가고 있는 이 주술사는 능력 있는 치료사로 알려져 있었다. 지난 1년 동안 남아메리카를 헤매다니며 만났던 대부분의 주술사들에게 나는 실망하였다. 몇몇은 술주정뱅이였고, 또 몇몇은 드러내놓고 명성과 돈을 좇는 무리였다. 내가 하버드대학 출신의 박사라는 것을 알게 된 사람은 나를 설득하여 자신의 능력을 입증할 수 있는 자격증을 하버드대학에서 받아내는 일에만 관심을 쏟았다. 그렇게 해서 자신의 경쟁자보다 우위에 서고 싶었던 것이다. 여행을 다니면서 나는 많은 일을 겪었지만 결국 그들 중 그 누구도 더 나은 의사가 되도록 나를 가르쳐준 사람은 없었다. 페드로는 마지막 희망이었다. 그는 바깥세상에 잘 알려지지 않았고 어쩌면 내가 그를 찾아가는 첫 번째 미국인일지도 모른다. 나는 오랫동안 내가 찾아오던 치료의 비밀을 그가 가르쳐줄지도 모른다는 큰 희망을 품고 있었다.

그러나 나는 길을 잃었고, 빛나는 아마존의 태양은 오후의 끝을 알리는 황금빛 색조를 띠기 시작했다. 밤은 일찍 찾아올 것이고, 그렇게 되면 강을 따라 건디기 어려운 추위가 몰려올 것이며, 사람이 사는 곳에 다다를 기회는 없을 것이었다. 나는 그 지역에서 파는 싸구려 피엘로야 담배 세 개비에 한꺼번에 불을 붙였다. 그 담뱃갑에는 전투모를 쓴 북미 인디언 그림이 그려져 있었다. 잠시나마 등에로부터 해방되리라는 희망으로 나는 담배를 빨아 사방에 연기를 날렸다.

무릇 회의에 빠졌을 때는 먹는 게 상책이다. 나는 보잘것없는 식량보따리를 열어 코코아믹스와 마른 과일을 꺼냈다. 부탄 스토브를 설치하고 강물을 떠다 물을 끓여서, 전에는 그처럼 맛있게 느껴보지 못했던 뜨거운 코코아를 홀짝거렸다. 그것이 낯선 환경 속에서 다소나마 위안과 친밀감을 느끼게 했다.

나는 무언가 이국적이고 특별하며 일상적인 체험의 세계에서 멀리 떨어진 세상의 것이라고 믿어온 어떤 것을 찾기 위하여 남미의 외딴 지역에 와 있었다. 치유력의 원천과 마술, 종교, 그리고 의학 사이의 상호관계에 대한 통찰을 찾고 있었던 것이다. 나는 정신과 육체가 어떻게 상호작용을 하는지 이해하고 싶었으며 무엇보다도 사람들이 병을 이길 수 있도록 도와주는 실질적인 비밀 같은 것을 배우고 싶었다. 8년 동안 나는 명망 있는 대학에서 고등 학문을 배웠다. 4년간은 식물학을 공부했고, 4년간은 의학을 공부했지만 내가 궁금해하던 문제들에 대한 명쾌한 해답을 발견할 수 없었다. 식물을 연구하면서 나는 열대우림에 가서 원주민 치료사들을 만나 급속히 사라져가는 약용식물에 대한 지식을 보존하는 데 도움을 주고 싶다는 욕망을 느꼈다. 의사 수련 과정은 나로 하여금 공격적이고 과학기술적인 치료의 세계로부터 자연치유(natural healing)라는 낭만적인 이상의 세계로 달아나고 싶은 충동을 불러일으켰다.

열대우림을 찾아가기 3년 전인 1969년, 기초적인 임상 과정을 마치고 나서 나는 내가 배운 것과 같은 의학을 사용하지 말아야겠다고 결정내렸다. 이 결정에는 두 가지 이유가 있었는데, 하나는 감정적인 이유였고 다른 하나는 논리적인 이유였다. 첫 번째는, 만일 내가 병이 난다면 다른 방법이 없다면 몰라도 내가 다른 사람을 치료하도록 교육받은 방식으로 치료받고 싶지 않다는 느낌 때문에서다. 그런 느낌 때문에 나는 다른 사람들을 치료한다는 것에 대해 불편함을 느꼈다. 논리적인 이유는 이렇다. 하버드 의대에서의 4년간, 그리고 1년간의 인턴 기간 중 내가 배운 치료법의 대부분은 질병의 진행 상태의 근원을 알아내어 치료를 촉진하는 것이 아니라 병의 진행 과정을 억제하거나 질병의 가시적인 증상들을 단순히 약화시키는 것에 지나지 않았다. 건강과 그 유지에 대해서, 그리고 질병의 예방에 대해서는 아무것도 배운 것이 없었다. 이것은 엄청난 과실이다. 의사의 근본적인 역할은 사람들에게 어떻게 하면 병에 걸리지 않는가를 가르치는 것이라고 나는 늘 믿어왔다. '닥터'라는 말은 '교사'를 뜻하는 라틴어에서 유래하였다. 예방법을 가르치는 것이야말로 의사의 일차적인 임무다. 질병 치료는 그 다음의 일이다.

서양의 현대의학이 가진 억제하는 본질을 생각하면 나는 마음이 놓이지 않는다. 만일 여러분이 오늘날 가장 흔하게 사용되고 있는 약품의 이름을 훑어본다면 대부분 접두사 '항(anti-)'으로 시작되고 있음을 발견할 것이다. 항경련제(antispasmodics), 항고혈압제(antihypertensives), 항불안제(antianxiety agents), 항우울제(antidepressant), 항히스타민제(antihistamines), 항기침제(antitussives), 해열제(antipyretics), 항부정맥제(antiarryhtmics), 항염증제(anti-inflammatories)뿐만 아니라 베타 차단제(beta blockers)와 H₂수용기 길항제(H₂-receptor antagonists)에 이르기까지. 이것이야말로 항抗의학적이다. 본질적으로 길항과 억제의 의학인 것이다.

'그게 뭐가 잘못됐다는 거요?' 하고 묻는 이가 있을지도 모르겠다. 만일 열이 위험한 상태까지 올라갔거나 혹은 알레르기 반응이 손쓸 수 없을 지경이라면 길항제²를 사용하여 상태를 호전시켜야 한다. 나는 '매우 심각한 상태를 극히 단기간 동안 다루는 데' 이런 치료법을 사용하는 것에 반대하지 않는다. 그러나 의사생활 초기에 나는, 이런 치료법을 질병 치료의 주된 방법으로 사용하게 된다면 다음 두 가지 문제를 일으킬 수 있다는 것을 깨닫게 되었다. 첫째는 환자가 위험에 노출된다는 점이다. 그 이유는 약이라는 무기는 그 성질상 강력하고 독성이 있기 때문이다. 그들이 바라던 효과는 종종 독성이라는 부작용을 동반한다. 길항제의 이러한 부작용은 현대 서양의학 체제의 커다란 오점이다. 수련 기간 동안 나는 그보다 더 나은 방법이 있다는 것을 여러 차례 목격했다. 나는 식물의학에 관심을 갖게 되었는데, 왜냐하면 거기서 내가 사용하도록 배운 약품을 대신할 안전하면서도

---

2 **길항抗한다**(counteractive=antagonize=길항하다=inhibit) : 특정 작용을 나타내는 물질에 대해 그 작용과 정반대로 작용하는 것을 길항한다고 하고, 이러한 약물을 길항제라고 한다.

자연적인 대체물질의 가능성을 발견했기 때문이다.

두 번째 문제는 눈에는 덜 띄지만 더 걱정스러운 일로서, 이와 같이 증상만을 억제하는 치료를 거듭하면 거듭할수록 병을 해결하기보다는 병의 진행을 강화시키는 경우가 생긴다는 점이다. 나는 현대의학과는 관점이 다른 의학(대체의학, alternative medicine)의 주요 갈래 중 하나인 동종요법(homeopathy)[3]을 발전시킨 독일 출신의 천재이자 의사로서는 이단자였던 자무엘 하네만Samuel Hahnemann(1755~1843)의 글을 읽기 전까지는 이런 가능성을 생각해보지 못했다. 동종요법에서는 치유반응을 촉진하기 위해 극소량의 약제를 상당히 묽게 희석해서 사용한다. 나는 동종요법가가 아니다. 나는 면역성을 이용하는 치료를 반대하는 많은 동종요법가들의 입장에 결코 동조하지 않으며, 동종요법의 전체 체계는 혼란스러울 뿐 아니라 최근의 물리학과 화학의 합리적인 모델들과 양립할 수도 없다는 것을 안다. 그럼에도 나는 동종요법에 의한 치료를 경험하고 관찰했으며, 그것이 전혀 해가 없는 치료법을 사용한다는 점에 감탄했다. 게다가 나는 하네만의 개념 중에 일부 유용한 것들이 있다는 사실을 알게 되었다.

그의 핵심적인 가르침 중에는 질병의 가시적인 증상들을 억제하는 것이 위험하다는 경고가 들어 있다. 하네만은 피부의 붉은 발진과 가려움증을 예로 들었다. 그는 피부 표면에 병이 있는 것이 더 낫다고 말한다. 병이 표면에서 외부로 빠져나갈 수도 있기 때문이다. 억제에 의한 치료법들은 질병이 내부로, 좀더 중요한 기관으로 진행하게 할 수도 있다. 가려움증을 동반한 발진은 사라질지 모르지만 가장 강력한 억제 치료법에도 끄떡없는 심각한

---

3 **동종요법**同種療法(동독요법) : 건강체에 쓰면 특정 질병의 증상과 비슷한 증상을 나타내는 약물(독물)을 조금씩 환자에게 주어 치료하는 방법.

문제가 내부에서 생겨날 수도 있는 것이다.

코티코스테로이드corticosteroid는 아주 강력한 항염증성 호르몬제로서 대부분의 의사들은 이 약물이 야기할 수 있는 해로움에 대해서는 그다지 생각하지 않고 이것을 사용한다. 하네만은 이 약품이 발견되기 훨씬 전에 그 위험성을 통찰했다. 스테로이드를 포함하는 피부연고는 피부 발진에 아주 잘 듣는데 요즈음은 누구나 쉽게 구입할 수 있다. 나는 환자들이 이 약물에 의존하게 되는 현상을 자주 목격한다. 스테로이드가 들어 있는 크림과 연고를 사용하는 동안 발진은 사라질지 모르지만, 치료가 중단되면 증세는 즉시 전보다 더 심하게 나타난다. 병의 진행은 해결된 것이 아니라 단지 유보된 것으로서, 외부에서 억제하는 힘이 제거되는 즉시 새로운 병세를 나타낼 힘을 모으고 있는 것이다.

스테로이드제가 주사나 경구복용과 같이 전신으로 투여되면 억제력과 아울러 독성도 더욱 커진다. 류머티스성 관절염, 천식, 자가면역[4]과 알레르기 질환을 다스리기 위해 몇 개월 혹은 몇 년씩 프레드니손(스테로이드계 항염증제)과 같은 약을 먹는 환자들은 대개 심각한 독성(체중 증가, 우울증, 궤양, 백내장, 뼈의 약화, 좌창)으로 고생하지만, 약을 끊으면 앓고 있는 병의 증세가 더 심해지기 때문에 끊지 못한다. 그렇게 해서 억제된 질병의 에너지는 어떻게 되는가? 그것들은 어디로 가는가?

환자들을 대할 때마다 하네만의 경고를 더욱 되새기게 된다. 최근에 나는 30대 중반의 한 여자를 만났다. 그녀는 2년 전에 심각한 자가면역 질병인 피부경화 증세를 앓았다. 이 병의 전형적인 시초는 냉기에 노출된 두 손이

---

4 **자가면역** : 생체가 정상적인 자신의 조직을 외부에서 온 항원으로 인지하여 면역반응을 일으키는 현상.

고통을 느낄 정도로 창백해진다. 이것을 레이노 현상[5]으로 저절로 생길 수 있는 신경관의 불안정이나 혹은 신경과 순환 기능의 심각한 장애를 알려주는 신호이다. 이 경우엔 관절의 통증과 손가락이 부어오르는 증세가 뒤따른다. 그런 다음 그녀의 손가락과 양손이 두꺼워지고 단단해지기 시작했는데, 이것은 피부경화의 전형적인 증상들이다. 이 병이 상당히 진행된 환자의 손은 차갑고 자줏빛이 나며, 번들거리고 단단하며 움직여지지 않는 경우가 많다. 그러나 이와 같은 외적인 변화는 모습을 추하게 만들기는 해도 이 병에 의한 최악의 결과는 아니다. 피부경화가 소화기와 심장호흡기관 같은 내부기관에 영향을 미치면 생명을 잃을 수도 있는 것이다.

의사들은 상태를 재빨리 진단하고 환자에게 프레드니손과 다른 면역반응 억제 약물들을 다량 처방하기 시작했다. 약물의 반응은 극적으로 나타났다. 몇 개월 안 되어 그녀의 피부는 정상으로 돌아왔고, 관절통도 사라졌으며, 그녀를 담당했던 의사는 병이 '완전히 진정되었다' 고 선언하기에 이르렀다. 불행하게도 그녀는 1년 후에 호흡곤란을 겪게 되었고 X선 검사 결과 폐섬유증肺纖維症이라는 진단이 나왔다. 이것은 진행성 질병으로 정상적인 폐조직이 비정상적인 섬유조직으로 대체되는 병이다. 그녀는 의사로부터 이 병이 이전의 피부경화와 아무 관련이 없다는 설명을 들었다. 그러나 사실 폐섬유증은 드물기는 하지만 동일한 병의 진행 과정에 의한 것으로서, 단지 폐라는 신체의 좀더 중요한 기관에 발병한 상태로 치료하기가 훨씬 어려운 증상이다. 그녀의 손은 따뜻했고 핏기가 돌았으며 부드러웠다. 그녀의 신체 표면에는 눈에 보이는 징후가 없었다. 그러나 내부에서 폐는 질병으로

---

5 **레이노 현상**(Raynaud's phenomenon)∶손이나 손가락이 백색 또는 청백색으로 변하는 현상으로, 프랑스의 의사 모리스 레이노의 이름에서 유래.

망가지고 있었고 서양의 현대의학이 자랑하는 모든 저해제에도 효과가 없었다.

인턴 과정을 마칠 때까지 나는 이런 종류의 질병을 많이 목격했고, 그리하여 더이상 서양 현대의학을 시술하거나 그런 훈련을 받고 싶지 않다는 생각을 굳히게 되었다. 그러나 나는 달리 어떤 의학을 시행해야 할지 알지 못했고, 그런 불확실성 때문에 지금과 같은 탐구를 시작하게 되었다. 그러나 2년간의 고된 탐구에도 불구하고 나는 치유에 관해 배운 것이 거의 없었다. 코판 족이 거주하는 곳으로 오기 직전에 나는 나 자신이 새로운 영역을 탐구하는 데 충분한 노력을 기울이지 않았음에 틀림없다는 결론을 내렸다. 그동안 내가 찾아갔던 치료사와 주술가들은 이미 외부인에게 발견된 인물들이었고, 너무나 잘 알려져서 쉽게 찾을 수 있는 사람들이었다. 내가 찾고 있는 것은 분명히 더 먼 곳에, 도달하기 더 어려운 아마존 숲의 아주 외진 곳에 존재한다고 나는 생각했다.

그래서 나는 이곳에 와 있었던 것이다. 코코아는 다 마셔버리고, 날은 저물고, 길은 잃어버린 채로.

나는 결국 주술가 페드로를 찾았고, 아주 오래전 일이었음에도 불구하고 그와의 만남을 지금도 잘 기억하고 있다. 왜냐하면 그것은 내 인생의 중요한 전환점이었기 때문이다. 물론 그 당시에 나는 그 만남의 진정한 의미를 깨닫지 못한 채, 단지 연속되는 좌절의 한 경우라고만 생각했다. 사실 그것은 새로운 길로 들어서게 한 첫걸음이었다. 그 길은 내가 이제까지 잘 알아왔으나 중요성을 인식하지 못했던 곳으로 나를 되돌려줄 것이었다.

짐을 꾸려 다시 어깨에 멘 나는 강의 상류를 조금 지난 지역에서 모래톱을 발견했다. 거기에서 보면 그 지역을 좀더 잘 볼 수 있고 페드로의 오두막이 있는 곳을 추축해낼 수 있을지도 모르겠다는 생각이 들었다. 강을 건너 모래톱으로 간 나는 강가를 훑어보다가 저 멀리 강의 상류에서 오솔길 같은 것을 발견했다. 길이었다. 강가를 따라 걸어 그곳에 닿은 나는 일단 길에 들어서자 해가 거의 기울었는데도 아무런 걱정이 없었다. 45분 후 나는 작은 강줄기가 큰 강과 합류하는 개간지에 이르렀다. 합류 지점에 초가지붕을 한 커다란 오두막 한 채가 높이 솟아 있었다. 저물어가는 열대의 태양은 붉게 이글거렸고, 나는 오두막으로 달려가 허름한 계단 발판에 올라 강이 합류하는 지점을 내려다보았다.

주술사는 없었다. 젊은 인디언 여자 하나가 외계인을 대하듯 나를 보며 주저하며 스페인어로 말을 건넸다. 그녀는 페드로가 없다고, 열흘 전에 떠나 전날 올라오기로 되어 있었는데 오지 않았다고 말했다. 나는 그곳에 머물러도 되는지 물어보았다. 그녀가 반대하지 않았기 때문에 나는 짐을 풀어 발판의 두 기둥 사이에 그물침대를 걸었다.

그 후 나흘 동안을 나는 그물침대에 누워 피엘로야 담배 연기를 내뿜으며 지루하고 무더운 낮이 청명하고 별 총총한 밤으로 변하는 것을 지켜보았다. 오후엔 등에에 물리는 것을 개의치 않고 강으로 수영을 하러 가기도 했다. 그 집의 젊은 여자와 이야기를 나누어보려고 여러 번 시도했지만 번번이 실패했다. 나는 이런 경우를 대비해 책을 가져갔었다. 무더위와 습기, 작열하는 태양, 빽빽한 밀림의 세계를 벗어나, 나는 잭 런던의 〈머나먼 북쪽〉의 이야기 세계로 빠져들었다. 그것은 너무도 완벽한 선택이었다. 이글루와 얼음으로 꽁꽁 언 들판과 입을 얼어붙이는 추위로의 완벽한 문학적 도피였다. 그러나 애처롭게도 나는 그것을 다 읽어버렸고, 그래서 읽은 것을 다시 읽고, 또다시 읽어야 했다.

시간을 때울 거리로는 다른 것도 있었다. 페드로는 떠나기 직전에 재규어 한 마리를 사냥했다. 그 재규어에게는 새끼가 한 마리 있었는데, 그 새끼가 그 집 우리에 있었던 것이다. 재규어 새끼는 아주 귀여웠고 새끼고양이처럼 장난을 잘 쳤으며 누군가와 놀고 싶어했다. 한번은 새끼를 우리에서 꺼내 마룻바닥에 놓고 같이 놀다가 다루기 힘들게 되자 그놈을 우리에 넣어서 진정시키려고 했다. 이것이 그 녀석의 야생본능을 자극했던 모양으로, 그놈은 귀여운 고양이에서 갑자기 사악한 마녀로 변했다. 인디언 여자가 빗자루를 들고 와, 그녀와 나는 힘을 합해 그 녀석을 가까스로 우리에 넣었다. 나는 여기저기 긁혔고 팔을 두 군데나 물렸다.

그러던 어느 날 오후 페드로가 나타났다. 우리는 멋쩍게 인사를 나누었다. 그는 40대 초반의 활기차고 위엄 있는 사내였다. 나는 첫눈에 그가 좋아졌으나 그는 대뜸 자기는 이제 환자를 다루지 않으니 내가 더이상 그곳에 머물 필요가 없다고 말했다. 그는 치료사로 일하는 대신에 정치 활동가로 변신해, 밀림에 들어와서 그들의 생존방식을 위협하는 '라 텍사스La Texas'에 대항해 투쟁할 조직을 구성하려고 애쓰고 있었다. 그들은 텍사코Texaco를 그렇게 불렀는데, 당시 그 회사는 풍부한 유전을 개발하기 위해 아마존 밀림 북서부 지역에 들어와 있었다. 나는 언젠가 텍사코의 기지였던 개척마을에 잠시 머물렀다가 그곳에서 보고 들은 것에 몹시 경악했던 적이 있었다. 그곳은 소음과 진흙, 유독 가스, 도둑, 창녀, 난폭한 석유 채굴업자들의 소굴이었고, 숲은 가장자리에서부터 황폐해지고 있었다.

그러나 그 마을은 이 평화로운 장소에서 수백 마일 떨어져 있었고, 그래서 그것이 페드로의 삶에 어떻게 영향을 미쳤는지 짐작할 수 없었다. 그는 텍사코의 헬리콥터 소리가 숲에서 동물들을 몰아냈고 강에선 물고기들을 사라지게 했다고 말했다. 지난 2년간 수렵과 어로는 급속하게 쇠퇴했는데, 페드로는 그것이 유전개발 때문이라고 했다. 그가 지금 하고 있는 일은 텍사코로부터 보상금을 얻기 위한 청원서에 서명을 받는 일이었다. 그는 내가 먼 길을 와서 아무 소득 없이 떠나게 된 것을 유감스러워했다. 나 역시 그랬지만 최소한 나는, 어째서 코판 족 사내들이 그들의 숲을 걸어가던 미국인에게 호의적일 수 없었는지를 이해하게 되었다.

다음날 아침 나는 떠났다. 나는 차를 세워둔 곳으로 돌아와 코판 족이 사는 곳을 영원히 떠나왔다.

그 후로도 나는 1년간을 콜롬비아, 에콰도르, 페루 등지를 돌아다녔지만, 더이상 이국적이고 마술적인 치료사를 찾는 일에 열중하지 않았다. 그 대신 에콰도르와 페루에서 약용식물을 연구했고, 코코아 잎을 재배해서 사용하는 방법을 배웠으며, 콜롬비아의 영화제작자와 함께 주술사들이 약초를 사용하는 장면들을 담은 기록영화를 찍었으며, 특수한 과일, 향료, 염료를 찾아보았다. 비록 의식적으로는 인정하지 않았지만 나는 내가 찾고 있는 것을 아마존의 밀림이나 외국의 다른 어떤 곳에서도 찾을 수 없을 것이라는 점을 어느 정도는 깨닫게 되었다. 나는 여전히 나의 물음, 즉 '치유의 원천은 무엇인가?' '병의 치료와 회복 사이에는 어떤 관계가 있는가?' '의사와 환자들은 어떻게 치유에 접근할 수 있는가?' 하는 물음들에 대한 해답을 찾는 데 열중하고 있었다. 페드로를 찾았던 그 노력이 내게 가르쳐준 것은, 그 물음에 대한 답을 찾는 방법이 틀렸다는 것이었다. 나는 치유의 원천을 찾기 위해 내 나라와 문화, 정규교육, 그리고 나 자신으로부터 등을 돌릴 필요가 없었던 것이다. 그 점을 깨닫기 위해 나는 그 세월을 방랑으로 보내야 했다.

두 강줄기가 합쳐지는 곳에 있던 페드로의 오두막을 떠난 지 거의 25년이 되었다. 그 당시 원유 채취로 인한 열대우림의 파괴는 페드로와 그의 종족이 상상할 수조차 없는 정도가 되었다. 도로 건설, 사방에 흩어진 기름, 유독화학물질의 투기投棄, 원주민 문화에 대한 정부와 외국 기업체의 냉소적인 태도로 인해 콜롬비아와 에콰도르의 거대한 지역이 손쓸 수 없을 만큼 황폐해져버렸다. 간단히 말하자면 코판 족은 속수무책으로 떠밀려났던 것이다. 그들은 단절되고, 종족의 맥이 끊기고, 그들의 지혜로운 선조와 전통적인 치료사들이 갖던 지식은 모두 영원 속으로 사라져버릴 것이다. 다른 종족들도 지금 동일한 위험에 처해 있다. 그들이 코판 족이 처했던 국면을 피할 수 있을지는 확실하지 않다.

세월은 내게 자상했다. 나는 내가 찾아헤매던 것을 찾았고, 더군다나 예기치 않게, 그리고 만족스럽게 훨씬 가까운 곳에서 찾을 수 있었다.

"언제나 길은 있습니다"

자연요법으로 치유한 재생불량성빈혈

크리스틴 킬롭스는 지금 이 순간 살아 있어서는 안 되는 인물이다. 그녀는 아이가 있어서도 안 되었다. 크리스틴을 치료하던 의사들은 죽을 날이나 기다리는 수밖에 없다며 그녀를 퇴원시켰을 뿐만 아니라, 그녀가 받은 치료로 그녀의 생식 능력이 파괴되었다고 확신하고 있었다.

크리스틴의 이야기는 1974년 몸에 원인을 알 수 없는 멍이 나타나면서 시작된다. 그때 그녀는 19세였고, 하와이의 마우이 섬에서 친구들과 함께 살고 있었다. 한 의사는 그녀에게 철분제를 먹어보라고 권했다. 2주 후에도 증세의 개선이 없자 혈액검사를 받았는데, 그 결과는 놀라운 것이었다. 모든 수치가 낮았다. 적혈구, 백혈구, 혈소판 모두가. 혈소판은 혈액응고에 관계하는 혈액 내 성분으로 그 수치가 낮음으로 해서 멍이 들게 된 것이다. 그녀는 왜 혈구가 결핍되었는지를 알기 위해 골수 조직검사를 받았는데, 결과는 더욱 심상치가 않았다. 크리스틴의 골수 안에는 혈구를 만드는 모세포가 거의 없었다. 정상적인 수치의 2%에 불과했다. 병은 재생불량성빈혈로 판명되었다. 이 병은 의학적으로 불치병인데, 그 까닭은 모든 혈액 구성 물질의 원천이자 신체 중에서 생명유지에 가장 필요한 조직이 손실되었음을 뜻하기 때문이다. 담당의사는 그녀의 생명을 구하기 위해 첨단의학의 전면적인 도움을 받을 수 있는 캘리포니아 남부의 한 병원으로 크리스틴을 보냈다.

'재생불량성(aplastic)'이라는 말은 '만드는 게 없다'라는 뜻으로, 골수의 정상적인 구성 성분을 소멸시켜 '골수공동증'에 이르는 과정을 잘 설명하고 있다. 그렇게 해서 골수 안에서 혈액을 구성하는 세포가 있어야 할 자리에 빈 공간과 지방이 들어찬 것이다. 골수는 산소를 운반하는 적혈구와 신체의 지항 기능에 중심적인 기능을 담당하는 백혈구, 그리고 혈소판을 만들어낸다. 정상적인 경우라면 이런 성분들은 지속적으로 생성되는 것으로, 각각의 성분은 그 자신의 모세포 계열로부터 생겨나 단계에 맞게 성장하고, 마침내는 커다란 뼈의 골수공동에서 나와 혈관 속으로 들어가게 된다. 모세포들은 공통적으로 간세포幹細胞에서 분화되는데, 간세포는 골수에서 생긴 '원시적인' 태아세포로, 다른 모든 형태(적혈구, 백혈구, 혈소판)로 분화한다. 재생불량성빈혈은 상처나 그 밖에 모종의 억제작용으로 인해 이 간세포에 이상이 생긴 것으로 여겨진다.

크리스틴의 경우 골수가 제 기능을 발휘하지 못하게 된 원인이 분명히 드러나지는 않았으나, 독성에 노출되었을 가능성이 있었다. 마우이 섬에 살던 또다른 주민 여섯 명도 똑같은 시기에 골수와 혈액에 이상이 발견되었고, 그들은 모두 몇 개월 안에 사망했다. 이렇게 동시다발적인 경우는 환경에서 그 원인을 찾을 수 있다. 하와이에서는 농사에 필요한 화학물질이 무절제하고 무분별하게 사용되는데, 도처에 있는 사탕수수농장과 파인애플 농장에서 특히 심하다. 이런 일에 종사하던 운이 나쁜 사람들이 자신들의 내부 기관으로 파고드는 살충제나 제초제에 유전적인 반응을 보였던 것이 아닐까? 알 수 없는 일이다.

크리스틴은 아주 절망적인 상태로 캘리포니아의 산타바바라에 도착했다. 골수가 거의 제 기능을 발휘하지 못하는 사람의 고통을 상상해보라. 적혈구 부족 상태가 심각해지면 신진대사가 정지되고 심장에 압박이 가해지는데, 그로 인해 심장은 혈액 내의 낮은 산소 용량을 보충하기 위해 더욱 고된 작업을 해야 한다. 백혈구의 결핍은 감염에 대한 저항력을 무너뜨린다. 병원 측에서는 병균에 감염될 가능성을 최소화하기 위해 그녀를 무균실에 격리시켜 항생제를 계속 투여하고, 매일 멸균제로 목욕시켰다. 혈소판 결핍은 몸 안과 밖에서 생기는 비정상적인 출혈을 야기할 수도 있다.

재생불량성빈혈의 치료에는 과감한 조처가 요구된다. 의사들은 종종 다량의 스테로이드와 면역반응 억제 약물을 투여하나, 이 약물들은 어떤 경우에는 효력을 발휘하지만 그렇지 않을 때도 있다. 환자의 면역체계는 백혈구라는 전투부대가 사라짐으로써 이미 망가져버렸다는 사실을 생각한다면 이런 치료는 무모해 보인다. 그러나 모종의 자기면역성이 골수를 손상시켰을 수도 있고, 그 경우 스테로이드는 그것을 억제할 것이다. 특정한 화학물질이나 바이러스에 노출되면 그것이 자기면역 반응을 유도하고 그로 인해 면역기제가 골수의 간세포를 공격할 수도 있고, 그러한 반응이 자신을 촉발한 사건과는 별개로 스스로 추진력을 지니게 될 수도 있기 때문이다.

크리스틴의 담당의사들은 스테로이드 치료를 시작하기는 했지만, 그녀의 병이 너무 심해서 살아남을 수 없을 것이라고 생각했다. 그래서 그들은 골수이식수술을 받을 수 있도록 그녀를 로스앤젤레스의 UCLA 의료센터로 보냈다. 이 수술은 빈혈을 앓고 있는 사람에게는 최상의 희망일 것이다. 특히 환자가 젊고 수술에 잘 적응하는 경우라면 더욱 그럴 것이다. 그러나 이 수술은 결과를 확신할 수 없는데다 수술 가능성 자체도 골수를 기증할 적당한 사람, 가령 일란성 쌍둥이나 항원이 서로 맞는 형제자매가 많지 않다는데 어려움이 있다. 다행히도 크리스틴은 이러한 조건에 맞는 형제가 있었다. 그들은 기꺼이 자신의 골수를 주려 했지만 그녀는 이식수술로 고통받고 싶지 않았다. "수술을 피하기 위해 나는 많은 일을 했습니다." 그녀는 말한다. "마음속에 영상을 떠올리는 일, 치료에 대한 명상, 많은 양의 비타민과 건강보조식품을 먹는 일 같은 것을요. 그 후 약간의 효력이 있었지만 너무 늦었습니다. 의사들은 내게 언제 죽을 거라고 얘기했고, 내 몸 안에 있는 치료사가 내게 도움을 줄 수 있는 시간이 충분치 않았습니다." 크리스틴은 두 차례에 걸쳐 골수이식수술을 받았지만 그다지 운이 따르지 않았다. 그녀의 신체가 거부반응을 보였던 것이다. 이식 수술이야말로 담당의사들의 최후의 희망이었다. 통상적인 간호를 하고 위안을 주는 외에 그녀를 도울 방법은 없었다.

의사들은 아무런 희망도 갖지 않았지만 크리스틴은 달랐다. 그녀는 다른 종류의 치료를 받아보리라고 결심했고, 정신치료와 시각화(visualization)를 기꺼이 시도해보고자 했다. 그녀가 입원해 있던 병원의 한 정신과의사가 크리스틴에게 UCLA에서 정신치료를 연구하고 있던 한 교수를 소개해주었다. 그를 통해서 그녀는 안수按手치료법과 최면요법을 시행하는 치료사를 찾아냈다. 병원에 입원해 있는 상태에서 크리스틴은 2주 동안 일주일에 두 번씩 그의 치료를 받았다. 치료가 끝나고 혈액검사를 한 결과, 그녀의 골수에서는 많지는 않으나 혈구 증가 현상이 있었고 그녀를 치료했던 의사들이 이런 경우는 본 일이 없다고 말했다. 그러나 혈구 수가 극적으로 증가하기는 했어도 그녀를 격리 입원실에서 나오게 할 만한 정도는 아니었고, 그녀에게는 수혈이 필요했다. 마침내 의사들은 자신들로서는 더이상 할 일이 없다고 선언했다. 그들은 크리스틴과 그녀의 어머니와 여러 차례 상의한 뒤 그녀를 퇴원시켰다. 그녀의 어머니는 딸의 퇴원을 집에서 임종을 맞이할 수 있도록 배려한 조치로 이해했다.

크리스틴은 끝까지 치료사를 찾았다. 그녀는 또다른 치료사를 찾아내서, 일주일에 닷새 꼴로 안수치료를 받았다. 2주가 지난 후, 또다시 기적적인 결과가 나타났다. 혈구 수가 증가하여 최저 정상치까지 도달한 것이다. 그녀는 계속 치료를 받았다. 그 후 그녀는 수혈로 인해 혈청 간염에 걸렸고 또다시 매우 위독한 상태가 되고 말았다. 그녀의 체온은 한 달 동안 37.8℃를 기록했다.

크리스틴은 영적인 직관력으로 식이요법을 처방해서 치료한다는 한 여자에 관해 듣게 되었다. 그 치료사가 크리스틴을 위해 처방해준 식이요법은 이행하기가 쉽지 않은 것이었다. 모든 종류의 설탕이나 전분은 금지되었고, 매일 계란 두 개에다 노른자 하나에 삶은 야채를 곁들여 먹어야 했으며, 야채죽과 기름기가 없는 야채샐러드, 삶은 생선이나 삶은 닭, 매일 50%로 희석된 석류 주스나 포도 주스 한 잔이 그녀가 지켜야 할 식단이었다. "그것은 살아오면서 겪은 어떤 것보다도 어려운 일이었습니다." 그녀는 말한다. 크리스틴의 몸무게는 줄었다. "하지만 그 식이요법이 나를 살렸습니다. 며칠 사이에 간염 증세가 급속히 좋아지더군요."

크리스틴은 1년의 반을 병원에서 보냈다. 병이 생기고 1년이 지난 뒤에,

건강을 회복하는 일이 더디고 어렵더라도 자신은 살아남을 수 있다는 것을 그녀는 알게 되었다. 그녀는 이렇게 회상한다. "골수 이식 거부반응을 억제하기 위해 먹었던 약 때문에 의사들은 내가 임신할 수 없다고 했습니다. 과다 출혈의 위험 때문에 나의 월경을 멈추게 하기 위하여 그들은 제게 여성 호르몬을 다량 주입했습니다. 게다가 수혈에 대한 거부반응을 억제하기 위해 프레드니손을 투약했고, 또 골수를 자극하기 위해 남성호르몬을 투여했습니다. 저는 1년 동안 월경이 없었습니다. 한 심령치료사가 제 골반에 손을 얹어보더니 '완전한 암흑'이 느껴진다고 하더군요, 하지만 저는 곧바로 1주일간의 단식에 들어갔고, 월경이 시작되었어요! 그 어느 때보다도 규칙적으로 말이에요."

20년이 지난 지금 그녀는 건강하고 활기에 넘쳐 있으며 정상분만을 해서 얻은 건강한 네 자녀의 어머니가 되었다. 의학적인 관점에서 보자면 그녀의 회복은 너무나 특이한 것이어서 그녀를 담당했던 의사들은 그녀의 사례를 '빈혈 국제학술회의'에 보고하기까지 했다. 크리스틴은 이렇게 말한다. "나는 단순히 살아 있는 것이 아니라 건강하고 강합니다. 나는 늘 운동을 하려고 노력했습니다. 건강해지면서 알게 된 것은 내가 원하는 한 강해질 수 있다는 것이었습니다. 자전거를 타고 규칙적으로 달리기를 하고 바다에서 수영을 한 것이 최상의 건강을 향한 마지막 장애를 넘게 해주었습니다. 요즈음은 네 아이를 키우느라 행복하고 바쁩니다. 나는 자연요법 의사 자격증이 있지만 아이를 낳고부터는 시술을 못했습니다. 우리 가족은 매우 활동적입니다. 스키를 타고 윈드서핑을 하며 정기적으로 달리기를 합니다. 내가 병에 걸린 적이 있다는 사실을 말하지 않으면 사람들은 나의 건강에 대해 전혀 의심하지 않습니다. 내 말을 들은 사람들은 내가 한때 심각한 병을 잃았다는 사실에 몹시 놀라지요."

크리스틴이 끌어들인 치유의 힘, 골수가 다시 활력을 되찾고, 병의 최초 원인이 무엇이었든 그것을 무기력하게 만들고, 치료의 악영향을 제거하는 데 끌어들인 그 치유력은 어떤 것일까? 나는 시련 속에서도 신념을 굽히지 않은 그녀의 태도에 몹시 매료되었다. "나는 언제나 살아갈 길은 있다고 믿었습니다." 그녀는 말한다. "단지 제때에 그것을 발견하기만 하면 되었습니다. 그런 믿음과 탐구가 지칠 줄 모르는 나의 낙관주의에 불을 붙여주었고 치유 과정에 능동적으로 참여하도록 해주었습니다."

심각한 질병으로 위기에 처한 사람들에게 그녀가 하고 싶은 말은 이것이다.

"사람마다 치유의 방법이 다를 수 있습니다. 그러나 언제나 길은 있습니다. 포기하지 말고 그것을 찾으세요!"

2

가까이에서 발견한 치유

1973년 남미 여행을 마친 나는 애리조나 주의 턱슨 근처에 정착하여 지금까지 그곳에서 살고 있다. 사막이라는 자연환경에 나는 강한 친밀감을 느꼈고, 그곳에 살고 있는 사람들과도 좋은 관계를 유지할 수 있었다. 그 중의 하나가 샌디 뉴마크와의 관계였다. 그는 애리조나대학에서 인류학을 전공하는 대학원생으로, 카탈리나 산맥 기슭에 있는 에스페레로 캐넌에 살게 되면서 나의 이웃이 되었다. 그 후 샌디는 인류학 연구를 그만두고 애리조나 중부의 화이트 산맥에서 농사를 짓다가 턱슨으로 돌아와 의과대학에 등록했다. 지금 그는 우리집의 소아과 주치의다.

샌디와 정신과의사인 린다 사이에는 발육부진아인 소피아라는 딸이 있었다. 소피아가 아직 어렸을 때, 샌디의 여러 친구들은 그에게 이런저런 치료법을 권했다. 그 중 하나가 로버트 풀포드Robert Fulford라는 정골요법整骨療法[6] 전문의한테 아기를 데려가보라는 것이었는데, 의사는 온갖 원인으로 고통을 겪는 어린 애들을 치료한 경력이 있다는 것이었다. 샌디와 린다는 그 이야기에 귀가 솔깃해져서 여러 차례에 걸쳐 소피아에게 풀포드 박사의 '두개골요법'을 받게 했다. 그 뒤 샌디는 애리조나 의과대학에서 한 해를 보내는 동안 잠시 풀포드 박사의 밑에서 일하기도 했다. 샌디는 내게 끈질 기게 풀포드 박사를 만나보라고 얘기했지만, 정골요법사들에 대해 무지했 던 나는 그의 말에 관심을 기울이지 않았다. 의사들이 일반적으로 갖는 편 견을 나 역시 갖고 있었기 때문에 나는 그들을 척추지압요법사들이 흔히 행 하는 신체조작술이나 써먹는 이류 의사쯤으로 여겼다. 아마 그 당시에도 나 는 여전히 아주 먼 곳, 전혀 다른 문화 속으로 치료사 혹은 스승을 찾아 떠 나겠다는 낭만적인 생각에 빠져 있었던 모양이다. 머나먼 지역으로 여행을 떠났다기 번번이 빈손으로 돌아오고 만 경험을 했음에도 말이다. 여러 사람 에게서 풀포드 박사를 만나봐야 한다는 말을 수도 없이 들은 후에야 마침내 나는 그를 찾아갔다.

그 당시 풀포드는 70대 후반이었다. 그는 과도한 업무를 피해 신시내티 에서 은퇴하고 턱슨으로 왔다. 과로로 1년을 쉬고 난 후, 어느 날 밤 그는 친 구에게서 아기가 폐렴에 걸려 몹시 아프니 와주었으면 한다는 절망에 찬 목 소리의 전화를 받았다. 아기는 병원에 있는데 항생제에 아무 반응도 보이지 않는다는 것이다. 풀포드 박사는 병원에 가서 치료를 했다. 다음날 아침 아 기는 위험에서 벗어났고, 그 후 몇 시간도 지나지 않아 사람들은 그에게 치 료를 해달라고 몰려들기 시작했다. 그리하여 그는 은퇴생활에서 무자비하 게 끌려나와 다시금 그만의 독특한 정골요법 의술을 펼치게 되었다.

---

6 **정골요법** : 모든 질병의 원인이 비뚤어진 뼈에 있다고 보고 원래의 상태로 돌려서 병을 치료하
 는 방법.

풀포드 박사의 사무실은 놀랄 정도로 단조로웠다. 간호사 겸 접수를 담당하는 사람이 있는 대기실과 두 개의 진료실이 전부였다. 캔자스 시립 정골요법 의과대학에서 받은 학위가 벽에 걸려 있는 것 외에 달리 특징 있는 장식물은 없었고, 병원 사무실 하면 자연스레 연상되는 그런 장비 같은 것도 없었다. 박사는 그저 자상한 할아버지처럼 보였다. 그는 키가 크고 강인해 보였으며, 편안한 느낌을 주는 사람이었다. 말수가 적었고, 말투도 차분했다. 나는 그에게, 박사님이 행하는 치료법의 효과에 대해 많이 들어왔으며, 그것을 직접 경험해보고 싶다고 말했다.

"좋습니다. 어디가 불편합니까?" 박사가 물었다.

"대단치는 않습니다. 목에 약간 이상이 있는데, 가끔씩 뻣뻣해지면서 통증이 느껴집니다."

"어디 한번 볼까요?"

그는 내게 일어서라고 하더니, 양쪽 어깨에 손을 얹고 내 숨소리를 유심히 들었다. 그러고 나서는 내 머리를 붙잡고 이리저리 움직였다. "침상 위로 올라가보시지요." 박사가 말했다. 나는 침상 위에 누워 그가 긴 전깃줄에 연결되어 있는 이상한 기구를 작은 탁자 위에서 돌리는 것을 지켜보았다. 그것은 '타진용 망치'로 치과용 드릴을 약간 변형한 것인데, 위아래로 진동하는 두툼하고 둥근 금속 원반이 달려 있었다. 풀포드 박사는 탁자 옆에 놓인 작은 의자에 앉아 진동 비율을 조절한 다음 그 원반을 내 오른쪽 어깨 위에 올려놓았다. 나는 몸 오른쪽 전체를 통해 그 진동을 느낄 수 있었는데, 그것은 쾌적하고 편안한 느낌을 주었다. 몇 분 후 풀포드 박사의 손이 조금 빠르게 움직이더니 "갑니다." 하는 소리가 들렸다. 그 말과 동시에 그는 진동망치를 움직여 내 오른쪽 엉덩이 위에 올려놓았다. 그렇게 20분 정도를 반복하는 동안 나는 비몽사몽간을 헤맸다. 그 다음 박사는 기계를 끄고 의자를 탁자 끝으로 밀어넣더니 두 손으로 내 귀를 감싸쥐고 머리를 이리저리 돌렸다.

그 후 몇 분 동안 박사는 내 머리를 천천히 돌리면서 머리 여기저기를 지그시 눌렀다. 그것은 내가 그때까지 경험했던 신체 자극 중에서 가장 변화가 없는 것이었고, 그래서 나는 그런 치료가 과연 효과가 있을지 의아했다. 하지만 동시에 나는 그렇게 능숙하고 확신에 차 있는 손으로 치료가 행해진다는 사실에 안심하고 있었다.

그런 치료가 끝나자 풀포드 박사는 내 사지가 잘 움직이는지를 검사한 다음 내게 일어나 앉으라고 말했다. 그는 좀더 부드럽게 내 등뼈를 몇 차례 두드리고 나서 치료를 끝냈다.

"됐어요, 괜찮을 겁니다." 박사가 말했다.

"원인이 뭐였습니까?" 내가 물었다.

"별거 아닙니다. 어깨가 조금 불편해서 목에 통증이 생긴 듯합니다. 선생의 두개골은 파동 상태가 매우 좋습니다."

나는 두개골 파동 상태가 무엇을 말하는 것인지 몰랐으나 어쨌든 좋다니 기뻤다. '어깨가 조금 불편했다'는 것과 그것이 어떻게 목을 뻣뻣하게 했는지에 대해서도 나는 아무것도 몰랐다. 그러나 더이상의 설명은 없었고, 풀포드 박사는 약속된 시간이 다 됐다고 말했다. 그는 내게 언제든 자신의 진료를 보러 와도 좋다고 했다.

진료비가 35달러밖에 되지 않아, 나는 반가운 한편 매우 놀랐다. 그 액수는 치료할 때 느낀 편안함의 대가로만 친대도 확실히 헐값이었다. 그러면서도 여전히 나는 이런 미미한 치료가 풀포드 박사에 대해서 들은 그 많은 의학적인 성공담을 어떻게 설명할 수 있는지 이해하지 못했다. 나는 꼭 다시 와서 그가 다른 사람들을 치료하는 것을 봐야겠다고 생각했다.

다음날 몸이 몹시 피로하고 아팠다. 나는 그에게 전화를 걸어 이것이 치료 때문인지 물었다. "그렇습니다. 그게 정상입니다. 이틀은 더 그럴 겁니다." 박사가 말했다. 그의 말대로였다. 그 후 나는 좋아졌고, 다시는 목 때문에 괴로운 일은 없었다. 그러나 그 외에 다른 변화는 전혀 알아차리지 못했다.

한 달 뒤, 나는 일주일에 몇 시간씩 그랜트 가街에 있는 풀포드 박사의 작은 진료실에서 그가 환자들을 치료하는 것을 관찰하기 시작했다. 박사의 진료실은 부모와 그들이 데리고 온 자녀들로 언제나 만원이었다. 그곳을 찾아오는 사람들은 스페인계, 아시아계, 도회지 사람, 농촌 사람들이 뒤섞여 있는 남부 애리조나의 다양한 인구 구성의 단면을 그대로 보여주었다. 사람들은 모두 대단한 기대감을 가지고 왔고, 그를 만날 기회를 갖게 된 것만으로도 감사해했다. 적어도 풀포드 박사는 구식의 정 많은 가족 주치의의 훌륭한 본보기였다. 단지 그의 존재가 주는 따뜻함으로, 그리고 그 스스로 건강한 사람의 좋은 본보기가 됨으로써 사람들로 하여금 더 좋아졌다는 느낌을 갖게 만드는 그런 주치의 말이다.

박사를 지켜보면서, 나는 그가 환자에게 하는 질문과 신체검사가 간단한 데에 놀랐다. 막 문을 들어선 새 환자에게 박사가 하는 질문은 몇 가지가 채 안 된다. "어디가 아픕니까? 얼마나 됐습니까? 어릴 적에 높은 곳에서 떨어진 적이 있나요? 태어날 때의 상황에 대해서 알고 있는 것이 있습니까?" 이런 물음에 덧붙여 몇 가지 다른 질문이 고작이었다. 그런 다음 박사는 환자를 세워놓고 팔다리와 숨소리를 점검하고 머리를 돌려본 후 침상에 누우라고 한다. 대부분의 사람들이 내가 받은 것과 똑같은 치료를 받았다. 모종의 '풀림'이 일어날 때까지 신체의 여러 부위에 타진용 망치를 천천히 가져다 대고(그의 손이 정지하면 기계가 갑자기 움직였다), 그런 다음에는 천천히 두 손으로 느껴지지 않을 만큼 머리를 만진 다음 마지막으로 척추를 몇 차례 만진다. 무엇이 잘못되었고 구체적으로 어떤 것을 목적으로 치료했는지에 대해 자신이 먼저 말하지는 않았다. 사람들이 질문해오면 그는 짧게 대답해주곤 했지만 질문하는 사람은 거의 없었다. 그들은 자신이나 혹은 자녀들을 그에게 맡기고 박사가 조용히 자기 할 일을 하도록 내버려두는 것 같았다. 박사의 손길이 닿으면 누구나 편안해 했다. 심지어 안절부절못하고 야단법석을 떨던 아이들까지도 그의 손이 닿자마자 얌전해지곤 했다.

치료가 끝나갈 즈음이면 박사는 사람들에게 내가 한 번도 본 적이 없는 이상한 체조를 하라고 권하곤 했다. 그가 권한 체조는 이런 것이다. 두 발을 어깨 넓이로 벌린 다음 왼쪽 손바닥을 위로 향하고 오른쪽은 아래로 향하게 해서 두 팔을 양 옆으로 최대한 벌린다. 규칙적으로 심호흡을 하면서 두 팔과 어깨에 느껴지는 압력을 견딜 수 없을 때까지 그런 자세를 취한다. 그런 다음 아주 천천히 두 팔을 머리 위로 올리면서 두 손이 맞닿을 때까지 쭉 뻗는다. 그런 후에 팔을 내리고 휴식을 취한다.

"왜 그렇게 합니까?" 내가 물었다. 그는 이 체조가 가슴을 열어주고 호흡을 확장해준다고 대답했다. 풀포드 박사가 고안한 또 한 가지 체조는, 두 발을 바닥에 평평하게 대고 어깨 넓이로 벌린 다음, 의자 끄트머리에 걸터앉아 몸을 앞으로 굽히고 두 팔을 다리 안쪽으로 집어넣어 양손으로 발바닥을 붙잡는 것이다. 이런 자세를 몇 분간 유지하면 하부 척추골을 부드럽게 이완시켜 척추가 더 많이 움직이게 된다. 가끔 환자들이 다시 찾아오면 박사는 그들을 검사한 후에 이렇게 말하곤 했다. "체조를 안했군요." 혹은 "좋아요, 체조를 아주 잘하고 있군요." 그러면 환자들은 그의 말을 인정하곤 했다.

박사는 종종 환자들에게 다시 오지 말라고 했다. "언제 다시 올까요?" 침상을 내려오면서 환자들이 묻는다. "다시 올 필요 없겠는데요. 다 나았어요." 박사가 말한다. "하지만 다시 한번 검사를 해봐야 하지 않을까요?" 환자들이 고집스레 말한다. 그러면 풀포드 박사는 미소 띤 얼굴로 고개를 저으며 말한다. "당신 몸 안에서 충격을 제거했습니다. 이젠 자연이 알아서 하게 내버려두십시오." 풀포드 박사를 찾았던 환자들이 실망하는 경우는 그들이 다시는 그를 만날 수 없게 되는 때였는데, 이는 그만큼 그들이 박사의 치료에 만족하고 있음을 말해준다.

나는 내가 아주 특별한 것을 목격하고 있다는 것을 조금씩 깨닫기 시작했다. 튼튼한 손을 갖고 있고 말수가 적은 이 노인은 사실 꽤나 다양한 종류의 병을 가지고 자신을 찾아오는 사람들을 대개는 겉보기에 최소한이라고 생각되는 단 한 번의 치료로 고쳐주고 있었던 것이다. 나는 서양 현대의학으로 치료되지 않는 고질병들이 풀포드 박사를 한두 번 만나고 나서 치유되었다는 소식을 계속해서 듣게 되었다. 그 질병들은 단순히 쑤시고 아픈 근육골격의 질환뿐만 아니라 호르몬과 소화장애, 수면장애, 천식, 귀의 감염 등 실로 가지가지였다. 그렇게 평범한 치료가 어떻게 그토록 놀라운 결과를 낳을 수 있는 것일까?

나는 풀포드 박사에게 치료의 비법에 대해서 묻기 시작했다. 그의 치료법 뒤에 어떤 이론이 숨어 있는 것일까? 그는 대체 무슨 일을 하고 있는 것인가? 그 물음에 대한 대답은 내가 하버드 의과대학에서 배웠던 것들이 헛

것에 지나지 않는다는 말로 들렸다.

풀포드 박사는 정골요법을 창시한 미주리 주 컥스빌의 앤드류 타일러 스틸Andrew Tarlor Still(1828~1917)의 전통을 계승하고 있는 순수한 구식 정골요법사였다. 동시대 사람들로부터 '구식 의사'라는 소리를 들었던 스틸은 뼈를 조작하는 방법을 토대로 해서 약을 사용하지 않는 치료를 선호하였다. 그는 동료들이 사용했던 유독성 약물을 인정하지 않았기에 의사 사회에서 이단자가 되었다. 스틸이 고안한 방법은 신체를 기계적으로 맞추어서 순환계와 신경계가 유연하게 작용하게 하는 것인데, 그렇게 하면 자연치유력이 질병이 있는 부위로 모이게 된다는 것이다. 1874년 스틸이 만들어낸 이 새로운 방법은 초기에는 매우 성공적이었으나 20세기 중반에 들어와서 '역증요법逆症療法[7] 의학'으로 알려진 현대적이고 과학적인 의학이 눈부시게 발전하는 바람에 위축되고 말았다. 그 영향으로 인해 정골요법사들은 스틸의 가르침을 버리고 점점 더 현대의학을 대표하는 의사처럼 행동하게 되었다. 오늘날에는 서양 현대의학을 전공한 의사들이 받는 학위(M.D.:Medical Doctor)와 정골요법사 학위(D.O.:Doctor Osteopathy)가 동등하다. 오늘날 대부분의 정골요법사들은 약물과 수술에 의존하고 있으며, 치료의 기본 방식으로 신체조정을 이용하는 사람은 거의 없다.

그럼에도 불구하고 정골요법을 시행하는 이들 중에는 그 전통을 고수하는 소수의 치료사들이 언제나 있어서, 약물을 사용하지 않고 스틸이 통찰해낸 인간 육체의 본질과 스스로를 치유하는 육체의 잠재력을 꾸준히 연구해

---

7 **역증요법** : 실제 질병과 비슷한 증상을 일으키는 약제를 투여하여 질병의 치료를 시도하는 동종요법과 반대로, 치료하려는 질환과 전혀 반대의 병적 증상을 일으키는 약제를 써서 치료하는 요법, 현대의 의약품이 대부분 여기에 속한다.

왔다. 그런 사람들 중 하나가 윌리엄 서덜랜드William Sutherland였다. 그는 1939년 동료들에게 자신이 '일차적인 호흡 메커니즘'이라고 이름붙인 인간의 생리 현상을 발견했다는 것과 '두개골요법' 혹은 '두개천골頭蓋薦骨요법'이라고 알려진, 그러한 생리 현상을 조절하는 기술을 알렸다. 서덜랜드는 여러 해에 걸쳐 그 이론의 정확성을 확인하기 위한 연구를 진행한 후에 자신의 이론을 공표했다. 그러나 그 이론에 대한 저항은 커서, 정골요법사들 가운데서도 극히 소수만이 그의 이론을 받아들였다. 그 중 한 사람이 젊은 풀포드였는데, 그때 그는 신시내티에서 막 개업했다.

서덜랜드의 통찰은, 중앙신경계와 그것과 서로 연관된 구조들은 끊임없이 규칙적으로 움직이고 있으며 이 운동이 인간의 건강과 생명의 중요한 (아마도 가장 핵심적인) 특질이라는 것이었다. 그는 그 메커니즘의 다섯 가지 요소를 다음과 같이 구체화했다.

- 두개골의 접합점, 즉 두개골을 이루고 있는 스물여섯 개의 뼈를 연결하는 지점에서 이루어지는 운동
- 두뇌 반구의 수축과 팽창
- 뇌와 척수를 덮고 있는 피막의 운동
- 뇌와 척수를 채우고 있는 뇌척수액 내의 유동적인 파동
- 천공(꼬리뼈)의 미세한 비자율적 운동

서덜랜드는 이 체계의 규칙적인 확장과 수축이 호흡과 닮았다고 여겼고, 이 운동이 신체의 가장 중요하고 본질적인 기관에서 일어나기 때문에 그것을 '일차적인 호흡'이라고 불렀다. 이렇게 부른 데에는 신체작용의 위

계질서 내에서 그 체계가 차지하고 있는 막중한 위치를 나타내면서 동시에 공기를 교환하는 작업에 관계하는 가슴, 폐, 횡경막의 움직임으로 우리에게 친숙한 움직임인 '이차적인 호흡'과 구분하기 위한 의도가 들어 있다. 그는 일차적인 호흡기관이 손상되지 않은 상태에서 자유롭게 움직이는 것이 완전한 건강을 유지하는 데 필수적이라고 설명한다. 그 움직임에 어떤 제약이라도 있게 되면 질병을 얻게 되는데, 그것은 중앙신경계가 다른 모든 기관을 통제하기 때문이다.

서덜랜드의 이론 중에서 가장 이단적인 것은 두개골이 움직인다는 것이었다. 여러 세대 동안 해부학자들은 뼈의 이음매는 고정되어 있고 움직이지 않는다고 가르쳐왔던 것이다. 서구 현대의학 의사들뿐만 아니라 대부분의 정골요법사들도 두개골이 움직인다는 개념을 받아들이려 하지 않았다. 그러나 풀포드 박사는 달랐다. 그는 자신의 손을 다른 사람의 머리에 올려놓고 그 움직임을 감지하는 훈련을 시작했다.

서덜랜드의 이론은 최근에서야 미시간 주립대학의 정골요법 의과대학 연구자들이 살아 있는 해골을 찍은 X선 사진을 통해 두개골의 움직임을 보여줌으로써 증명되었다. 이러한 움직임은 아주 예민한 도구로 측정될 수 있다. 풀포드 박사라면, 가장 예민한 도구는 숙련된 의사의 두 손이라고 말할 것이다. 그는 머리카락 한 가닥 위에 열일곱 장의 종이를 올려놓고 그 머리카락을 감지하는 훈련을 했다. 그는 누구라도 연습만 충분히 하면 그와 같이 감각을 예리하게 발달시킬 수 있다고 말한다.

풀포드 박사의 지도 아래 나도 두개골의 움직임을 감지할 수 있는지 알아보기 위해 머리를 만져보기 시작했다. 처음에는 나 자신의 진동을 느꼈으나 훈련을 쌓자 풀포드 박사가 생명의 가장 역동적인 표현이라고 여긴 미묘한 호흡 같은 움직임이 감지되기 시작했다. 적어도 일차적인 호흡 메커니즘이 잘 작용하는 사람들에게서는 그 움직임을 느낄 수 있었다. 한번은 풀포드 박사가 내게 어떤 여자의 머리를 만져보라고 했다. 박사 자신은 그녀에게서 두개골의 움직임을 감지할 수 없다는 것이었다. 그녀는 21년 전의 한 사고를 시작으로 심각한 사고를 여러 번 당한 일이 있고, 현재는 피로, 불면증, 편두통, 시력감퇴, 소화불량으로 고생하고 있었으며, 감염되기 쉬운 상태에 있었다. 그녀의 머리는 스스로는 움직이지 못하는 시멘트 덩어리처럼 느껴졌고, 생명의 리듬은 존재하지 않았다. 여러 번의 치료 후에 그녀의 두개골이 다시 움직이기 시작하자 건강도 회복하기 시작했다.

"이 기관이 손상을 입게 되는 원인은 무엇인가요?" 내가 풀포드 박사에게 물었다.

'외상'이 그 대답이었다. "세 가지 종류의 외상이 문제가 됩니다. 첫째는 출생시에 입게 되는 외상입니다. 만일 탄생시 첫 울음이 완벽하지 않으면 두개골의 움직임은 처음부터 제약을 당하게 됩니다. 첫 호흡은 그만큼 중요합니다. 살아오면서 나는 이런 종류의 문제가 점점 더 증가하는 현상을 보아왔는데, 제 생각에 그것은 산과産科 시술의 한 오점이라고 여겨집니다. 두 번째 원인은 신체에 입는 외상입니다. 특히 어린 시절에 입는 상처는 중요합니다. 어디에서 떨어지거나 혹은 얻어맞아서 정신을 잃게 된다면, 그것은 호흡순환이 방해받는 원인이 되고, 비록 한순간이었다고 하더라도 일차적인 호흡 메커니즘에 평생 동안 제약이 될 수 있습니다. 당신은 두 손으로 이렇게 제약당한 부위를 감지하고, 확인하고, 원상태로 돌려놓을 수 있습니다. 내가 몸에서 외상을 빼냈다고 말하는 것은 바로 그것을 두고 하는 말입니다. 세 번째 원인은 드문 편이기는 하지만 역시 정신적인 상처입니다. 다시 말하지만, 특히 어린 시절에 경험한 상처지요. 내가 보기에는 전체적으로 95% 정도의 사람들이 이 기능에 약간씩은 제약을 받으면서 살아가고 있는 것 같습니다.”

풀포드 박사가 이런 새로운 개념들을 내게 가르치고 있을 무렵, 나는 병으로 고통받는 친구를 보살피고 있었다. 킴 클리프튼은 34세 된 해양생물학자로, 거의 대부분의 시간을 남부 멕시코의 태평양 연안에서 사냥으로 멸종 위기에 처한 바다거북을 구하는 데 보냈다. ‘세계 야생 동물 기금’ 사업을 주도한 그는 거북이들이 바다로 돌아가는 여름철 몇 달을 제외하고는 거칠고 모험으로 가득 찬 생활을 계속해야 했다. 그러다 지친 모습으로 턱슨으로 돌아와서는 자신의 모험담을 들려주며 힘을 비축하곤 했다. 그는 몇 해를 장 때문에 고생했는데, 멕시코에서는 심한 설사를 하기도 했고 음식을 제대로 소화하지 못하고 복통을 앓기도 했다. 그는 항생제와 구충제를 꾸준히 복용했으나, 해가 거듭될수록 증세는 더욱 심해지고 잦아졌다. 결국 체중이 10킬로그램 가까이나 빠진 채로 돌아온 그는, 몇 달 동안 변을 제대로 보지 못했고 변에 피와 점액이 묻어나올 때가 종종 있으며 지속적인 복통과 갈수록 더해가는 무기력증에 시달리고 있다고 말했다.

킴은 자신의 내장 속에 기생충이 있는 것으로 생각하고 구충제를 처방해줄 것을 바랐으나, 내가 볼 때는 감염에 의한 것이 아니었다. 그 대신, 그는 만성적인 염증성 장 질환을 앓고 있는 것 같았는데, 그것이 궤양성 대장염일 가능성이 높아 보여 나는 그에게 애리조나대학 건강과학센터에 있는 저명한 위장병 전문가를 만나볼 것을 강력히 권했다. 킴의 아버지는 뉴욕에서 개업중인 폐 질환 전문의였고, 따라서 그는 서구 현대의학에 상당한 믿음을 갖고 있었다. 그러나 킴을 담당했던 위장병 전문의가 지루하고도 값비싼 검사를 잇달아 하고 대장의 조직검사까지 하고 나서도 문제의 본질을 파악하지 못한 채, 대장이 심각한 만성 염증에 걸려 있다는 말밖에 하지 못하자 킴의 믿음은 흔들리기 시작했다. 궤양성 대장염은 하나의 가능성일 뿐이었다. 그 위장병 전문의가 내게 말했다. "좀더 많은 조직을 검사해보면 그가 겪는 것이 어떤 종류의 병인지 알아낼 수 있을 것입니다." 이 말은 그다지 고무적으로 들리지 않았다. 검사비용을 킴이 부담해야 했기 때문이다. 그래서 나는 킴에게 다른 방법을 찾아보자고 제안했다. 그때 킴을 풀포드 박사에게 진찰을 받게 해야겠다는 생각이 떠올랐다.

킴은 권투를 비롯한 격투기를 오랫동안 즐겨왔는데(그는 육군에서 헤비급 선수로 활약했다), 그로 인한 많은 부상으로 고생을 했다. 나는 그가 늘 입으로만 숨쉰다는 것을 알아차렸다. 그는 내장의 문제뿐만 아니라 등과 목의 통증도 호소했다. 나는 풀포드 박사만이 이 전체적인 상황을 이해할 수 있을 것이라고 생각하고 있었으나, 여기에는 두 가지 문제가 있었다. 하나는 풀포드 박사가 30세 이하의 환자들만 진찰한다는 점이었다. 박사의 명성이 점점 높아지자 치료를 의뢰하는 환자들의 수가 감당할 수 없을 만큼 늘어나서 진료받는 환자의 나이를 제한하기에 이른 것이다. "나는 이제 여든이 다 되었습니다." 어느 날 그가 말했다. "이제 더이상은 몸이 녹초가 될 때까지 일할 수가 없어요. 내 에너지는 젊은 사람들한테 더 잘 먹힙니다. 치료에 대한 반응이 더 강하다는 거지요." 박사는 일을 좀더 쉽게 하기 위해 타진용 망치를 고안했다. 그 장치가 할 수 있는 일을 손으로 하려면 훨씬 더 많은 수고를 들여야만 한다고 했다.

다른 문제는, 킴은 서구 현대의학에 익숙한 분위기에서 성장하여 다른 치료를 행하는 의사들을 대해본 적이 전혀 없기 때문에 자신을 풀포드 박사에게 맡기는 것을 꺼려할지도 모른다는 점이었다. 나는 두 사람에게 왜 그들이 서로를 만나봐야 하는지 최선을 다해 설명했고, 결국 나는 킴을 설득하는 데 성공했다. 킴은 여전히 정골요법사가 어떻게 자신의 대장을 치료할 수 있을지 이해하지 못했다. "그분에게 자네의 증세나 모두 얘기해보게." 나는 끈질기게 설명했다. "장 문제뿐만 아니라 등과 목의 통증에 대해서도 말일세."

그날 킴과 함께 갈 형편이 안 되었던 나는 킴이 돌아오기만을 학수고대했다. "그 사람, 엉터리야." 킴의 첫마디였다. "내 말은, 그가 멋쟁이 노인이라는 뜻일세. 하지만 아무것도 하지 않더군."

"뭐라고 하던가?" 내가 물었다.

"아주 심각한 상태라고 하더군. 예전의 부상 때문에 두개골의 움직임이 완전히 막혀버려 소화기를 조절하는 두개골 신경이 제 기능을 발휘하지 못한다는 거야. 그 부상 때문에 숨도 입으로만 쉬게 된 것이고, 그런 호흡 때문에 두뇌가 영양을 공급받지 못하는 거래."

"자기가 도와줄 수 있다고 하진 않던가?"

"부상당했던 곳 대부분을 잘 살펴보았다고 하면서 3주 후에 다시 오라더군. 그런데 그 사람 너무 늙은 것 같지 않아? 게다가 신경성 경련 증세가 있는 것 같고 말이야. 안돼 보이더군. 다행히 치료비는 비싸지 않았지만."

"신경성 경련 증세라니?"

"자네도 알겠지만, 진동기를 몸에 댔을 때 몇 분 간격으로 그의 손이 허공으로 뻗치고 갑자기 온몸을 떨지 않겠나."

"정말인가?"

"그렇다네. 참 안됐어."

치료 소감이 어땠는지를 알고 싶어서 나는 풀포드 박사에게 전화했다. "클리프튼 씨를 정상으로 돌리는 데 시간이 좀 걸렸습니다." 그가 말했다. "일차 호흡기관 전체가 막혀 있었어요. 자칫하면 급속히 악화되겠구나 하는 생각이 들었습니다."

"그래서 도움을 좀 주신 셈입니까?"

"물론이죠. 몸 여러 부위에서 병을 많이 몰아냈고, 부상을 원상태로 돌려놓았습니다. 막혔던 흐름도 뚫었습니다. 미주 신경이 안에서 한번 경련을 일으키면 괜찮아질 겁니다. 이제는 마음 편히 생각하고 자연이 알아서 하도록 내버려둬야죠."

치료가 끝나고 여섯 시간 후에, 킴의 설사는 8개월 만에 처음으로 멈추었고 다시는 재발하지 않았다. 그 후 3개월 동안 그는 원래의 체중과 활력을 찾을 수 있었다. 등과 목의 통증도 사라졌고, 입으로만 숨쉬던 것도 고쳐졌다.

"그분이 내 생명을 구했네." 뒤에 킴이 말했다. "나는 그분이 내 생명을 구했다고 확신하네." 그 후로 그는 대체의학 분야의 열렬한 지지자가 되었고, 특히 정골요법에 대해서는 더욱 그랬다. 이 치료가 너무나 인상적이어서 나는 풀포드 박사, 킴, 그리고 킴을 담당했던 위장병 전문의를 한데 모아 이 사례에 대한 토론회를 마련하고자 했다. 그 위장병 전문의는 흥미는 있지만 굳이 토론회까지는 참석하고 싶지 않다고 했다. 이유를 묻자 그가 말했다. "병이 완치된 사실에 대해 왈가왈부할 생각은 없습니다. 그렇지만 정골요법 치료가 그 사실과 관련이 있다고는 믿을 수 없습니다."

얼마 후 인간의 신체를 다루는 풀포드 박사의 기술을 직접 목격할 또 다른 기회가 생겼다. 나는 한 친구와 함께 정원에서 일하고 있었다. 그때 두 번 일어나기 어려운 아주 괴상한 사고가 발생했다. 내가 몸을 굽히는 사이 그 친구가 일어서면서 어깨로 나의 옆얼굴을 친 것이다. 바로 귀 앞쪽이었다. 예리한 통증과 함께 나는 입을 완전히 다물 수도, 벌릴 수도 없는 꼴이 되고 말았다. 나는 풀포드 박사에게 전화를 걸어 사정을 설명했다. "이쪽으로 와보십시오." 그가 말했다. 나는 내내 통증을 느끼면서 턱을 움직이지 못하는 상태로 차를 몰고 그의 진료실로 갔다. 통증은 계속되었고 여전히 턱은 움직여지지 않았다. 박사는 대기하고 있는 환자들을 잠시 미루고 내게 침상 위로 올라가보라고 말했다.

내 머리에 손을 대자마자 그는 탈골이 된 뼈의 이름을 말했다. 그런 다음 아주 부드럽게 뼈를 만지기 시작했다. 잠시 후에 그가 "됐습니다. 돌아왔어요"라고 말했다. 나는 아무것도 느낄 수 없었고 아픔은 여전했다. 그가 일어나도 된다고 말했다. 실망한 내가 "아직 아픈데요"라고 말하자 그는 "아, 당분간 근육은 조금 아플 겁니다." 하고 대답했다. "자, 나는 바쁩니다."

도움을 받았다고 확신할 수 없었던 나는 '대학병원 응급실로 가봐야 하는 건데.' 하고 후회하면서 진료실을 나왔다. 그러나 10분 후, 신호등 앞에서 정차하고 있을 때 갑자기 통증이 사라졌고 나는 입을 정상적으로 벌리고 다물 수 있게 되었다. 이럴 수가! 박사님, 고맙습니다! 나는 생각했다. 그 사람을 알지 못했더라면 어찌되었을까? 아마 응급실로 달려가서, X선 촬영을 하고, 진통제와 근육이완제를 받아가지고 집으로 갔을 것이다. 물론 치료비는 상당했을 것이다. 그리고서는 몇 주일 혹은 몇 달을 고생했을 것이다.

그때 나는, 풀포드 박사에게 배울 수 있는 것은 모조리 다 배워야겠다고 생각했다. 그러나 다른 한편으로 내가 느낀 흥분을 동료들에게 전달하는 일에 점점 더 좌절을 느꼈다. 대부분의 의사들은 위장병 전문의가 그랬던 것처럼 내 이야기에 관심이 없었다. 특히 짜증스러웠던 것은, 어린이들이 귀가 감염되었을 때 풀포드 박사가 사용하는 치료방식을 소아과의사들에게 이야기하는 것이었다.

중이의 반복적인 감염(중이염)은 소아과의사들의 주요 수입원이다. 이 병은 너무 흔해서 대부분의 사람들은 그것을 정상적인 성장 과정으로 받아들인다. 병원에서 쓰는 이 병의 치료법은 항생제와 충혈제거제를 처방하는 것이고, 때로 수술을 통해 압력이 같아지도록 고막에 튜브를 설치하기도 한다. 약물을 이용하면 병은 조만간 치료되지만, 얼마 안 가서 재발하기 일쑤다.

풀포드 박사는 어린이들에게 발생하는 이 순환적인 과정에 마침표를 찍는 아주 탁월한 치료를 행했다. 천골을 자유롭게 해주는 데 집중함으로써 단 한 번의 치료로 그런 효과를 거두었던 것이다. "나는 단지 아이들의 꼬리뼈에 있는 악마를 쳐서 쫓았을 뿐입니다." 이것이 박사가 자신의 치료를 설명하는 방식이다. 그는 어린이들의 천골 끝부분이 출생시에 입었을지도 모르는 외상으로 인해 막혀 있는 경우가 많다는 것을 발견했던 것이다.

"천골이 제약을 받으면 일차적인 호흡기관 전체가 손상을 입게 되고, 그로 인해 호흡이 제한됩니다. 호흡(가슴의 규칙적인 압력 변화)의 힘은 림프액의 순환을 가능케 하는 요인이지요. 림프액의 순환이 적절하게 이루어지지 않으면 머리와 목에서 흐름이 나빠집니다. 이렇게 정체된 조직액이 중이에 모이게 되면서 박테리아가 서식하기에 좋은 조건을 만들어줍니다. 항생제를 사용하면 박테리아를 모두 없앨 수 있지요. 그러나 조직액의 정체라는 근본적인 문제를 해결하지 않는 한 병은 재발합니다." 확실히 이것은 수많은 어린이와 부모, 소아과의사들이 흔히 경험하는 현상이다. 박테리아가 바로 다시 번식하는 것이다.

나는 풀포드 박사의 진료실에서 중이염이 영구 치료되는 경우를 여러 번 보게 되었다. 어린이가 진료용 침상에서 내려오자마자 호흡이 변하는 것을 종종 볼 수 있었다. 가슴이 대칭적으로 더 넓게 확장되면서 호흡이 깊어지는 것이다. 그러나 여전히 턱슨의 의사회에 속한 그 어떤 소아과의사도 풀포드 박사의 진료실을 찾아와 그의 치료 과정을 견학하는 것을 보지 못했다. 그의 치료에 대해 설명을 듣고 나면 그들은 관심을 갖는 대신 위협을 느끼는 것 같았다. 마침내 한 영국인 여의사가 풀포드 박사의 진료를 지켜보기로 했다. 그녀는 박사에게 환자까지 한 사람 보냈는데, 그 결과에 너무나 만족한 나머지 내가 애리조나대학의 생체임상의학정보학과와 공동으로 풀포드 박사의 진료 기록영화를 제작하는 일에 협조하기도 했다.

풀포드 박사의 작업을 지켜보면 볼수록, 나는 그의 건강과 활력에 강한 인상을 받곤 했다. 80세 노인인 그는 성공적으로 나이를 먹은 훌륭한 본보기였다. 한번은 그에게 건강을 유지하는 비결이 무엇이냐고 물었다. "보여드리죠." 이렇게 말하고 그는 심호흡을 한 번 했는데, 그 호흡이 너무나 길어서 나는 어안이 벙벙해진 채로 바라보고 있어야만 했다. 그런 다음 그는 숨을 조금씩 내쉬었다. "들이마셨다 내쉬었다 하는 공기의 양이 많을수록 중추신경계에 더 많은 영양을 공급할 수 있습니다." 그가 말했다. "숨을 잘 쉬는 것이 핵심이죠."

보브 풀포드 박사가 시행하는 의술은 의사 수련 기간과 방황의 시절 내가 동경했던 그런 종류의 것이었다. 병을 억압하는 것이 아니라 오히려 병이 드러나도록 하고 신체가 지니고 있는 잠재적인 치유력을 북돋는 것이 비폭력적인 의학이다. 풀포드 박사는 히포크라테스의 가장 유명한 두 가지 교훈을 경건하게 따른, 내가 만난 최초의 의사였다. 그 가르침은 '무엇보다도 해를 주지 말라(*Primum non nocere*)'와 '자연의 치유력을 존중하라(*Vis medicatrix naturae*)'이다.

박사가 진료하는 것을 지켜보고, 박사의 진료를 직접 받아보고, 그리고 박사와 함께 사적으로 토론하면서 나는 너무나 많은 것을 알게 되었다. 질문에 대한 그의 대답은 언제나 간결했다. 의과대학에서 사용하는 말에 비하면 아주 소박했으나 지혜로 반짝였고, 쓸모있는 실질적인 지식으로 가득차 있었다. 내과의사로서 일을 해나가면서 그와 함께 보낸 시간 속에서 얻은 생각들이 아주 유용함을 알게 되었다. 여기에 정리한 것은 그 중 몇 가지이다.

• 우리의 몸은 건강을 원한다.　건강이란 완벽한 균형 상태로, 모든 기관이 유연하게 작용하고 에너지가 자유롭게 순환하는 것을 일컫는다. 이것은 최소한의 노력만이 요구되는 자연 상태이다. 그러므로 균형을 잃어버린 육체는 건강한 상태로 다시 돌아가고 싶어한다. 치료는 건강한 상태로 복귀하려는 이 경향을 이용할 수 있고 또 이용해야 한다.

• 치유는 자연의 힘이다.　풀포드 박사가 환자들에게 마음을 편히 갖고 '자연에게 맡기라'고 했을 때, 그 말은 히포크라테스의 '자연의 치유력을 존중하라'는 말에 대한 자신의 믿음을 소탈하게 표현한 것이다. 서양 현대의학에서는 이 개념이 실종되었다. 내가 하버드 의과대학에 재학하고 있을 당시, 그 누구도 나에게 혹은

다른 학생들에게 이런 것을 얘기해주지 않았으며, 오늘날에도 의대의 어느 교수도 학생들에게 이런 이야기를 하지 않는다. 내가 보기에는 바로 이 점이 현대의학이 안고 있는 중대한 철학적인 결함이다. 이것이 우리가 일상적인 건강 문제에 있어 저렴한 비용의 해결책을 발견하지 못하는 근거가 되기 때문에, 이 결함은 실제로는 엄청난 의미를 지닌다.

나의 친구 린다 뉴마크는 풀포드 박사에게 다음과 같은 조언을 들었다고 한다. 남편 샌디가 의과대학에 다니는 동안 남편을 위해 그녀가 할 수 있는 최선의 일은, 그와 함께 규칙적으로 산책을 나가는 것이라고. 박사는 린다에게 이렇게 설명했다. "대학에서 머릿속에 주입하는 모든 것과 균형을 유지해야 되기 때문에 그렇습니다."

• 몸은 하나의 전체이고 몸을 구성하는 모든 부분은 서로 연결되어 있다.

풀포드 박사는 몸을 통일된 기능체계라고 이해했다. 그는 뛰어난 직관력의 소유자였다. 환자가 무릎 통증을 호소하며 진료실에 들어서면, 그는 문제는 무릎에 있고 따라서 진료는 거기서부터 시작되어야 한다는 식으로 기계적인 결론을 내리지 않는다. 그는 무릎이 발목과 엉덩이의 평형을 보정해주는 관절이라는 것을 알고 있었다. 만일 예전에 입은 부상의 결과 발목에 제약이 가해졌다면, 발목은 중력과 운동에 제대로 반응할 수 없을 것이며, 뒤틀린 힘은 다리 위쪽으로 전달될 것이다. 무릎은 골반을 정상적인 위치에 있도록 하기 위해 왜곡된 부분의 균형을 유지하려 할 것이고, 균형을 이루려는 그 수고가 무릎의 통증으로 나타날 수도 있다. 만일 어떤 이유에서 무릎이 고정되어버렸다면, 왜곡된 상태는 발목에서 엉덩이로 올라가, 등 아래쪽에 통증을 유발할 것이다. 고정된 발목 때문에 발생한 등과 무릎의 통증을 해결하기 위해 너무나 많은 사람들이 수술을 받는 사실에 대해 풀포드 박사는 놀라워했다. 나는 그가 타진용 망치를 사용해 발목을 자유롭게 함으로써 만성적인 무릎의 통증과 등의 통증을 치료하는 것을 여러 번 보았다.

보브 풀포드 박사는 이런 제약이 근육을 싸고 있고 신체 안의 여러 부분을 분리해주는 단단한 결합조직인 근막筋膜에서 발생한다고 생각했다. 해부학자들은 근막이 개별적인 판처럼 존재한다고 가르치지만, 풀포드 박사는 몸 안에 있는 모든 근막이 커다랗고 복잡한 하나의 조각이라는 가정 아래 치료했다. 근막의 어느 곳이라도 제약이 생기면 그것은 전체 조직을 망가뜨린다. 부분의 변화가 전체에 영향을 미치는 것이다.

따라서 킴 클리프튼이 등과 목의 통증을 호소하고 입으로만 숨을 쉬며 만성적인 장 질환을 앓는 상태로 찾아왔을 때도 풀포드 박사는 혼란스러워진 생리 기능을 하나의 그림으로 이해했고 그 공통의 원인을 머리에 입었던 부상에서 찾아낸 것이다. 킴의 장만을 관찰했던 위장병 전문의는 그 문제는 파악할 수 없었고, 그래서 심해져가는 장의 염증을 억제할 약물을 처방하는 것 외에 다른 치료방법을 알지 못했다.

• 정신과 육체는 분리되지 않는다.　　　정신적인 상처가 중추신경계의 움직임을 방해할 수 있다고 믿었던 것과 마찬가지로 풀포드 박사는 신체적인 조정도 신경계통에 미치는 영향을 통해 심리적인 기능을 개선할 수 있다고 가정한다. 그는 학습장애 어린이들의 두개골을 치료해서 그들의 지능지수를 높였다. 실제로 이 치료는 너무나 성공적이어서, 루이지애나에 있는 발달지체 어린이들을 위해 세워진

주립병원에서는 해마다 몇 주간씩 그를 초빙해 환자들을 치료했다.

- 의사의 믿음은 환자의 치유력에 강한 영향을 미친다.

풀포드 박사는 자신이 치료하는 환자들이 나을 수 있다고 믿었다. 그는 환자들의 잠재 치유력에 대해 소박하고 진실하고 아름다운 믿음을 가졌고, 이런 믿음을 말과 행동으로 환자들과 나누었다. 이것이 그토록 많은 사람들이 그에게 끌린 이유였다. 박사는 또한 자신의 치료가 도움이 될 사람을 매우 신중하게 골랐다. 뼈가 부러져서 그를 찾아온 사람이 있다면 박사는 이렇게 말할 것이다. "부러진 뼈는 내가 어쩔 수 없는 것입니다. 저절로 낫게 내버려두세요. 그 후에 제게 오시면 그때 당신의 몸에서 부상의 충격을 없애드리지요." 그는 수술이 필요하거나 다른 종류의 응급조치가 필요한 경우는 치료하지 않으려고 했다.

나이는 많아지는데 그를 찾는 환자들은 점점 더 늘어나자, 박사는 환자들의 제한 나이를 더욱 낮췄다. 제한 나이는 25세에서 금세 20세로 내려갔다. 그의 마음 같아서는 어린이들만 치료하고 싶었던 것이다. "왜냐하면 어린이들의 치유 잠재력은 엄청나기 때문입니다. 제약 요인이 아직 신체 구조 안에 자리잡지 못했다는 것도 이유입니다." 그는 새로 태어나는 모든 아기들이 예방 치료를 받아야 한다고 생각했다. 그 이유는 '살아가면서 얻게 되는 수많은 질병이 출생시에 입은 상처가 오랫동안 굳어진 결과인데, 아이가 태어나서 24시간 동안은 뼈가 마치 젤리 같아서, 이때는 뼈를 정상적으로 돌려놓는 데 아무런 수고도 들지 않기 때문'이다.

풀포드 박사가 모든 환자들을 성공적으로 치료하는 것은 아니다. 그러나 그는 내가 만난 그 어느 의사보다도 치료 성공률이 높았다.

일의 부담이 너무나 커지자 결국 풀포드 박사는 완전히 은퇴해서 남부 오하이오로 돌아가겠다고 선언했다. 환자들과 추종자들은 이에 적잖이 실망했지만 그는 결국 자신의 말대로 했다. 내가 이 글을 쓰고 있는 지금, 그는 90세의 나이에도 불구하고 두개골요법을 열심히 가르치고 있다. 그는 전국을 돌아다니며 강연하고, 학생들에게 자신의 의술을 가르치며, 젊은 세대 의사들이 진정한 의사가 될 수 있도록 영감을 불어넣고 있다.

전세계를 돌아다닌 후에 우리집에서 그처럼 가까운 곳에서 풀포드 박사를 발견하게 된 것은 커다란 교훈이었다. 나는 원하는 것을 찾기 위해 머나먼 세계를 방랑할 필요가 없었던 것이다. 다른 사람들 역시 치유를 위해 먼 곳을 찾아갈 필요가 없다. 최상의 치료를 구하는 것은 물론 가치가 있다. '치료'는 밖에서부터 오기 때문이다. 그러나 '치유'는 안에서부터 온다. 살아 있는 유기체인 우리 자신의 본질 속에 들어 있는 원천으로부터.

"그 병은 가장 커다란 선물이었습니다"

적극성이 치유한 두개인두종양

1992년 여름, 56세의 나이에 두 번째 결혼을 해서 행복에 취해 있던 하비 샌들러는 갖가지 병증을 보이기 시작했다. 시력이 약해지고 한밤중에 식은땀에 푹 젖어 깨어나곤 했으며, 소변을 자주 보게 되었고 성적으로 무기력해졌다. 이 성적 무기력이 그를 몹시 당황스럽게 했는데, 그 까닭은 새 아내 필리스와 정력적인 성관계를 즐겼기 때문이다. "그 일이 갈수록 어려워졌습니다. 그래서 잠자리에 드는 것을 포기해버렸죠." 하비는 회상한다. 그는 이 모든 것을 스트레스 탓으로 돌리고 의사에게는 가보지 않았다.

필리스는 말한다. "그에게 강요하고 싶지는 않았지만, 얼마 지나지 않아 나는 그로 인해 우울해지고 말았습니다." 재무 관리자인 하비의 직업은 그에게 다소간의 스트레스를 주었다. 그러나 필리스의 표현을 빌자면, 정말이지 두 사람의 인생은 꽤 멋있었다. 몇 달 후에 하비는 성 기능 장애를 전문으로 하는 정신과의사를 찾아갔다. 의사는 여러 가지 혈액검사를 받아보라고 권했는데, 검사 결과 뇌하수체 호르몬이 비정상이었다. 그 다음 안과의사는 뇌의 MRI(자기 공명 영상법) 검사를 받아보라고 했고, 이 검사 결과 하비의 눈동자 바로 뒤쪽에서 종양이 발견되었다. 이 위치에서 생겨난 종양은 뇌하수체관을 통제하는 중요한 기관인 시상하부를 압박했고, 이로 인해 신체의 여러 기능이 비정상적으로 작용한 것이다. 종양은 시신경에도 영향을 미치고 있었다.

하비를 담당한 의사들은 종양의 위치와 모양으로 보아 양성일 것으로 생각했다. 신경교종神經膠腫 아니면 두개인두종양頭蓋咽頭腫瘍일 것이라고 했다. 신경교종은 신경을 지탱해주는 세포에서 생기는 고형固形종양이다. 두개인두종양은 태아기 발육의 유산인 배세포胚細胞에서 발생하며, 정상적인 조직 외에 조직액으로 채워진 낭포성의 낭으로 발전하는 경향이 있다. 대개 하비보다 어린 사람들에게서 나타나지만, 두뇌에 영향을 미칠 만큼 자라는 데는 오랜 세월이 걸린다.

다른 신체기관과 달리 두뇌에서는 악성과 양성 종양의 구분이 그다지 중요한 것은 아니다. 문제가 되는 것은 이러한 종양이 뇌라는 제한된 영역에 자리를 차지하고 있음으로써 생명활동을 주관하고 있는 부위에 압력을 가한다는 사실이다. 이런 것은 제거하거나 아니면 크기를 줄여야만 한다.

하비와 필리스는 뉴욕에 사는 신경외과의사들을 줄줄이 만나러 다녔다. 그들이 만난 의사들은 대부분 그 종양을 두고 '한바탕 소란'을 피웠고, 두뇌에 손상을 입히지 않고 그것을 제거할 수 있다고 보았다. "마침내 우리는 우리가 듣고 싶었던 얘기를 해준 신경외과의사를 한 사람 만났습니다." 필리스는 말한다. "그 의사는 수술이 단지 '식은 죽 먹기'라고 말했습니다. 그는 남편이 이틀 후면 퇴원할 수 있을 거라고 말했죠. 우린 그 사람을 따르기로 결정했습니다."

수술은 1992년 11월에 있었다. 작은 계란 크기만한 종양이 시신경과 시상하부 사이에 자리잡고 있었다. 의사는 위치 때문에 종양을 들어낼 수 없게 되자 그것이 주는 압력을 줄이기 위해 액체를 뽑아내고 조직의 일부를 채취했는데, 그 결과 두개인두종양으로 확인되었다. 그런 다음 하비는 종양의 크기를 줄이기 위해 서른 번의 방사선치료를 받아야 했고, 그렇게 해서 치료는 크리스마스가 다 되어서야 끝나게 되었다.

그러나 실망스럽게도 치료가 진행되는 동안 하비의 상태는 갈수록 악화되었다. 시력은 거의 맹인 수준으로 악화되어 TV 화면의 어떤 것도 보거나 읽을 수가 없는 지경이 되었다. 뇌의 팽창을 방지하기 위해 의사들은 강력한 스테로이드 약물인 데카드론을 처방했다. 이 약물 때문에 하비는 체중이 20킬로그램 가까이 늘었고 성격도 변했다. "그는 걸핏하면 화를 냈고 공격적이 되었으며 심술을 부렸고 잠만 잤습니다." 당시의 하비에 대해 필리스는 이렇게 말하지만, 하비는 '전혀 기억이 안 난다'고만 말한다. 그는 기억력과 온전한 정신을 잃어가고 있었다. 자신의 아파트에서 길을 잃기 일쑤였고, 일어나지도 않을 일을 이야기하곤 했다. "그는 전혀 딴 사람이 되었어요." 필리스는 회상한다. 의사들은 이런 일은 결코 일어날 수 없다고 했다. 그들 가운데 누구도 하비가 악화된 이유를 설명하지 못했다. "아무도 책임지려 하지 않았습니다." 필리스는 말한다. "수술을 담당했던 의사가 그러더군요. 자신은 단지 목수에 불과했고, 자기가 할 일을 했을 뿐이라구요. 내분비 전문의는 우리보고 신경 전문의를 만나보라고 하고, 신경 전문의는 내분비 전문의를 만나보라고 하더군요. 정말 두려웠어요."

이 무렵, 데보라라는 카운슬러가 하비의 아들을 불러 아버지를 돌보게 한 다음 필리스에게 일주일간의 휴가를 마련해주었다. (데보라는 중환자들을 다루는 데 아주 능숙했다.) 데보라의 오빠들 중에는 필라델피아에서 아주 유명했던 신경외과의사가 있었는데, 데보라는 그를 불러 의견을 들어보았다. 그는 하비의 병력病歷을 검토하고 나서 누이에게 말했다. "하비 샌들러는 생애에 다시는 혼자 알아서 일을 처리하지 못할 거야. 회복은 불가능해. 필리스 부인이 이런 상태를 받아들일 수 있도록 네가 애써야 할 거야. 하비의 상태는 지금보다 더 나빠지지 않으면 다행이야."

데보라가 이 이야기를 전하자 필리스는 어쩔 줄을 몰라했다. 데보라는 다음과 같이 회상한다. "필리스는 소리를 질렀습니다. '회복이 불가능하다구요?' 내가 말했죠. '자, 진정해요, 도와줄게요.' 하지만 나는 내 말에 자신이 없었습니다."

필리스는 더이상 시간을 낭비해서는 안 되겠다는 생각을 하면서 집으로 갔다. 그녀는 이렇게 말한다. "내가 알고 있는 가장 똑똑한 사람들과 가장 친한 사람들에게 전화를 하기 시작했습니다. 모두 도움을 청하기 위해서였죠. 나는 그 사람들한테, 보통 의사들이 행하는 치료 이상의 것을 하는 의사를 꼭 찾아야 한다고 말했습니다. 가망이 없는 탐색이었지만 쉬지 않고 의사들을 만나보았습니다. 마침내, '이 사람이다'라고 생각되는 사람을 찾았지만 그는 종양 전문이 아니라 동맥류[8] 전문이었습니다. 그 안과의사가 전화로 제게 그러더군요. '시간이 문젭니다. 하비는 지금도 시력을 잃어가고 있어요.' 나는 불쌍한 내 남편을 끌고 이의사 저의사 찾아다녔습니다. 그 사람이 지쳐서 다시는 나가고 싶어하지 않아도 어쩔 수가 없었어요. 대개는

---

8 **동맥류動脈瘤** : 동맥 속을 흐르는 혈액의 순환장애로 인해 동맥혈이 특정 부위에 모여서 병변을 일으키는 현상.

옷을 입혀주고 반은 등에 업은 채 데리고 다녔는데, 그이는 진료실에서 곯 아떨어지기 일쑤였죠. 한번은 그이가 진료실에서 나가 길을 잃어버린 적도 있습니다. 그러다 마침내 수술을 자청하고 나선 신경외과의사를 만나게 되었는데, 그 사람은 이런 수술을 많이 해와서 그런지, 남편처럼 위험한 경우도 회피하려 하지 않았습니다."

2차 종양제거수술은 1993년 2월 중순에 있었다. 수술 후 한참 동안 하비는 깨어나지 않았다. 그러더니 폐에 물이 가득 차서 거의 죽을 지경에 놓이게 되었다. 수술 후 나흘째 되던 날 그는 혼수 상태에 빠졌고, 이번에도 의사들은 당황스러워했다.

이때 하비의 생명을 구한 것은 필리스였다. 그녀는 하비의 혼수 상태가 데카드론 투여를 너무 급작스럽게 중단한 때문이 아닐까 하고 생각했다. 그 약은 수술 후 뇌가 부풀어오르는 것을 방지하기 위해 단기간 동안 사용되었는데, 이번 수술을 담당한 의사들은 지난번 수술 후 하비에게 다량의 데카드론이 투여되었다는 사실을 알지 못했던 것이다. 필리스가 그 점을 지적하자 의사들은 그제서야 정맥을 통해 하비에게 데카드론을 주사했다. 다음날 아침 하비는 일어나 얘기할 수 있게 되었다. 2주간을 중환자실에서 보내고, 그 후 다시 2주일을 일반 병실에서 보낸 후에 하비는 서서히 회복하기 시작했다.

"늦어진 치료를 만회하는 데 꼭 1년이 걸렸습니다." 필리스는 말한다. "두 번째 수술 뒤로 그이는 석 달을 기억상실 상태로 보냈습니다. 그리고는 몸이 조금씩 좋아졌고, 기억도 조금은 돌아왔습니다. 그이는 생각하는 방법과 살아가는 방법 모두를 새로 터득해야 했습니다. 그이는 자신에게 무슨 일이 일어났는지 알고 나서는 몹시 놀랐습니다. 그리곤 다시 태어났습니다.”

데보라는 이 기간에 하비가 느꼈던 좌절감을 기억한다. “사람들은 그런 체험이 그를 변화시키리라 기대했습니다. 변한 것은 ‘그가 아니라’ 다른 사람이었던 것 같습니다. 남편은 모든 것을 소유했었죠. 부자인데다가 잘생겼으며 인생에서도 성공하였고 그 자체를 대단히 즐겼습니다. 그의 친구들은 그에게 생긴 일 때문에 큰 영향을 받았습니다. 하룻밤 새 그는 불행한 인간이 되어버렸던 거죠. 뇌는 손상을 입고 체중은 늘고 늘 분노에 차서 욕설을 하고 정신은 혼란스러웠죠. 그에게 남은 것은 죽거나 식물인간이 되는 것뿐이었습니다. 사람들은 말했습니다. ‘만일 그런 일이 그 사람에게 생겼다면 내게도 일어날 수 있다’고요. 그 일은 사람들로 하여금 자신들이 얼마나 병에 걸리기 쉬운 존재인지를 생각하게 했고, 그로 인해 자신들의 행동을 돌아볼 수 있는 계기를 가져다주었습니다. 두 번째 수술 후에 남편은 자신이 다른 사람들에게 미친 영향에 대한 이야기를 들을 때마다 자신에게는 마술 같은 일이 아무것도 일어나지 않았다는 사실에 더욱 언짢아했습니다.”

필리스는 매일 하비가 다시 걸음을 배우는 것을 도왔다. 하비는 그녀와 다투려고만 했다. 그는 그녀가 노상 이렇게 묻던 것을 기억하고 있다. “그래서 지금 뭐가 다르죠? 이렇게 되었다고 해서 인생이 달라졌나요?” 그가 생각해낼 수 있었던 대답은 고작 ‘나는 그저 다시 테니스를 치고 싶단 말이야’였다.

두 번째 수술을 하고 1년 정도 지나자 신기한 일이 일어났다. 하비는 말한다.

“나는 생각하기 시작했습니다. 전에는 언제나 나 대신 필리스에게 생각하게 했었습니다. 그리고 언제나 힘든 일과 책임감으로부터 벗어나려고 했었지요. 종양제거수술이 잠들어 있던 내 의식 일부를 다시 깨우고 동시에 내 의식의 다른 부분을 축소시켰습니다. 수술을 받고 달포 뒤에 성생활을 할 능력도 되살아났지만, 그건 대체로 감소되어 있었습니다. 이전에는 그 능력이 아주 우세했던 것 같습니다. 반면에 생각하는 힘과 감정은 커졌습니다. 대체로 나는 좀더 균형이 잡힌 것처럼 느껴졌습니다. 간단히 말하자면, 내 인생에 책임을 지는 것을 당연하게 여기게 된 겁니다. 지금 나는 좀더 책임감 있는 인간이 되었고, 내가 지닌 능력을 한결 더 적절하게 사용하고 있습니다. 그 병은 내가 평생에 받았던 선물 중에서 가장 커다란 선물이었습니다.

실제적인 면에서는 시력도 전보다 좋아졌고, 기억력도 아주 좋습니다. 나는 일하고 놀고 하며, 내가 바랐던 것보다 훨씬 더 충만하게 살고 있습니다. 나는 일을 바꾸어, 굳이 사무실에 나가지 않고 집에서도 할 수 있는 일을 합니다. 그리고 매일 아침 테니스를 칩니다. "

하비의 이런 말에 필리스가 어떤 생각을 하는지 궁금해서 그녀와도 이야기를 나누었다. 그녀는 말했다.

"암담했던 기간 동안 나는 줄곧 이렇게 생각해왔습니다. '이 일로부터 얻는 것이 있을 거야. 나는 얻을 수 있는 전부를 얻겠어.' 그 기간 동안 우리는 매우 고독했습니다. 사람들이 우리의 인생에 끼어들지 못하도록 했습니다. 의사들이 모두 나보다 많이 알고 있다고 믿어버렸다면 나 역시 그들의 비관적인 생각을 받아들여 남편이 치유될 수 있다고 생각하지 않았을 겁니다. 남편을 진찰했던 마지막 의사는 하비가 살 수 있을지, 약간의 시력이라도 회복할 수 있을지, 혹은 의식을 되찾을 수 있을지에 대해서 아무것도 장담할 수 없다고 말했습니다. 그는 다른 모든 사람들이 그랬던 것처럼 회복하는 시간이 길어지는 것에 대해 놀라고 두려워했습니다. 수술 1년 후 우리는 의사 부부를 저녁식사에 초대해 하비의 회복을 함께 축하했습니다.

남편은 정말 다시 태어났습니다. 자기 인생을 다시 설계할 기회가 주어졌고, 더 관대해졌고, 사람들에 대해 좀더 관심을 갖게 되었습니다. 그이는 할 수 있는 한 가장 선량한 사람이 되고 싶어합니다. 나도 다시 태어났죠. 우리의 시련으로 인해 우리는 아직 치유되지 않은 우리 자신의 일부를 치유하도록 노력할 수 있었습니다. 우리는 아직 병을 치유하고 있는 중입니다. 우리는 그 사실에 감사하고 있습니다.”

필리스는 이런 극적인 치유를 처음 경험한 것이 아니라고 말하고 싶어했다. “7년 전 나는 심한 좌골 신경통을 앓았습니다. 그것 때문에 2년 반 동안을 고생했는데, 스무 명도 더 되는 의사를 찾아다녔지만 그들이 처방한 치료는 아무 도움이 되지 않았습니다. 그때 첫 손자가 태어났는데 나는 정말 아기와 함께 살고 싶었습니다. 할머니가 되는 즐거움을 누릴 수 있으려면 나 자신이 더욱 건강해져야 한다는 걸 알았습니다. 테이프를 듣고 마음 속으로 건강해지는 상상을 하고 침을 맞고 건강보조식품과 비타민을 먹었지요. 4주도 안 돼서 통증이 사라졌습니다. 전부 사라졌어요. 내가 한 일 중에서 가장 주효했던 것은, 내 등으로 피가 더 많이 흐른다고 상상했던 일인 것 같아요. 그런 상상을 하면서 나는 나 자신에게 이렇게 말했죠. ‘나는 정말 낫고 싶다’고요.”

3

증언하는 사람들

나는 *식물에 관한 교육을 받았고* 오랫동안 약용식물에 관심을 갖고 있었다. 그런 탓으로 약초를 만드는 의약품 연구를 후원하는 몇몇 단체에서 고문 역할을 맡고 있는데, 그 중 하나가 텍사스 주 오스틴에 있는 미국식물학회다. 최근에 그 학회의 이사인 마크 블루멘탈 씨가 자신이 받은 편지에 대해 논평해달라고 청해왔다. 그 편지는 시카고에 사는 한 여자에게서 온 것으로, 은행잎이 건강에 좋은 영향을 미친다는 내용이었다. 그녀는 은행잎에서 추출한 물질이 들어 있는 정제를 먹고 있다고 한다. 은행나무는 중국이 원산지로, 지금은 대기오염에 대한 저항력이 크다는 이유로 전세계의 여러 도시에 심어져 있다. 부채 모양의 예쁜 나뭇잎을 지닌 이 나무는 오랜 세월 동안 중국의 전통의학에서 사용되어왔고, 암그루에 열리는 열매는 식용이 가능하다. 서양에서는 최근에 와서야 표준화된 은행잎 추출물[9] 농축 상품을 구할 수 있게 되었다. 이 은행잎 제품은 독일에서 순환기장애 치료로 인기가 높고 미국의 어느 건강식품점에서나 구할 수 있다. 의사들만이 그것을 모르고 있다.

블루멘탈 씨가 전해준 편지를 인용해보겠다.

여든네 살 먹은 내 친구가(나는 예순입니다) 내게 은행나무에 대해 아는 것이 있느냐며 전화로 물었습니다. 나는 모른다고 했는데 그것에 관해 알아봐야겠다는 생각이 들었습니다. 그러다가 두 권의 책을 보게 되었습니다. (……) 그 뒤에 나는 다른 데서 더 조사하게 되었는데, 거기서 또 몇 가지 사실을 알게 되었습니다.

은행잎 추출물이 내 몸에 미친 영향이 너무 놀라운 것이어서, 나는 걸어다니는 광고가 되었습니다. 그것을 먹기 시작하고 사흘째 되던 날(처음에는 하루에 한 알을 먹었습니다) 그 효과에 주목하기 시작했습니다. 며칠이 지나자 나는 예전보다 더 활발해졌습니다. 2주째 되어서는 하루에 세 번, 식사 때마다 한 알씩 먹기 시작했습니다. 셋째 주였다고 생각되는데, 나는 우울을 떨쳐버리게 되었고 세상은 살아가기에 아주 멋진 곳이라는 생각이 들기 시작했습니다.

나는 더 활발해졌습니다. 6주 사이에 나는 너무나 많은 변화를 겪었습니다. 그 중에서 가장 놀라웠던 것은, 은행잎 추출물이 나의 평형기관에 끼친 변화였습니다. 나는 걸음걸이가 너무 불안정해서 지팡이를 짚고 다녔는데, 어느 날 상점 안을 걷다가 나는 내가 지팡이를 짚고 있

---

9 **은행잎 추출물** : 독일 연구소의 연구 결과 우리나라에 자생하고 있는 은행나무에서 얻은 은행잎 추출물이 가장 효과적인 작용을 가지고 있다고 한다. 우리나라에서는 기넥신, 징코민 등의 제품명을 가진 혈액순환 장애 개선제가 이미 시판되고 있다.

지 않다는 것을 알게 되었습니다. 보폭도 더 넓어졌고 걸음걸이도 안정되어 있었습니다. 나는 즉시 내가 아는 사람들에게 달려가서는 흥분해서 내게 일어난 일을 말했습니다. 나는 '지팡이로 땅을 짚는 대신 휘두르고 있었습니다'. 나는 너무 흥분해서 순간적으로 한 바퀴 휙 돌았습니다. (몇 년간 한 번도 해보지 못한 일이었죠. 사람들은 틀림없이 나를 미쳤다고 생각했을 겁니다!) 나는 얼굴 가득 미소를 지었습니다. 웃으며 나를 쳐다보던 사람들처럼요.

다리와 발의 통증이 사라졌습니다. 호흡도 정상으로 되었구요. 이제 1년이 지났는데, 밤눈이 어둡던 것도 사라졌습니다. (내 안과의사도 은행잎에 관심을 갖게 되었죠.) 시력도 좋아졌고, 청력도 엄청나게 좋아졌습니다. (작게 줄여놓은 텔레비전 소리가 들립니다.)

나는 평소에 알고 지내던 사람들한테 전화를 하고 편지를 썼습니다. 사람들은 내게 무슨 일이 있었는지 궁금해 했습니다. 내가 은행잎 추출물을 먹고 난 후에 나를 본 사람들은 모두 놀랐습니다.

손을 너무 많이 써서 손목에 심한 통증을 느끼던 미용사가 있었습니다. 내 말을 듣고 그녀는 은행잎 추출물을 먹기 시작했습니다. 그러자 통증이 사라지고 잠도 훨씬 잘 자게 되었습니다. 40대 후반의 한 여자는 집 밖으로 나올 수 없었습니다. 외출이라도 하게 되면 밖에 있는 동안 내내 들고 나온 산소통에 의지해야 했습니다. 이제 그녀는 산소를 아주 조금만 사용해도 되고, 여기저기 다닐 수도 있게 되었습니다. 그녀를 알고 있던 사람들에게는 대단한 충격이었습니다.

나는 턱뼈 관절에 문제가 있습니다. 아니, '문제가 있었다'고 해야 할 것 같습니다. 어느 순간 갑자기 나는 더이상 아프지 않았습니다. 은행잎 때문이었습니다! 바로 은행잎이었어요! 은행잎 추출물을 복용하는 한 나는 그 문제로 시달리지 않을 겁니다. 턱뼈에서 나던 덜꺽거리던 소리도 사라졌습니다.

내게는 요양소에 사는 어머니가 계십니다. 어머니는 올 들어 의사를 바꿨습니다. (……) 새 의사는 만일 내가 비용을 댈 수만 있다면 어머니가 은행잎 추출물을 복용해도 좋다고 했습니다. 당연히 나는 비용을 대겠다고 했습니다.

바로 다음날부터 어머니는 은행잎 추출물을 잡숫기 시작했습니다. 목요일에서 일요일, 나흘 사이에 어머니는 놀랄 만큼 달라졌습니다. 어머니는 더이상 우울해하지 않았습니다. 작던 목소리(그 소리에선 병색이 느껴졌습니다)도 크고 우렁차게 변했습니다. 그 방에서 우리는 뭔가 통하는 것을 느낄 수 있었습니다. 어머니가 변하신 것을 보자 나도 너무 기뻤고, 어머니 역시 몸 상태가 많이 좋아지는 것을 보고 전율을 느꼈습니다. 청력도 기적적이라고 생각될 만큼 좋아지셨습니다. 어머니는 전혀 다른 인생을 살게 되었습니다. 이전에는 자기만의 작은 세계 안에서 머물렀습니다. 다른 사람의 말소리는 큰 소리를 질러야만 알아들었고(그런 것을 불편으로 느끼지도 못하셨지요), 생각도 (건망증, 혼란스러움, 초조감 같은 것 때문에) 분명하지 않으셨습니다.

갑자기 어머니는 들을 수 있게 되었습니다. 처음으로 어머니는 보청기 끼는 법을 알고 싶어하셨습니다. 그러던 어느 날 어머니는 식탁에서 사람들에게 말하기 시작했습니다. 전에는 결코 없었던 일이었습니다. 확실히 건망증이 회복되고 있었습니다. 치질도 나아가고 있었습니다. 앞으로 더 많은 증상들이 개선될 거라고 생각합니다.

인생을 제대로 느낄 수 있다는 것은 멋진 일입니다. 인생의 즐거움을 만끽하세요! 그것을 즐길 수 없게 되는 것을 누구라도 원하지 않을 겁니다!

내가 아는 어떤 남자분은 은행잎 추출물을 6개월 동안 하루에 한 알씩 드셨습니다. 그분은 이명증耳鳴症으로 고생했는데, 6개월이 되자 울림 증세가 사라졌습니다. 은행잎 추출물 복용을 중단하자 다시 귀울음이 시작되었습니다.

내 생각엔 은행잎이 제공하는 효과를 계속 얻고 싶으면 그것을 지속적으로 복용해야 할 것 같습니다. 고통이 심한 사람들에게는 돈을 주고 사먹을 만한 가치가 있는 약품입니다. 너무나 많은 사람들이 인생을 살 가치가 없다고 느낍니다. 그 사람들에게 가서 은행잎의 경이로움을 말해주고 싶습니다!

이 편지는 전형적인 건강식품 추천서이다. 의학을 연구하는 과학자 대부분이 이런 글을 무시할 것이다. 그들은 이런 종류의 체험사례를 모두 '일화적인 증거'라고 생각하고 쓰레기통에 던져버린다. 의학용어로 '일화적인 증거'란 '과학적인 가치나 의미가 없다'는 것을 가리킨다. 그러나 나는 그들과 생각이 다를뿐더러, 왜 많은 의사들이 이런 문제를 경직된 자세로 받아들이는지에 대해서도 관심이 있다.

아주 단순하게 생각해본다면, 의사와 과학자들은 바보처럼 보이기를 좋아하지 않고, 어떤 제품이나 기술의 효과를 지지했다가 실험에서 그것이 허위로 판명되거나 혹은 증명할 수 없다는 결론이 날 것을 두려워한다는 것이다. 그런 체험담에 나타난 증거를 무시하는 것 역시 어리석은데, 그 이유는 이러한 이야기가 실험을 통한 탐구의 방향을 암시할 뿐 아니라 치료의 본질에 대한 단서를 제공하기 때문이다.

많은 과학자들은 그 정보가 허위라거나, 혹은 사람들이 속아넘어갔다거나, 아니면 단순히 이러저러한 이유로 이야기를 꾸며냈을 거라고 가정하고 바로 추천장을 손으로 밀쳐버린다. 훌륭한 과학의 본질이 탐구정신임에도 최소한 그 이야기들을 확인해보려는 시도조차 아무 의미가 없다는 것인가? 경험상, 내게 자신의 체험을 써보낸 사람들을 만나 대화를 나눠보면 비록 그들이 자신의 체험을 해석하는 방식에 동의할 수 없을지라도 그들의 얘기를 믿지 못할 이유는 전혀 없다는 것을 알게 된다. 예를 들자면, 나는 여기에 인용된 편지를 쓴 그 사람의 말대로 자신과 친구, 친척들이 건강과 관련하여 긍정적인 변화를 체험했다는 내용을 믿는다. 내가 확신을 갖고 동의할 수 없는 것은 '틀림없이 은행잎 때문이죠! 바로 은행잎이었어요!' 와 같은 진술이다.

과학은 기술적인 탐구와 실험을 통해 얻어진 지식을 체계적으로 모으는 것이다. 만약 주변 세계의 체험에서 얻어지는 것을 제외한다면 어디에서 탐구나 실험의 아이디어를 얻을 수 있을까? 체험을 암시하는 합리적인 가설에서 실험하는 것이 아니라 맹목적으로 실험하는 것은 시간, 돈, 노력의 낭비를 가져오곤 한다. 사람들이 풀포드 박사의 치료로 효과를 봤다는 체험사례에 귀기울인 결과 나는 그에게 관심을 갖게 되었고, 그를 통해 두개골 정골요법의 이론과 실천에 대해서까지 관심을 갖게 되었다. 사람들의 추천이 나에게 또다른 유용한 치료법을 발견하도록 이끈 것이다.

몇 해 전 캘리포니아에 사는 한 남자에게서 편지를 받은 일이 있었다. 그것은 블러드룻bloodroot이라는 약초로 만든 약품에 관한 놀라운 체험을 쓴 편지였는데, 그는 자기가 경험한 바에 따르면 그 약품이 사마귀와 악성

색종色腫을 포함해서 피부에 자라는 여러 가지를 기적적으로 없애준다고 했다. 그는 유타 주에서 이 약품을 조제하는 노인에게 주문해서 실험해보라고 내게 권했다. 나는 그 약품을 주문했다(값은 매우 쌌다). 얼마 안 있어 아무런 설명도 없이 끈끈하고 피처럼 붉은 빛의 연고가 우편으로 배달되었다. 나는 그 식물에 관해 알아보기 위해 내가 가진 책들을 뒤졌다.

학명이 상귀나리아 칸덴시스Sanguinaria candensis인 블러드룻은 삼림지대에 서식하는 작은 약초로, 원산지는 미국 중북부와 캐나다이다. 이 풀의 굵은 뿌리에서는 핏빛 액체가 나오는데, 바로 이 점이 아메리카 토착민들에게 이 식물을 약품으로 실험해보도록 영감을 주었을 것이다. 블러드룻은 초원의 인디언들과 나중에 정착한 유럽인들에게 아주 인기있었던 약초인데, 몸 안에서는 목의 통증과 호흡기 질환에, 몸 바깥에서는 비정상적으로 부어오른 피부 조직의 치료에 사용되었다. 현대에 들어와서는 독성이 있다고 하여 인기가 없어졌다. 이것을 먹으면 세포분열이 방해를 받고 돌연변이와 암이 생길 수 있다는 이유에서였다. 미국식품의약품국(FDA)은 이 식물을 가장 위험한 약초 목록에 올렸다. 그러나 나는 이 식물이 정상적인 조직에 손상을 입히지 않고서 피부에 생기는 종기 따위를 용해시키는 특별한 작용을 한다는 내용의 기록을 많이 찾을 수 있었는데, 심지어 현재와 같은 암 치료법이 발달하기 이전에는 피부를 통해 파고 들어간 유방암을 녹여버렸다는 기록도 찾을 수 있었다. 그 약초는 국부적으로 이용되면 안전한 듯했다.

그 연고를 바로 사용할 일이 없어서 나는 그것을 냉장고에 넣어두고 잊어버렸다. 그리고 6개월 후에야 그것을 기억해내었는데, 내가 기르던 로디지아 산 암캐인 코카를 치료하기 위해 수의학적인 결정을 내려야만 했을 때였다. 코카는 여섯 살로 건강한 상태를 유지하고 있었지만, 어깨에 가까운 옆구리에 작은 종기가 생겼다. 처음에 그것은 피부에 생긴 검은 딱지에 불과했으나, 점점 커지더니 구슬 크기만해져서 마치 조그만 검정 모란채꽃처럼 보였다. 수의사는 그것을 제거해야 한다고 말했다. 그는 그것이 흑색종으로 변할 수도 있다고 말했다. 그것을 제거한다는 것은 코카를 전신마취시켜야 한다는 것을 의미했고, 나는 그것을 바라지 않았다. 전신마취는 아주 위험하며, 그 위험은 사람보다 동물에게 더 크기 때문이다. 나는 아무런 조치도 취하지 않았고, 그러는 사이 종기는 계속 자랐다.

그러고서야 냉장고에 넣어둔 약이 생각났다. 블러드롯의 효과를 시험해볼 절호의 기회였다. 나는 종기 위에다 연고를 엷게 바른 다음 문질러주었다. 사흘간을 아침마다 그렇게 했다. 4일째 되던 날 약을 발라주려고 코카를 불렀을 때, 나는 개의 옆구리에서 피가 흐르는 것을 보고 깜짝 놀랐다. 종기는 회색으로 변했고, 상처를 남기고 피부에서 떨어질 것처럼 보였다. 나는 연고를 바르지 않고 과산화수소로 상처 부위를 닦아주고서 그 부위를 관찰해보기로 결정했다. 이틀 후, 종기 전체가 밝은 회색으로 변하면서 피부에서 떨어져나갔다. 종기가 떨어져나간 자리엔 동그랗게 생살이 드러났지만, 오래지 않아 아물었다. 피부가 동그랗게 약간 가라앉았을 뿐, 종기의 흔적은 없었다. 블러드롯은 수술로 제거했을 때보다 훨씬 더 깔끔하게 종기를 제거했다. 뒤에 그 부위에 다시 털이 나서, 완전히 덮어버렸다. 이보다 더 나은 결과는 없을 것이다. 더구나 개는 불편하다는 표시를 전혀 하지 않았으니 말이다.

동물에 대한 실험은 그것으로 충분했다. 이제 나는 그 약을 사람한테 써볼 작정이었다. 그 뒤 얼마 지나지 않아 방문한 친구가 가슴에 난 종기를 보여주며 걱정했다. 이름이 존 파고인 그는 사진작가였는데, 몇 해 전에 골수

암으로 한쪽 다리를 잃었다. 수술 전에 열심히 스키를 타던 그는 지금도 한쪽 다리로 능숙하게 스키를 탄다. 통계로 볼 때 존의 암은 완치율이 매우 높았다. 그는 철저히 치유를 촉진하는 생활방식을 따르며 살고 있었다. 그는 이상한 종기에 대해 꽤나 신경이 쓰이는 모양이었다. 색깔을 띤 점은 점점 크게 자라났다. 블러드룻으로 개를 치료했다는 이야기를 하자 그는 주저 없이 "한번 써보지." 하고 말했다.

개와 달리 존은 털이 없었으므로 훨씬 쉽게 진행 과정을 지켜볼 수 있었다. 연고를 바르고 이틀째 되던 날 종기 주변이 붉게 변하기 시작했는데, 그것은 분명히 면역반응이었다. 존은 꽤 아프다고 했다. 사흘째 되던 날 환부에서 붉은기가 사라지면서 붓기 시작했다. 나흘째 되던 날 종기는 떨어져나갔고, 그 자리에는 둥그런 상처가 남았지만 곧 아물었다. 얼마 후 나는 존에게 의대생들이 모인 자리에서 그의 체험을 설명해줄 것을 청했다. 그는 내 부탁을 들어주었고, 이후 나는 수술 없이 종기를 제거해달라는 요청을 여기저기서 받기 시작했다. 그 뒤로 여러 해에 걸쳐 블러드룻 연고를 의대생들한테 나누어주면서 그 사용법을 일러주었는데, 결과는 언제나 만족스러웠다. 가장 최근의 경우는, 목 아랫부분에 커다란 종기가 생긴 한 여성의 사례였다. 피부과 전문의는 그 종기를 제거하자고 했으나, 의사가 수술 부위의 크기를 설명하자 그녀는 위치 때문에 그런 치료를 받기 어렵겠다고 생각했다. 그녀는 내게 수술 대신 다른 치료가 없느냐고 물어왔다. 블러드룻이 그녀의 문제를 해결했다. "사흘째 되던 날은 정말 흉측해 보였어요." 그녀는 뒤에 이렇게 말했다. "하지만 나는 선생님이 어떤 현상이 생길 거라고 해준 얘기를 기억하고 있었기 때문에 걱정하지 않으려고 애썼습니다. 지금은 종기가 완전히 사라졌습니다. 더구나 피부과 전문의가 했을 법한 치료보다 훨씬 더 훌륭하다고 생각합니다. 놀라웠습니다."

이것은 다른 사람의 권고에 관심을 기울인 결과 얻게 된 발견의 한 예다. 나는 이런 사례들이, 블러드룻이 어떻게 해서 비정상적인 조직의 탈락을 자극할 수 있는지, 그리고 종기 외에 다른 종양에는 어떻게 적용될 수 있을지 등을 과학적으로 탐구하도록 하는 자극이 되기를 바란다.

의사들과 약초를 통한 치료에 관한 이야기를 나누기는 매우 어렵다. 그이유는 그들이 약용식물에 관한 교육을 받은 적이 없기 때문이기도 하고, 그들의 주장이 극단적이기 때문이기도 하다. 그들 가운데에는, 의학에 식물을 이용해야 한다는 주장은 순전히 일화적인 증거에만 의존하는 것으로 비과학적일 뿐만 아니라 위험하다고까지 여기는 사람들도 있다. 그러나 이것은 잘 모르고 하는 소리다. 요즘 인기를 얻고 있는 많은 조제약이 식물에서 얻어진 것일 뿐만 아니라, 현대과학의 방법론을 이용해서 전통적인 약초치료를 연구하려는 노력이 활발하게 전개되고 있는 것이 현실이기 때문이다. 일반적으로 약초로 만든 약은 조제약보다 더 안전하다. 그 이유는 약초의 활동적인 성분들이 불활성 물질에 의해 용해되고 부차적인 성분에 의해서 완화되기 때문이다. 반면, 약초를 이용해 약품을 만드는 생산자들이 경쟁이 심하고 통제가 되지 않는 시장에서 약품을 팔기 위해 입증되지 않은 약효를 주장하는 경우도 종종 있다.

은행잎 추출물을 복용하라. 동물과 인간을 상대로 행한 실험을 토대로, 은행잎의 화학작용과 약리학에 관해 쓰인 체계적인 논문들이, 미국 내과의사들은 결코 구독하지 않는 훌륭한 저널에 수십 편이나 실렸다. (내가 아는 의사 중 그 누구도 독일에서 발행되는 가장 훌륭한 잡지 중 하나인 〈식물의학*Planta Medica*〉을 구독하는 것을 보지 못했다.) 누구라도 은행나무에 관해 쓰인 매우 신뢰할 만한 논문들을 들여다본다면, 그것이 신체 전체, 특히 뇌의 혈액순환을 촉진한다는 실험 결과를 발견할 수 있을 것이다. 그것은 귀 속의 혈액순환 장애로 생긴 청력과 평형감각의 손상을 치료하고, 두뇌 혈액공급의 손상으로 생긴 기억과 정신

기능 장애에도 효과가 있으며 독성도 전혀 없다는 것이 입증되었다. 바로 이 독성이 없다는 점이, 그와 같은 증상을 치료하는 데 쓰이는 다른 의약품들과 가장 다른 점이다.

시카고에 사는 여인의 체험을 담은 편지에 쓰여 있는 몇 가지 바람직한 결과는 이미 알려진 은행잎 추출물의 효능과 일치한다. 그러나 그녀 스스로 경험했다는 효능은 알려진 것보다 과장된 면이 있다. 게다가 그녀가 복용한 양은 정량보다 적었다. 약이 효과를 내려면 표준화된 제품을 하루에 세 번, 한 번에 두 알씩 먹는 것이다. 그렇게 하고서도 환자들은 기다려보라는 충고를 듣는다. 은행잎의 효능은 약을 꾸준히 복용한 경우 6주에서 8주 사이에 나타난다. 그러므로 우리가 그녀의 이야기를 사실로 받아들인다고 할 때 거기엔 원인과 결과에 대한 의문이 남는다. 과연 은행잎 혼자서 그런 좋은 결과를 낳은 것일까?

이 물음은 더 많은 의사들이 일반인들의 체험이 적힌 편지를 쓰레기통에 버리게 만들 첨예한 문제를 제기한다. 약물에 대한 믿음은 비록 그 약이 효과가 없더라도 바라는 효과를 거둘 수 있다는 것은 잘 알려진 사실이다. 이것이 이른바 플라시보[10] 효과다. 대부분의 의사는 이런 위약僞藥반응을 싫어하는데, 그 까닭은 이 효과가 자신들의 실험을 애매하게 만들고, 생체의

학 모델의 관점에서 보면 애초에 비과학적으로 보이기 때문이다. 그러나 나는 플라시보 효과를 정신이 끌어내는 치유의 순수한 예로 본다. 그것은 치유에 장애가 되기는커녕, 질병을 완화시키려고 노력하는 의사들이 발견할 수 있는 가장 위대한 동지다. 더 나아가서 나는, 의술의 핵심은 치료방법의 선택과 플라시보 효과의 활성화를 통해 치료효과를 증대할 수 있는 방법을 환자들에게 제시하는 데 있다고 믿는다. 내과의사가 할 수 있는 최상의 방법은 의사들 자신이 믿을 수 있는 치료법을 이용하는 것이다. 의사가 자신이 하는 일에 대해 갖는 믿음은 환자들의 믿음을 증폭시키는 촉매작용을 하기 때문이다.

불행하게도 오늘날에는 이런 플라시보 효과를 사용한 치료에 대한 관점이 낡은 것이 되어버렸다. 대부분의 의사들은 플라시보 같은 것에는 관심이 없으며, 대신 실증할 수 있는 생화학 메커니즘을 통해 작용하는 '사실적인' 치료를 선호한다. 그들은 또 ('마법의 탄환'[11] 같은) 매우 구체적인 효과를 발휘하는 치료법을 좋아한다. 한 가지 약물이 다양한 증세에 두루 작용할 경우 대부분의 의사들은 그것에 흥미를 잃어버리는데, 그 까닭은 그 약물들의 구체성 결여가 기본적인 작용 메커니즘의 결핍을 의미한다고 생각하기 때문이다. 다시 말하면 그 약물은 단순히 플라시보일 수밖에 없다는 것이다. 이 얼마나 안타까운 일인가!

이런 식의 사고방식은 서양의학의 특징이라고 말할 수밖에 없다. 중국 전통의학에서 사용하는 약물은 대개가 약초로서, 상품, 중품, 하품의 세 가지 범주로 분류된다.[12] 하품에 속하는 약물은 구체적인 상태에서 구체적인

---

11 **마법의 탄환**(Magic bullet) : 미리 정해진 표적만을 찾아 맞히는 탄환을 말하는 것으로, 의학에서 유해한 부작용 없이 박테리아, 바이러스, 암세포만을 분리해서 파괴하는 것을 가리킨다.

효과만을 발휘하는 것으로, 서양의학이 치료 이상이라고 여기는 '마법의 탄환' 같은 것이다. 중품의 약물은 신체의 기능을 강화하는 좀더 광범한 효과를 지닌다. 상품의 약물은 강장제와 만병통치약으로서 모든 경우에 효과를 낸다. 인삼이 그 한 예이다. 인삼의 라틴명은 파낙스panax인데, 이 이름은 파나시아panacea, 곧 '모든 것을 치료한다'라는 말과 같은 어원에서 나왔다. 중국식의 개념으로는 우등한 약물은 신체의 방어 기능을 자극하여 신체가 모든 종류의 공격에 좀더 잘 저항할 수 있도록 만든다는 것이다. 이들 약물은 독성이 없으며, 구체적인 병에 대항하는 무기도 아니다. 그러나 이런 약물들은 저항력을 증가시킴으로써 여러 가지 질병에 효과적으로 작용한다.

이야기가 본론을 벗어나 잠시 의학철학과 서양의학, 동양의학 사이의 차이점에 관한 논의로 흘렀는데, 내 의도는 단지 고도의 과학정신을 소유한 미국의 의사들이 왜 앞서 언급한 것과 같은 체험사례들을 무시하는지 그 이유를 지적하고자 하는 것이었다. 한마디로 요약하자면 그들은 확인해보려는 시도조차 하지 않고서 그런 이야기들을 불신하는데, 이것은 아마도 누군가가 자신들에게 어떤 짐을 지우려 한다는 불안 때문인 것 같다는 것이다. 그들은 약초를 이용한 치료처럼 자신들의 체험 영역 밖에 존재하는 치료법에 대해서는 확인해볼 생각도(심지어 고려조차도) 하지 않는다. 그리고 그들은 이런 종류의 이야기에 대해 원인과 결과에 대한 해석을 거부하는데, 그 이유는 보고된 효능이 설사 사실이더라도 그것이 단지 플라시보 효과 이상의 아무것도 아닌 것으로 판명될지도 모른다는 점을 두려워하기 때문이다.

---

12 중국에서 가장 오래된 약물서인 〈신농본초경〉에 이런 분류가 나온다. 상품은 일반적으로 보약, 중품은 보약과 치료약의 중간약, 하품은 특정 질병에 대한 치료약으로 독성을 갖는 약으로 구분하고 있다.

저술을 하고 강연을 하면서 보낸 지난 여러 해 동안 나는 체험사례를 적은 수백 수천 통의 편지를 받았다. 이 편지 외에도 나는 글로 쓰이지 않은 더 많은 얘기들을 들어왔다. 이런 이야기들 속에서 환자들이 칭찬하는 치료법은 놀랄 만큼 다양하다. 약초(널리 알려진 것도 있고 잘 알려지지 않은 것도 있다), 특수식품과 식이요법 섭생법, 비타민과 보조식품, 약품들(처방된 것, 소매점에서 구입한 것, 불법적인 것까지), 침술, 요가, 바이오피드백, 동종요법, 척추지압법, 수술, 기도, 안마, 심리치료, 사랑, 결혼, 이혼, 운동, 일광욕, 단식 등등. 나는 이런 자료를 모으고, 간직하며, 진지하게 받아들인다. 다양하고 많은 내용 속에서 우리는 하나의 중요한 사실을 알게 된다. 그것은 '사람들은 더 나아질 수 있다'는 것이다. 나아가, 사람들은 아주 오래 묵은 심각한 질병을 포함히어 온갖 종류의 질병으로부터 나을 수 있다는 것이다.

동료들과 마찬가지로 나 또한 이들 체험담에 나타난 단순한 인과因果 해석에 의문을 가지며, 특정 제품이나 치료사를 보증하는 데에는 주저한다. 그러나 대부분의 동료와는 달리 체험을 적은 글들을 버리지는 않는다. 그것들은 매우 중요한 증거가 된다. 그러한 글들이 반드시 특정 치료사나 제품의 영향력 혹은 가치를 증명해주는 것은 아니다. 오히려 그것들은 '치유에 대한 인간의 능력'을 증명해준다. 인간의 육체가 스스로를 치유할 수 있는 능력을 지니고 있다는 것은 변경할 수 없는 진실이다. 수많은 의사들이 이 사실을 무시함으로써 건강과 치유에 대해 낙관적인 견해를 가질 수 있게 할 엄청난 사실에서 멀리 떨어져 있는 것이다.

"의사는 바로 자기 자신"

식이요법으로 치유한 암

개인적인 치유담을 듣기 위해 내가 만나본 사람들 중 앨런 카퓰러는 가장 특이하면서도 가장 유쾌한 사람이었다. 분자생물학자였다가 뉴에이지 원예가로 변신한 그는 자연세계에 대한 뛰어난 감수성과 경외심을 갖추었으며, 탁월한 지적 능력과 폭넓은 삶의 지식을 소유한 인물이다. 앨런은 오레곤 주 코발리스에서 '평화의 씨앗(Peace Seeds)'이라는 회사를 공동으로 설립해서 운영하고 있는데, 이 회사는 에얼룸heirloom을 비롯한 여러 가지 특이한 종류의 꽃과 야채의 보존·번식·배급을 전문으로 하는 가족 사업체다. 그는 또한 전국적으로 조직을 가지고 있는 종자회사인 '변화의 씨앗(Seeds of Change)'의 연구이사이기도 한다. 삶의 일반 원칙으로 비폭력주의를 추구하는 앨런은 자신이 키우는 식물을 아끼며 손수 씨앗을 수집하고 수천 봉지씩 포장을 하는 등 열심히 일한다.

앨런은 1962년 19세의 나이로 예일대학교 생물학과를 최우등으로 졸업

했다. 의과대학에 가려고 생각한 그는 뉴욕대학의 입학허가 면접에서 왜 의사가 되고 싶으냐는 질문을 받고 "암을 치료하고 싶습니다"라고 대답했다. 그는 록펠러대학에서 6년간 암을 공부했고, 결국 생명과학 분야에서 박사학위를 받았다. 그는 대부분의 시간을 새로운 화학요법 치료제를 개발하고 그것들의 작용 메커니즘이 DNA에 미치는 영향을 연구하는 데 바쳤다.

연구를 끝낸 직후 앨런은, 지금은 그가 '온통 유물론적인 체계'라고 부르는 의학을 포기했다. 그는 시골로 이사했고, 언제나 거의 채소를 먹는 채식주의자가 되었으며, 농사를 짓기 시작했다. 그때부터 그는 죽 소박한 생활을 하면서 농사를 지었다. 1987년에 아내와 어린 자녀들을 데리고 코발리스에 정착한 그는 돈을 벌기 위해 그곳에 '평화의 씨앗'을 설립했다. 그는 "당시 나는 억지스러울 정도로 열심히 일했습니다." 하고 회상한다. "씨앗 포장을 2만 5천 개씩 하고, 수백 종의 씨앗 작물을 키우고 깨끗이 손질해주면서 '올바른 생계'라는 문제를 해결하기 위해 노력했습니다. 시간제 사원의 도움만을 받으며 그 많은 일을 혼자 다 했습니다. 엄청나게 스트레스를 받았죠."

그가 생체의학을 공부했던 것을 생각한다면, 1989년 6월 사타구니 부근의 임파선이 부어오른 것을 발견했을 때 그가 얼마나 놀랐을지 짐작할 수 있을 것이다. 그 혹들은 통증이 없었고, 앨런은 그것들이 곧 없어질 것으로 생각했다. 그러나 혹은 사라지지 않았다. 그는 혹이 난 자리에 냉찜질과 온찜질을 번갈아가며 해댔으나 아무 효과가 없었고, 그런 와중에도 힘든 일을 계속했다. "그게 무엇인지 알 수가 없었습니다." 그는 말했다. 혹은 양쪽 사타구니에서 상당한 크기로 자라났다. 결국 그는 대학원 시절 알게 된 친구 의사에게 조언을 구했다. 그 친구는 신체 전체에 CT(computed tomography)

를 해보라고 권했다. 촬영 결과 목에서부터 사타구니까지 25에서 30개 정도의 비정상적인 혹이 발견되었고 의사들은 조직검사를 하기 위해 그 가운데 두 개를 떼어냈다. 결과는 혼성세포 임파종淋巴腫으로 임파계에 생기는 암이었다. "의사들은 내게 7년 정도 살 수 있다고, 병이 심해지려면 2~3년 정도는 걸릴 거라고, 그러니 반드시 화학요법을 받아야만 한다고 했습니다."

자연식품 옹호자인 앨런의 장모는 곡식과 채소 위주인 정식요법[13]으로 암을 치료하는 내용이 담긴 책을 보내주었다. 그는 식이요법으로 암을 다스리기 위해 여러 권의 책을 읽었는데, 그 중 장수식 요법에 관한 책이 가장 마음에 들었다. "그 책의 저자들은 다른 이들보다 사이비 과학을 덜 써먹었습니다. 그들은 단지, 어떤 형태의 식사가 암을 일으키니 그것을 역전시킬 수 있는 방법을 여기에 써놓았다고만 했습니다. 나는 건강을 위해 식이요법을 썩 잘해왔다고 생각했는데도 알고 봤더니 꿀을 먹고 야채 주스를 마시면서 당분을 너무 많이 섭취했고, 담배도 피웠고, 카푸치노를 하루에 두 잔씩 마셨습니다. 정식요법의 관점에서 보면, 이런 것은 모두 끔찍한 일입니다. 건강에 좋지 않은 것은 무엇이든지 끊어야겠다고 생각했습니다." 1989년 11월 그는 엄격하게 정식요법을 시작했다. 현미, 일본식 된장을 이용한 미소 수프, 콩, 조리된 야채, 해조류 등으로 이루어진 그 식단은 그의 말대로 표현하자면, '기본적인 동양식 승려 식단'이었다. 그 식이요법은 과일과 샐러드도 금했고, 기름기도 안 되고, 빵도 안 되고, 식이요법 보조식품도 금했으

---

13 **정식正食요법** : 일본의 사쿠라자와 유키카스에 의해 제창된 건강법으로 서구에는 매크로바이오틱스macrobiotics로 알려져 있다. 동양 전래의 우주관을 바탕으로 우주의 질서와 자연의 법칙에 맞게 삶의 방식을 바꿈으로써 인간성의 향상을 추구하는 거시적 생명관을 토대로 한 일종의 식이요법이다.

며, 육류와 유제품도 금했고, 설탕과 술도 금했다.

"화학요법을 받아볼 생각은 안했나요?" 나는 물었다.

"농담으로 하시는 말씀이죠? 나는 분자생물학자입니다. 나는 그것이 사람들한테 어떤 작용을 하는지 압니다. 그런데도 나 자신에게 독을 시험해본다는 것은 말도 안 됩니다. 몇 해 전 의과대학 면접시험에서 내가 암을 치료하고 싶다고 말했던 것이 기억났습니다. '하, 이제야 그 기회가 왔구나.' 생각했죠. 정말로 나는 현미와 야채를 아주 좋아하게 되었고, 식이요법을 통해서 내게 필요한 양을 충분히 섭취했습니다. 음식들은 충분히 씹어야만 했습니다. 그 요법은 나한테 잘 맞았습니다. 그 이후로 지금까지 정식요법을 따르고 있는데, 내 건강 상태에 따라 강도를 조절합니다."

앨런이 이 식이요법을 따르고 나서 처음 11개월 동안은 임파선에 아무런 변화도 생기지 않았다. 새로 생겨나는 혹은 없었으나, 증세가 개선되지도 않았다. 이 무렵 그는 오레곤 주 유진에 사는 종양 전문가를 찾아갔다. 그 의사는 앨런의 혈액순환계에서 비정상적인 림프세포의 수치를 살펴보기 위해 2개월마다 혈액검사를 했다. 그 수치들은 변동이 심했고, 종양 전문가는 앨런에게 화학요법 치료를 받으라고 권했다. "그는 내게 아주 '소량'만 투여하겠다고 했습니다. 그런데 그의 진료실을 둘러보니, 모든 사람들이 내내 사탕을 먹고 있었습니다. 환자들이 접수직원을 만나고 간호사들을 마주보게 되는 접수대 위에 사탕바구니가 놓여 있었습니다. 비서와 간호사, 환자들이 모두 사탕을 우물거렸고, 환자들은 그런 상태로 화학요법 치료를 받으러 들어갔습니다. 그래서 그 의사한테 말했죠. '신경쓰지 마십시오. 식이요법이 해결해줄 겁니다.'

1990년 9월, 48회 생일 무렵 앨런의 사타구니에 생긴 혹이 작아지기 시작했다. 10월 말이 되자 혹이 사라졌고, 사타구니 부위는 정상으로 돌아왔다. 종양 전문가들은 앨런의 혈액검사 결과가 정상으로 나오자 깜짝 놀랐다. 앨런은 이렇게 회상한다. "다른 유명한 종양 전문가가 내게 이렇게 말했습니다. 암이라는 확실한 진단을 받고서 식이요법만으로 완치된 경우는 자기가 알고 있는 한에서 내가 유일한 사례라고요."

1993년 초, 일이 가져다주는 과중한 스트레스를 받기 시작하면서 앨런의 임파계는 다시 비정상적인 징후를 보이기 시작했다. 수입이 점차 줄어드는 상황에서 다른 일을 해보려고 애쓰던 그는 앞날이 불확실한 생의 교차로에 자신이 서 있다고 느꼈다. 여기서 오는 스트레스 때문에 그는 엄격한 식이요법을 내팽개치고 단것들을 먹기 시작했다. 얼마 지나지 않아 그의 오른쪽 잇몸이 감염되었고, 이어 왼쪽 귀도 감염되었다. 감염된 귀에서 고름이 흘러내리자 왼쪽 목의 임파선이 부어올랐다. 그것들은 악성 진행이라기보다는 감염에 대한 완만하고 암시적인 반응이었다. 그러나 감염이 치료되었는데도 임파선은 부어오른 상태로 있었다. 앨런의 목에는 비정상적인 혹이 여섯 개나 생겨났다. 오른손 세 손가락에는 발진이 생겼다. 그것은 가려움증에서 시작되어 고름이 줄줄 흘러내리는 농포, 그러다 그것은 결국엔 딱딱한 껍질이 생겨서 없어지는 순환을 되풀이하는 것 같았다. 손에 흙을 묻히고 일한 것이 문제였다. 앨런은 뭔가 다른 조치를 취해야겠다고 생각했다.

"이제는 안전하겠지 생각하고 두 해 동안 식이요법을 잘 지키지 않았습니다. 나는 친구가 혹시 암 치료법에 관해 만든 기록필름을 보았고, 침술사인 다른 친구는 내게 침으로 치유된 환자를 보았다고 말해주었습니다. 나는 침술치료를 받기 위해 멕시코의 티화나로 가기로 결정했습니다."

혹시[14]요법이란 일곱 가지 약초와 요오드화칼륨으로 구성된 강장치료이자 식이요법이다. 이 식이요법에서는 돼지고기와 토마토, 식초를 특히 금하는데, 당시 앨런이 따르던 정식요법만큼은 엄격하지 않았다. 약초 강장제라는 개념은 식물에 애정을 갖던 앨런에게 공감을 불러일으켰는데, 그것은 혹시요법이 추천하는 많은 식물들이 실제로 항암 성분을 지니고 있기 때문이기도 했다.

"나는 1993년 봄에 티화나로 갔고, 미국의 의료계에서 보아왔던 그 어떤 치료보다도 더 훌륭하게 그 병원에서 치료받았다는 점을 꼭 말하고 싶습니다. 의사들도 모두 인간적이었고 매우 자상했습니다. 아버지가 의사였기 때문에 살아오면서 나는 서양의학의 치료를 여러 번 받았습니다. 어려서는 소아마비를 앓았고(그 병은 1949년에 만연했습니다), 그래서 6개월 동안 학교를 쉬어야 했습니다. 그때 나는 만성적인 편도선염을 앓고 있었고, 몇 년 동안 내내 항생제를 복용했습니다. 그런 식의 의학에 매우 익숙했던 나로서는 티화나의 의사들이 보여준 친절과 인내심이 훨씬 더 좋았습니다. 그들은 나의 식이요법에 깊이 감명받았다며 내가 약초치료에 매우 빠르게 반응한다고 말해주었습니다."

앨런은 혹시요법에 따라 만든 약을 집으로 가져와 매 식사 후 소량씩 복용했다. 2개월도 안 되어 그의 목에 생겼던 혹이 가라앉았고, 이후에는 아무 문제도 없었다. 그는 이렇게 말한다. "솔직히 말하자면 지금 내 건강은 5년 전보다 훨씬 좋습니다. 지금은 놀랄 정도로 힘이 넘쳐납니다." 최근에 그를

---

14 **혹시요법**(Hoxey Therapy) : 1980년 존 혹시가 암에 걸린 말이 들판에서 이상한 풀을 먹거나 씹어 종양에 바르면서 스스로 치료하는 것을 보고 개발한 암 치료법. 이 요법은 약초를 끓이거나 갈아서 마시는 약과 연고, 분말 등 세 가지 형태로 환자를 치료한다. 약초의 성분은 감초를 비롯, 우엉과 매발톱나무, 가시가 많은 물푸레나무 등이 포함되는 것으로 알려져 있다.

방문하고 나서야 나는 그의 말을 확신할 수 있었다. 앨런은 어느 모로 보나 건강이 아주 양호한 상태였다.

"그런 경험을 통해 무엇을 얻었습니까?" 내가 물었다.

"아, 너무 많습니다. 너무 많아요. 우선, 암은 커다란 선물이었습니다. 제게 일어났던 일 중에서 가장 멋진 일이었죠. 암을 겪은 결과 나는 육체가 어떻게 작용하는지에 대해서 알게 되었습니다. 예를 들자면 음식이 내 신체 기관에 미치는 영향에 정말로 민감해졌습니다. 나쁜 음식을 먹으면 나는 30분 안에 그것을 느낄 수 있습니다. 암을 통해서 나는 치유 과정에 대해 흥미로운 사실을 알게 되었습니다. 그것은 단순한 한 단계가 아닙니다. 내 손에 생긴 발진과 목의 혹 사이에 관계가 있다고 나는 생각합니다. 피부를 통해서 무엇인가가 방출됩니다. 마치 질병의 내적인 국면이 표면으로 이동하고 그 다음엔 육체 밖으로 튀어나오는 것 같아요. 서양의학을 신봉하는 의사들은 그 관계를 보지 못하는 것 같지만 나는 그것을 확신합니다. 지금 내 피부에는 아무런 흔적도 없습니다. 깨끗합니다.

무엇보다도, 나는 자신을 치료하는 의사는 바로 자기 자신이며, 사람은 마땅히 자기 자신을 치료해야 한다는 것을 알게 되었습니다. 그 비법은 자만심을 버리고, 자신의 관념을 버리고, 단지 우리 몸이 스스로를 치유하게 내버려두는 것입니다. 우리 몸은 그 방법을 알고 있습니다."

4

의사들이 행하는 주술

자신이 속한 직업세계의 결점을 기술한다는 것은 어려운 일이지만 의료세계의 결점은 모든 사람에게 부정적인 영향을 미치고 있기 때문에 언급하지 않을 수 없다. 간단히 말하자면, 너무 많은 의사들이 사람들이 더 건강해질 수 있다고 생각지 않으며, 자신의 그런 비관적인 생각을 환자와 가족들에게 주입하고 있다. 나를 찾아온 환자들 가운데 많은 사람들이 이러저러한 경로로 의사들에게서 당신은 더 좋아질 수 없다, 병을 안고 살아가는 방법을 배우라, 죽음을 준비하라, 의학으로선 더이상 할 일이 없다는 식의 이야기를 들었다.

나를 찾는 환자들은 미국 전역에서도 오고 다른 나라에서도 오는데, 그들 중 대부분이 서양의학에서 도망온 사람들이다. 그 사람들 가운데 10%는 건강이 괜찮다. 그들에겐 즉시 치료해야 할 문제가 없기 때문에 나는 질병을 예방할 수 있는 생활방식에 대해 조언한다. 나는 더욱 많은 사람들이 병들기 전에 찾아왔으면 한다. 왜냐하면 나는 심장병, 암, 발작, 그 밖에 우리를 죽이기도 하고 아주 일찍이 불구로 만들기도 하는, 그런 질병의 위험을 줄일 수 있는 방법을 상당히 많이 알고 있기 때문이다. 육체의 치유체계를 보호하고 그 능력을 향상시키는 방법에 대해서는 이 책의 제2부에 적어두었다. 그 내용은 식이요법, 운동과 휴식, 좋은 대인관계, 스트레스를 다스리는 방법에 관한 것인데, 이와 함께 비타민, 보조제, 약초, 정신과 육체의 상호작용의 이점에 대해서도 서술하였다.

나를 찾아오는 환자의 나머지 90% 중에서 절반가량이 알레르기, 두통, 불면증, 불안, 부비강염副鼻腔炎, 등, 관절염의 통증 등으로 일상적인 불편을 호소한다. 나는 이들에게 서양의학에 의한 치료 대신 순수한 대안치료를 권한다. 수많은 여행을 하고 다양하기 이를 데 없는 치유체계를 연구하면서, 나는 주류 임상의사들이 제공하는 약물과 수술보다 더 안전하고 효과적이며 비용도 훨씬 적게 드는 치료법과 약물들을 수집해놓았다. 흔하고 일상적인 질병의 치료를 위해 서양의학이 행하는 일은 과잉 치료라는 말로 잘 설명된다. 중화기重火器는 간단하고 안전한 방법이 효과를 거두지 못할 경우 최후의 방법으로 사용해야 하는데도 말이다. 문제는 의사들이 신체에 잠재되어 있는 치유력의 이점을 이용하는 단순한 방법조차도 교육받지 못하고 있다는 사실이다.

나머지 환자들은 중병을 앓고 있는데, 이들의 치유 가능성은 적다. 나는 암에 걸렸거나 만성적인 퇴행성 질병을 앓고 있는 많은 사람들을 진찰한다. 그들은 의학적 도움을 얻기 위해 가능한 모든 방법을 시도해보았으며 내가 자신들의 마지막 희망이라고 말하곤 한다. 그런 경우에 나는 그들이 서양의학을 현명하게 이용하는 방법과 그것을 다른 대체의학과 함께 이용하는 방법에 대해 여러 가지 요소를 비교검토해서 현명하게 선택할 수 있도록 조언자 역할을 한다. 예를 들자면, 많은 암 환자들이 수술, 화학요법, 방사선치료를 받기도 했으면서도 병의 재발을 막기 위해 할 수 있는 일이 무엇인지 알고 싶어한다. 대개의 종양 전문가들은 환자들이 일단 치료를 받고 나면 달리 할 일이 아무것도 없다고 환자들에게 말한다. 그러나 환자들은 더 잘 알고 있다. 그들은 항암식품과 보조제, 면역반응을 활성화하기 위해 정신을 이용하는 방법 등에 대해 배우고 싶어한다. 내가 하는 일은 그런 정보를 알려주는 것이다.

환자들이 건강한 축에 들든 아니든 내 진료실을 찾는 환자들은 스스로 자신들의 건강에 책임을 진다는 사실에 대해 상당히 고무된다. 이렇게 고무된 환자들을 치료하는 것은 즐거운 일이다. 그들은 정보를 찾고 있고, 일단 정보를 입수하면 그대로 따라 행한다. 그런 환자들의 특징은 대개 영민하고 교육수준이 높으며, 국내외에서 대체의학을 시행하는 의사들에 관한 정보를 찾기 위해 꾸준히 노력한다. 그들은 서양의학을 대면한 결과 육체적으로나 정신적으로, 또 재정적으로 많은 고통을 겪었다. 다음은 내가 가장 자주 들어온 불만들이다.

"의사들은 환자 말에 귀기울이지 않고 질문에 대답조차 하지 않는다."
"의사들이 하는 일이란 고작해야 약을 처방하는 것이다. 나는 더이상 약을 먹고 싶지 않다."
"의사들은 나를 위해서 자신들이 할 일이 더이상 없다고 말했다."
"의사들은 병이 더 악화될 뿐이라고 했다."
"의사들은 병을 안고 살아가야 한다고 했다."

"의사들은 내가 6개월 안에 죽을 거라고 했다."

마지막의 네 가지 진술은 특히나 착잡하게 들린다. 왜냐하면 의사들의 그런 말들은 인간의 잠재 치유력에 대해 의사들이 가지고 있는 뿌리 깊은 부정적 견해를 반영하고 있기 때문이다. 극단적인 경우에 이러한 태도는 아주 비양심적인 의사의 '주술'이 된다. 인류학자와 심리학자들은 샤머니즘 전통의 문화에서 의학적 주술을 연구했다. 주술사 혹은 마법사가 누군가를 저주하고(대개는 저주받는 이의 적이 되는 사람의 간청으로), 저주를 받은 희생자는 사회, 친구, 가족으로부터 소외되어, 식사를 중단하고 병을 얻는다. 이렇게 해서 만성적인 질병을 얻고 죽음에까지 이른 이야기가 의학 관련 문헌에 실려 있는데, 부지불식중에 일어나는 신경체계의 교란과 같이 이런 현상을 설명할 수 있는 심리적인 메커니즘에 관한 설명도 들어 있다. 이른바 '부두 사망(voodoo death)'[15]으로 불리는 이러한 죽음은 부정적인 플라시보의 극단적인 예이다. 이국적인 문화에서 이런 주술적인 현상을 확인하기는 쉽지만 이와 매우 유사한 무엇인가가 우리 자신의 문화 속에서, 병원과 의사의 진료실에서 매일 일어나고 있다는 것을 우리는 거의 느끼지 못한다.

2년 전 30대 중반의 남자가 자신의 병에 관해 나의 소견을 듣고 싶다며 찾아온 일이 있었다. 여러 달을 두고 설사와 복통이 계속 악화되자 주치의는 그에게 위장병 전문의를 만나보라고 권했다. 위장병 전문의는 궤양성 대장염이라는 진단을 내리고 표준적인 억제 약을 처방해주었지만 환자가 생활방식을 어떻게 바꾸어야 하는지에 대해서는 아무것도 말해주지 않았다.

---

15 **부두(敎)** : 주로 서인도 제도의 흑인들이 믿는 다신교. 아프리카 종교의식에서 기원한 것으로 가톨릭의 제반양식을 많이 차용하였다.

환자는 약의 부작용이 싫었고, 약이 잘 듣는다고도 생각하지 않았다. 그는 자신의 문제가 스트레스와 관련이 있을지도 모른다고 생각했다. 그는 위장병 전문의에게 약물치료에 대해 불만을 표시하면서 다른 치료법은 없느냐고 계속해서 물었지만 아무것도 얻어낼 수 없었다. "마지막으로 그 의사를 찾아갔을 때 내게 뭐라고 했는지 아십니까? '달리 당신에게 해줄 것이 없군요. 어쨌든 당신의 병은 결국 대장암으로 발전할 가능성이 높습니다.' 이러는 거예요."

통계적으로 보면 궤양성 대장염을 앓는 사람들이 건강한 사람들보다 대장암에 걸릴 확률이 높은 것은 사실인데, 그것은 아마도 만성적인 염증과 제멋대로 흐트러진 장이 세포분열을 증가시키고, 세포분열이 증가하면 세포들이 악성으로 전환될 위험성이 동시에 증가하기 때문일 것이다. 그러나 궤양성 대장염을 앓고 있는 어떤 사람에게 실제로 대장암이 발생할 가능성은 적은데, 특히 병이 치료중이고 이번 경우처럼 중증이 아닌 경우에는 더욱 그렇다. 게다가 증세가 심한 경우라고 하더라도 궤양성 대장염은 생활방식과 사물을 보는 관점의 변화에 아주 민감하게 반응한다. 나는 이 병으로 오랫동안 고생한 40대 중반의 여자를 알고 있는데, 그녀는 프레드니손과 다른 억제 약물을 다량 복용한 까닭에 치료가 잘못되었고, 결국 의사들은 그녀에게 남은 일은 장을 모조리 들어내는 수술뿐이라고 이야기했다. 그러나 그녀는 수술 대신 정식요법을 시작했고, 그러자 병은 즉각 사라졌다. 15년 후 그녀가 그 병과는 아무 상관없는 이유로 나를 찾아왔을 때까지도 대장염은 재발하지 않았다.

위장병 전문의의 저주스러운 말이 환자에게 어떤 영향을 미쳤을까? 그 환자는 이렇게 말했다. "사흘 밤을 뜬눈으로 새웠습니다. 내게 떠오른 생각은 '나는 대장암에 걸릴 거야!' 하는 것이었고, 솔직히 말하면 지금도 그런 두려움에서 빠져나오지 못하고 있습니다." 나는 그에게 프로그램을 하나 주고 그것에 따르게 했는데, 거기에는 의사의 주술에서 놓여나 증세를 개선시키는 데 정신활동이 도움이 되도록 이끌어줄 최면요법사를 만나보라는 내용이 포함되어 있었다. 할 수만 있었다면 나는 그와 대장염을 치료한 중년의 여자를 연결해주었을 것이다. 그것이 그가 필요로 했던 두 번째 소견이었다.

교훈적인 이야기가 하나 더 있다. 5년 전에 53세 된 캐나다인 남자가 나를 찾아왔다. 그러나 실제로 내가 만난 것은 그의 아내였다. 그는 도로에 세워둔 차 안에 있었는데, 그의 아내 말에 따르면 그는 의사를 두려워해서 제 발로는 의사를 만나러길 수 없다고 했다. 나는 아내에게서 남편의 이야기를 듣고 밖으로 나가 그를 설득해서 데려왔다. 그는 몇 해 동안 비뇨기 계통에 문제가 있었으나 대수롭지 않게 여겼다. 마침내 그가 비뇨기 전문의를 찾았을 때 그 병은 전립선암으로 판명되었다. 암은 이미 전립선을 지나 골반뼈까지 침투해갔고, 앞으로 어떻게 진전될지 전혀 예측할 수 없는 상태였다. 그는 대학병원에 찾아갔으나 거기서 그가 받은 유일한 치료는 종양이 더이상 커지지 않도록 여성호르몬을 주사맞는 것뿐이었다.

그는 공포에 싸여 있다는 인상을 주었다. 그는 최상의, 그리고 유일한 희망으로 시각화치료를 시작했고, 면역세포가 암세포를 먹어치우는 상상을 시도하면서 하루에 두 시간을 강렬한 정신집중 상태로 보냈다. 그러나 생활방식의 변화를 통해 전반적인 건강을 증진하고 면역성을 높이려고는 노력하지 않았다. 그는 하루에 담배를 두 갑씩 계속해서 피우고 있었다. 흡연에 관해 묻자 그는 다음과 같이 대답했다. "석 달 전, 대학병원에서 치료를 받을 때 비뇨기과 과장의 진료실에서였습니다. 그 과장은 내게 호르몬치료법에 대해 설명하면서 다른 치료는 소용없다고 말했습니다. 내가 물었죠. '금연할까요?' 그러자 과장이 그러더군요. '지금 시점에서 뭐 그럴 필요까지 있겠습니까?'"

만일 내가 그 비뇨기 전문의에게 그가 한 말에 대해서 물어본다면(그가 자신이 한 말을 기억하고 있다고 가정하고), 그는 아마 호의에서 그 환자가 더이상 애쓰지 않도록 해줄 요량으로 그랬다고 대답할 것이다. 그러나 그 환자가 들었던 것은 '당신은 곧 죽을 것입니다'라는 것과 같은 말이었다. 과학 기술 의학이라는 사원에서 높이 추앙받는 지체 높은 성직자가 주술사의 저주를 할 수 있는 것은 다른 문화에서 주술사와 성직자들에게 부여되었던 것만큼의 권력을 우리 문화에서 의사들이 누리고 있기 때문이다. 환자는 의사의 그 말에서 공포를 느끼기 시작했고, 공포는 그를 마비시켜, 그가 자신의 생존과 행복을 위해 기울여야 할 건설적인 노력을 하지 못하게 했다. 물론 전이된 전립선암은 예후를 짐작하기 어렵지만 이 환자는 아직도 비교적 양호한 건강 상태를 유지하고 있다. 전이된 전립선암을 앓으면서 여러 해 동안 비교적 좋은 건강 상태를 유지하며 사는 사람들을 발견하는 것은 어려운 일이 아니다. 왜 결과를 예단하는가?

이 경우의 저주와 바로 앞의 예 사이에는 주목할 만한 차이가 있다. 이 경우에 비뇨기 전문의는 자신의 비관적인 견해를 환자를 자극하려는 의도 없이 아무렇게나 나오는 대로 표현해버렸다. 앞에서 궤양성 대장염 환자에게 대장암이 발생할 가능성이 있다고 말한 그 전문의는, 환자가 치료에 대해 계속 의문을 갖고 자신이 제공할 수 없는 정보를 계속해서 요구하는 것이 성가셨을지도 모른다. 내 경험에 비추어보건대, 이렇게 생각 없이 내뱉는 저주가 의도적인 저주보다 훨씬 흔하지만, 그 해로움의 정도는 의도적인 저주에 결코 뒤지지 않는다.

이런 이야기를 듣고 있으면 때론 너무 화가 나서 웃기만 한다. 환자들 역시 웃게 만들 수 있다면 그 저주들이 풀릴 수 있을 거라고 나는 믿는다. 어느 해 2월에 40대 후반의 여자가 헬싱키에서 나를 만나러 왔다. 그녀는 다발성 경화증을 앓고 나서 한쪽 다리의 근육이 약해졌다. 그러나 내가 놀란 것은 그녀의 감정 상태 때문이었다. 그녀는 우울증에 빠져 있었고, 이야기하는 동안 내내 굳어 있었으며 자신의 이야기를 마치 누군가에게 일어났던 일처럼 무덤덤하게 전달했다. 그녀가 좀더 편하게 느끼도록 만드는 데는 시간이 많이 걸리지 않았다. 2월에는 헬싱키에서 턱슨까지 여행한 것만으로도 건강에 좋은 일이었다. 그녀가 당분간 턱슨에 머물러도 되었기 때문에 나는 그녀의 몸과 정신, 생활방식에 도움을 줄 수 있는 여러 명의 치료사들과 연결해주었다. 한 달 후에 그녀는 상당히 밝아졌고, 한결 더 희망적인 견해를 갖게 되었다.

"선생님은 핀란드에서 의사들이 내게 어떻게 했는지 믿지 못할 겁니다." 그녀가 운을 떼기에 나는 자세히 이야기해보라고 말했다. "진단을 내리는 데도 이런저런 검사를 하느라 시간이 많이 걸렸습니다. 마침내 수석 신경학 전문의가 날 자기 진료실로 데려가더니 다발성 경화증이라고 말했습니다. 제가 그 사실을 받아들이게 한 다음 진료실을 나가더니 휠체어를 가지고 왔습니다. 그리고 나서는 날더러 거기에 앉으라고 했어요. 나는 물었죠. '왜 내가 여기에 앉아야 합니까?' 그는 나보고 휠체어를 사서 하루에 한 시간씩 앉는 연습을 하라고 했습니다. 제가 완전히 불구가 될 때를 대비해서요. 상상할 수 있겠습니까?" 그녀는 건강한 웃음소리를 내며 이야기했고, 나는 그녀의 말에서 힘을 얻었다. 휠체어에 앉는 연습이라니, 맙소사!

　의도적인 것, 그렇지 않은 것, 우스꽝스러운 것 혹은 (더 많은 경우) 슬픈 것, 그 어떤 것이든 간에 의사들이 행하는 의학적 주술을 끝없이 나열할 수도 있지만 이 정도로도 나는 요점을 설명했다고 믿는다. 내게는 글로 써야 할 더 중요한 주제가 있다. 의사들이 자신을 찾아오는 환자들에게 이런저런 방법으로 부정적인 생각을 주입한다는 이야기를 들을 때마다 의사라는 직업에 대해 어쩔 수 없이 당혹스러워진다. 이런 관행을 변화시키고자, 나는 의과대학 교육과정 안에 말이 가진 힘에 관한 내용과 의사가 환자에게 말할 때 극도로 주의를 기울여야 할 필요성에 대한 내용을 포함시키기 위해 노력하고 있다. 더 중요한 문제는, 환자들이 의사에게 투사하는 힘을 의사들 스스로가 좀더 명확히 인식하고, 그 힘을 건강을 악화시키는 것이 아니라 나아지게 하고, 자발적인 치유 능력을 저지하는 것이 아니라 자극하는 방향으로 사용할 수 있도록 하는 것이다. 앞서 말한 것처럼, 우리는 의사들을 전통적인 문화 속에서 주술사와 성직자들이 행했던 역할 속으로 밀어넣었으나 의사들은 그런 역할을 건설적으로 수행할 교육을 제대로 받지 못했다. 여행 중에 만났던 훌륭한 주술사들은 자신들에게 투사된 믿음을 받아들이는 방법과 그것을 치료라는 형식을 통해 환자들에게 되돌려주는 방법을 직관적으로, 또한 훈련에 의해 터득하고 있는 탁월한 심리치료사였다.

　아주 드물게, 의사의 악담을 듣고 의사의 말이 틀렸다는 것을 입증하기 위해 건강해져야겠다고 생각하는 극히 예외적인 환자도 있다. 몇 년 전 자궁암을 이기고 살아남은 한 노파가 이가 하나도 없는 입으로 미소를 지으며 했던 이야기가 기억난다. "그 의사는 나더러 1년도 못 산다고 했어요. 그런데 지금 그 사람은 죽었는데 나는 살아 있어요!" 안타깝게도 이 노파와 같은 경우는 극히 드물다. 의사들이 내뱉는 악담이 초래하는 것은 대개 절망이며, 절망이 인간의 치유체계에 긍정적인 영향을 미친다고 볼 수는 없다. 병이 나을 수 없다고 믿는 의사에게 계속 치료를 받겠다는 것은 좋은 생각이 아니다.

이른바 치유예술(healing art)에 종사하고 있다는 의사들이 치유에 대해 그렇게 믿음이 없는 것은 정말 이해할 수 없는 일이다. 의사들이 부정적인 생각을 갖게 되는 원인은 어디에 있을까? 내가 확신을 갖고 말할 수 있는 한 가지는 의학교육이 편향되어 있다는 것이다. 의학교육은 건강과 그 유지에 초점이 맞추어져 있는 것이 아니라 거의 전적으로 병과 병의 치료에 집중되어 있다. 의학 교과목의 초기 과정은 병의 진행에 관한 아주 상세한 정보로 가득 차 있다. 여기서 '치유(healing)'라는 말은 있다 하더라도 거의 사용되지 않는다. '치유체계(healing system)'라는 용어는 전혀 사용되지 않는다. 다음 장에서 설명하겠지만 우리는 이미 치유 메커니즘에 대한 지식을 일부 갖고 있다. 그러나 치유체계라는 개념 없이는 그 지식으로 쓸모있는 건축물을 만들어낼 수가 없다.

서양의학의 이론과 실제의 모태가 된 생체의학 모델은 수련의들에게 치유체계라는 관점을 제시하는 일을 매우 어렵게 만든다. 생체의학이 가진 물질주의적 성격은 기능보다는 형식을 중시하게 만든다. 치유체계는 기능체계이기 때문에 순환기나 소화기처럼 말끔하게 도면화될 수 있는 구조의 집합이 아니다. 다시 얘기하지만 이런 점에서 동양의학은 서양의학보다 이점이 있다. 중국 전통의학은 구조보다 기능을 강조했고, 그 결과 서양의 의사들이 '기능 없는' 신체기관들(편도선, 임파선, 흉선, 맹장)이 면역체계의 구성요소라는 것을 깨닫기 훨씬 이전에 인간 유기체 내에 자극이 가해지면 방어 기능을 하는 영역이 있다는 사실을 알고 있었다.

생체의학 모델이 가진 보다 큰 문제점은 건강과 질병에 있어서 변화의 원인을 순전히 물리적인 것에서만 찾고 정신의 중요성을 과소평가하거나 무시한다는 것이다. 나는 치유에 대한 경험과 관찰을 통해 정신 영역이야말로 종종 질병의 진정한 원인이 된다는 것을 알게 되었다. 정신과 육체의 상호작용에 대한 대중의 관심은 증가하고 있는데도 전문가들의 관심은 아직 저조하기만 하다.

이런 협소한 생각들은 교육뿐만 아니라 연구 분야에도 만연해 있다. 연구활동을 통해 의학 교과과정에 정보가 첨가된다. 연구가 없으면 모든 것이 한갓 기담奇談에 지나지 않게 된다. 현재의 의학은 명백히 질병 연구에 초점을 맞추고 있다. 국립 보건 연구소를 보라. 그것은 '국립 질병 연구소'라고 불러야 마땅하다. 국립 암 연구소, 국립 알레르기 · 전염병 연구소, 국립 천식 · 피부질환 연구소, 국립 당뇨병 · 소화기병 · 신장병 연구소, 국립 신경질환 · 발작 연구소 등등. 어디에도 '국립 건강 · 치유 연구소'는 없다.

치유에 관한 연구는 극히 미비하고, 그나마 이루어진 연구는 시야가 너무 좁다. 연구자들은 자연적인 진정[16]이라는 인상적인 현상에는 어느 정도 관심을 가졌지만, '차도가 있다는 것'과 '치유가 된다는 것'은 다르다. '진정'이란 재발할지도 모르는 질병의 진행이 일시적으로 누그러진 것을 의미한다. 더군다나 이 낱말은 암이라는 극히 특수한 질병과 관련해서 쓰이는 경우가 많다. 만일 우리가 암의 자연적인 진정이라는 측면에만 주목한다면, 우리는 치유체계에 관하여 잘못 파악하고 있는 것이다. 그러한 인식은 치유

---

16 **자연적인 진정** : 환자가 어느 시점에서 아무런 조치를 취하지 않았는데도 자연히 차도(병세의 경감)를 보이는 특수한 현상.

체계의 전체 활동 영역과 그것이 지닌 모든 잠재력을 결코 드러내주지 못한다.

자연적인 진정의 사례들을 포괄적으로 연구한 최초의 의학서적이 1933년에 처음으로 출판되었는데, 이 두툼한 책에는 수백 가지 사례에 참고문헌 일람표까지 실려 있다. 이 책에 소개된 사례 중에서 74%가 암과 관련이 있었고, 저자도 '질병의 진정에 대한 기록들을 검토한 결과, 전부는 아니더라도 거의 대부분이 암에 관한 것이었다'는 점을 지적하고 있다. 1974년에 최초로 (그리고 유일하게) 존스 홉킨스 의과대학에서 '질병의 자연적인 진정에 관한 세계 학술 대회'가 열렸는데, 그 회의도 거의 전적으로 암에 관한 것이었다.

치유는 연구 가능한 현상이다. 나는 여러 해에 걸쳐 동료들에게 치유반응에 대한 한 가지 예로 민간요법에 의한 사마귀 치료 과정을 관찰하고 연구해볼 것을 권해왔다. 사마귀 치유는 아주 흔하면서도 극적인 사건으로, 이 경우에 치유체계는 스스로 활동을 시작해서 바이러스에 감염된 조직을 정밀하게, 그리고 효과적으로 신체에서 제거함으로써 서양의학에서의 사마귀 치료를 꼴사납고 야만스러운 것으로 만들어버린다. 그런데도 의료 과학자들은 이런 이야기를 진지한 탐구 대상으로 보기보다는 그저 심심풀이쯤으로 여기고 있다.

의학생들이 이론적인 공부를 마치고 병동으로 실습을 나가서 경험하게 되는 질병들은 이러한 교육의 편향성을 더욱 강화시킨다. 3, 4학년 학생들은 인턴, 레지던트, 전문의들의 뒤를 따라 병원의료의 세계에 파묻힌다. 그들이 대하는 환자들이 모든 종류의 질병을 가지고 있는 것은 아니다. 대부분이 중환자인 이들은 일종의 빗나간 견본인 것이다. 이런 환자들은 보통 사람들에 비하면 치유반응이 쉽게 일어나지 않게 마련이다. 만일 당신이 의사라서 생명이 오락가락하는 환자들이나 말기에 이른 만성 질환자들만을 치료하게 된다면, 그 결과에 대해 비관적이게 되는 것은 지극히 당연한 일일 것이다.

수련의 기간의 이런 현실들(건강이 아니라 질병에 국한된 관심, 제한된 모델, 연구의 결함, 예후가 좋지 않은 질병에 치우친 경험)은 의사들이 왜 비관적이게 되는가를 충분히 설명해준다. 그러나 이 모든 문제의 밑바닥에는 전혀 논의되지도 않고 거의 고려조차 하지 않는 더 깊은 동기가 놓여 있다. 그것은 왜 사람들이 의사가 되는가 하는 문제와 관련되어 있다.

학생들에게 왜 의과대학을 선택했느냐고 물어보면 대답은 대개가 다른 사람들을 돕고 싶다, 명예와 권력을 누리고 싶다, 경제적인 안정이 보장되는 직업을 갖고 싶다 하는 것들이다. 그러나 그들이 깨닫지 못하고 있는 또 다른 이유가 있다. 의술의 시행은 삶과 죽음을 통제한다는 환상을 가져다준다. 삶의 두려움과 죽음의 공포에 대처하는 한 가지 방법은 그 환상 속에서 위안을 구하는 것이다. 그러나 환자가 치유되지 못하거나 죽게 될 때, 그럴 때마다 의사들은 자신들의 통제가 환상에 불과하다는 사실에 직면하고야 만다. 부정적인 결과를 예측하는 것은 의사들에게 심리적인 위안을 제공할지도 모른다. 만일 환자가 나아지면 의사는 유쾌하게 그 사실에 놀라고 그로 인해 칭찬받으며, 반면에 환자의 상태가 악화되거나 혹은 사망하게 되면 의사는 그것을 예측했기 때문에 여전히 그 병을 통제하고 있는 것처럼 보인다. 따라서 의사들의 비관적인 견해는 불확실성에 대한 심리적인 방어일 수 있으며, 그래서 그들은 그것에 대해 변명하지도, 환자에게 미치는 충격을 감소시키려고도 하지 않는 것이다. 우리는 불확실한 세상에 살고 있고 삶과 죽음에 대한 통제력도 갖지 못한 것이 사실이다. 우리가 갖고 있는 것은 어떻게 인간 유기체가 스스로를 치유할 수 있는가를 이해하는 능력으로, 이것이야말로 본질적으로 위안을 주는 것이면서 의사와 환자들 모두가 낙관적일 수 있게 해주는 것이다.

"되도록 의사에게 안 가려 노력합니다"

자가치료로 이겨낸 피부경화증

존 루자가 병을 앓았던 흔적으로 유일하게 지니고 있는 것은 오른쪽 정강이에 가려울 때 붙이고 다니는 5센티미터 크기의 반창고인데, 그는 이것이 자신이 앓았던 병과 관계있다고 생각하지도 않는다. 75세인 존은 세인트 루이스 외곽에서 조경사업을 하고 있다. 그는 의사한테 가지 않고 언제나 집에서 치료를 해왔다고 말하는데, 이것은 아마도 그가 건강에 관한 문제에서 우리보다 훨씬 자기의존적인 문화인 리투아니아에서 성장했기 때문일 것이다.

1980년, 존에게 좀 별스런 문제가 생겼다. 그의 양쪽 정강이의 피부가 붉어지고 가려움증이 생긴 것이다. 한 달이 지나자 환부가 '누르스름해지면서 죽은 사람의 피부같이' 변했다. 그는 의사를 찾아갔다. 의사는 매우 심각한 자가면역 질병인 피부경화증 같다는 소견을 말했다. 의사는 확실한 진단을 위해 피부 조직검사를 했고, 그 결과 역시 피부경화증으로 판명되었다.

의사는 오진의 가능성을 피하기 위해 존을 피부과 전문의에게 보냈고, 또 한번의 조직검사 결과도 마찬가지였다. "치료법이 없다고 하더군요." 존이 말했다 "가려운 걸 없애려면 코르티손 크림을 바르고 알약도 먹어야 한다고 했는데, 그렇게 해야 내부 기관에 전염되는 것을 막을 수 있다는 것이었습니다."

코르티손 크림은 즉각 효력을 발휘해서, 존은 다리 피부가 부드러워진 것을 느낄 수 있었다. "2주일이 지나자 더이상 효과가 없더군요. 사실 크림이 병을 더 악화시켰습니다. 그 약물에 알레르기 반응을 일으켰던 모양입니다. 코르티손 로션이 더 나을 것 같다는 생각이 들었습니다." 그는 또 프레드니손 정제를 먹기 시작했다. 그러자 피부가 딱딱해지면서 등, 팔, 가슴에도 새로운 병변 증상이 나타났다. "의사는 내게 피부경화가 내부에서 시작되었을지 모르며, 그것이 사실이라면 나는 죽게 될 거라고 말했습니다."

애리조나에 살고 있던 딸과 사위가 이 소식을 듣고 그와 함께 지내기 위해 세인트루이스로 이사를 왔다. 사위 마이크는 그 당시 존의 피부 곳곳이 '마치 플라스틱, 그러니까 마네킹의 표면같이 보였고, 만져봐도 실제로 그렇게 느껴졌다'고 말했다. "의사들은 장인이 치명적인 병을 앓고 있다고 말했고, 우린 그 사실을 받아들였습니다."

그러나 존은 의사들의 진단을 전혀 받아들이지 않았다. 프레드니손에 대해 믿음이 전혀 없었던 그는 달포 만에 복용을 중지했다. 존은 스스로 그 문제에 대해 조사해보리라고 결심했다. 그는 이렇게 말한다. "내가 앓았던 병은 관절염 비슷한 것이 아니었나 생각합니다. 비가 올 무렵만 되면 증상이 더 심해졌거든요. 비가 내리기 사나흘 전이면 가려움은 정말 심해집니다. 나는 그게 신경하고도 관계있다고 생각했습니다. 왜냐하면 나는 사업 때문에 항상 골치가 아팠고, 가려움증이 시작되는 건 내가 극히 예민해져 있을 때였거든요. 나는 그 증상이 몸 안의 칼슘 과잉과도 관계있을 거라고 생각했습니다."

그래서 존은 집에서 관절염과 과도한 칼슘을 치료하는 방법에 관한 자가치료법을 써놓은 책들을 찾아 읽기 시작했다. 그는 식초와 레몬을 이용해 보기로 결정하고 환부를 식초로 닦아내고 신선한 레몬을 먹었다. 나는 그에게 레몬을 어떤 방법으로 먹었는지 물었다.

"그냥 먹었죠. 내가 시도했던 또 한 가지는 알로에베라 즙이었습니다. 건강식품점에서 알로에베라 즙을 사서 매일 마셨습니다. 얼마 안 돼서 가려움증이 사라지더군요. 그래서 다시는 코르티손 로션을 사용하지 않았습니다. 나는 내 몸 안에 여전히 이상이 있다고 생각했습니다. 그래서 내부 기관에 충격을 줄 필요가 있겠다고 생각했는데, 어느 책에선가 비타민 E의 다량 복용에 관해 읽었던 기억이 났습니다. 2주일 동안 비타민 E를 하루에 5,000IU씩 먹었습니다."

그것은 정말로 과량이었는데, 왜냐하면 비타민 E의 1일 권장량은 30IU이고, 산화방지제로 비타민 E의 과량 복용을 옹호하는 사람들조차도 하루에 800에서 1,000IU 사이를 권하기 때문이다.

"내 생각엔 그것이 정말로 무언가를 발동시킨 것 같습니다"라고 그는 말한다.

존의 병은 6개월간 지속되었다. 그가 집에서 치료를 시작하고 두 달이 지나자 병은 더이상 번지지 않았다. 그 다음에는 굳어졌던 피부가 부드러워지기 시작했다. "의사도 내 변화를 보더니 놀랐습니다. 제게 그러더군요, '당신이 어떻게 하고 있는지는 모르겠지만 어쨌든 계속하십시오!' 6개월 후에 팔과 가슴의 증상이 사라지기 시작해서 2년 후에는 완전히 사라져버렸습니다. 그리고서 다시는 재발하지 않았습니다."

나는 존에게 신경에 대해 얘기한 것은 어떻게 되었느냐고 물었다. "그냥 진정되었습니다." 그가 대답했다. "어떤 질병에 신경이 관련되었을 때에는 언제든지 생활에 변화를 주면 돼요. 생각을 바꾸어야 합니다."

마이크는 장인의 태도가 결과에 많은 영향을 미쳤다고 생각한다. "제 생각에 그것은 그분이 성장한 환경 때문이 아니었나 합니다. 장인은 전문가의 치료보다 집에서 치료하는 것을 더 가치 있게 여기는 문화 속에서 자랐습니다. 그분은 의사의 비관적인 견해를 받아들이지 않았습니다. 게다가 알로에 즙에 대단한 믿음이 있었습니다. 언제나 들고 다니며 한 컵씩 마셨죠."

다음은 존의 말이다. "내 건강은 아주 좋습니다. 요즘도 가려움증이 생기면 식초를 이용합니다. 때때로 레몬도 먹지요. 그리고 되도록이면 의사한테 가지 않으려고 노력합니다."

5

놀라운 치유체계

오늘날 우월한 위치를 점하고 있는 임상의학이라는 관점에서는 치유체계를 인정하는 것이 어려울 수도 있다. 그러나 다른 관점에서는 치유체계가 보다 분명하게 보인다. 진화의 필요성 때문에라도 유기체는 상처와 질병을 일으키는 세력에 대항하기 위한 자기수정(self-repair) 메커니즘을 갖고 있어야 한다. 인간이 하나의 종으로 존재해온 대부분의 시간 동안 우리에겐 서양의학이든 대체의학이든 혹은 그 밖의 무엇이든 간에 의사라는 존재는 없었다. 종의 존속 그 자체가 치유체계의 존재를 암시한다.

이 책을 쓰는 목적은 건강을 유지하고 병을 극복하는 데 있어서 몸의 고유한 능력에 의지할 수 있다는 것을 보다 많은 사람들에게 알리려는 것이지만, 나는 솔직히 그러한 치유체계의 도식을 쉽게 제시할 수는 없다. 조직적인 연구가 부족하기 때문에 치유체계의 구성 요소와 작용 메커니즘에 대해 상세한 것은 알 수 없다. 또한 인간이라는 유기체는 말할 수 없이 복잡하고,

스스로를 회복시키는 몸의 능력은 가장 복잡한 기능에 속한다. 정신과 육체가 상호작용한다는 사실은 사람들의 치유 경험을 통해 빈번하게 드러나고 있지만, 아직 우리들에게는 정신을 생물학적인 실재와 통합해주는 모델이 없다.

이런 상황에 유용하다고 생각되는 경구가 하나 있다. "위와 같이 아래도 그러하고, 아래와 같이 위도 그러하다." 이것은 현실의 어느 한 국면에서 관찰된 진리의 양식은 현실의 다른 국면에서도 진실임을 의미한다. 따라서 생물학적 조직체의 어떤 국면에서 치유체계의 작용을 알아낼 수만 있다면 우리는 다른 어떤 국면에서라도 그 작용의 본질을 유추할 수 있을 것이다. 나는 생명을 규정하는 고분자인 DNA에서부터 시작해 인체의 몇몇 주요 부분에 이르기까지 자기수정 메커니즘에 대해 알고 있는 것을 기술하고자 한다. 이 장은 앞장들보다 좀더 전문적인 내용이 될 것이다. 만일 여러분이 여기서 시시콜콜 설명하고 있는 내용을 다 이해하지 못하더라도 조금도 낙담하지 말길 바란다. 중요한 것은 일반적인 원칙이니까.

DNA는 인간에서 바이러스에 이르기까지 모든 유기체 안에서 똑같은 형태를 취한다. 그것은 당분자糖分子가 결합한 두 개의 사슬로 구성된 이중나선 구조의 거대한 분자로서, 서로 꼬여 있는 두 사슬 사이에는 양쪽을 연결해 마치 사다리처럼 만드는 수많은 '수평결합'이 있다. 이 수평결합들은 질소를 함유한 뉴클레오타이드의 상보적인 쌍 사이에 형성되는데, 그것의 배열 상태에 따라 다양한 유기체들의 DNA가 제각기 고유한 모습을 띠게 된다. DNA 안에는 오직 네 가지 형태의 뉴클레오타이드만이 발견된다. 이것들은 일종의 '문자'로, 모든 생명의 건설과 작용을 지시하는 정보가 담긴 '낱말'들의 음소에 해당한다. 현대 분자생물학의 이른바 중심 학설은, DNA

는 유전정보를 하나의 세포에서 다른 세포로, 그리고 한 세대에서 다른 세대로 전달하기 위해 스스로 '복제'한다고 말하고 있다. DNA는 또한 세포핵 밖으로 나갈 수 있는 또다른 고분자인 RNA한테로 자신이 가지고 있는 정보를 '전사轉寫'한다. 그러면 RNA는 이 정보를 유기체의 구조와 기능을 결정하는 특정한 단백질 제조 과정 속으로 '번역'한다. 이러한 세 단계(복제, 전사, 번역)가 생명의 가장 기본적인 과정이다. 이 과정은 또한 놀랄 만큼 복잡하고 위험한데, 중간에 일이 잘못될 수 있는 지점이 너무나 많기 때문이다.

예를 들면, DNA가 자신을 복제하거나 전사하려면 기다란 이중 나선 구조는 반드시 풀려서 서로 분리되어야 하고, 그래야만 각각의 가닥이 하나의 원본(型判) 역할을 해서 각각에 새로운 상보적인 가닥이 형성될 수 있다. 이 과정에서 DNA는 특정한 에너지 형태(전리 방사선이나 자외선) 또는 물질(돌연변이를 유도하는 화학물질)에 의해 손상을 입기 쉽다. 또한 새로운 가닥이 형성될 때 뉴클레오타이드가 잘못 배치될 수도 있다. DNA의 손상은 유기체에게 끔찍한 결과를 가져다줄 수 있다. 바로 이러한 이유에서, 생명체는 가장 단순한 형태일지라도 한 세대에서 다음 세대로 유전정보가 전달될 때 오류가 발생하지 않도록 이러한 유전자의 수리를 위한 정교한 메커니즘을 발달시켜왔다.

복제, 전사, 번역을 담당하는 모든 기술자들은 효소라고 불리는 특수한 단백질군의 지도를 받는다. 유전암호의 상당 부분은 효소 분자의 생성에 깊이 관여하는데, 이렇게 해서 생성된 효소 분자들은 거꾸로 유전암호가 생물학적인 실재로 발전하는 과정에서 일어나는 화학적 반응을 감독한다. 어떤 의미에서 효소는 DNA의 지시를 수행하는 '손'이다. X선 결정학結晶學이라는 기술을 이용하여 과학자들이 효소의 3차원적인 구조를 그릴 수 있게 된 것(그들이 연구한 효소는 달걀 흰자에 들어 있는 단백질이었다)은 고작 1965년이었으나, 그 이후에 효소에 관한 우리의 지식은 급속히 확대되었다. 우리가 많이 알아갈수록 효소는 점점 더 신비스러워 보인다.

효소는 생명의 화학반응을 촉진한다. 즉, 효소들은 화학반응이 평형 상태에 이를 때까지 그 속도를 증가시키지만 정작 자신들은 그 과정에서 변하지 않는다. 효소가 필요한 이유는 몸 속에서 일어나는 반응을 그대로 내버려둔다면 그 반응이 생명을 지탱하는 데 충분할 정도로 빨리 진행되지 않을 것이기 때문이다. 화학자들은 높은 온도와 압력을 가하고 산도나 알칼리도를 극단의 조건으로 만듦으로써 느릿한 반응에 속도를 가할 수 있다. 그들은 또한 반응에 화학적인 촉매를 부가할 수도 있지만, 이런 촉매들 역시 통상적인 온도와 대기압 상태, 거의 중성인 수소농도(pH) 상태로 살고 있는 세포들과는 전혀 상관없는 물리적인 조건 아래서만 최상으로 작용한다. 이와는 대조적으로, 세포 내의 효소들은 온화한 생명의 조건 속에서 반응을 촉진할 수 있을뿐더러 그들의 비유기적 대응물(화학적 촉매)들과는 비교도 되지 않는 효율성을 발휘한다. 효소는 고도로 정교하고 효율적인 분자기계라고 볼 수 있다.

효소는 어떻게 작용하는가? 그 해답은 효소의 3차원적 형태와 관련있다. 효소의 형태는 효소 자신을 다른 분자('기질基質'이라고 부른다)들과 극히 선별적으로 결합해 그들의 반응 경향을 가속화할 수 있는 능력을 부여한다. 이러한 결합은 효소의 특정한 지점에서 일어나며, 효소가 그 상대가 되는 '기질'에 대해 기하학적이나 전기적으로 꼭 들어맞을 경우에만 일어난다. 수많은 효소들은 각기 오직 하나의 기질과만 결합하며, 그 기질과 다른 분자, 심지어 매우 유사한 분자와도 결합하지 않는다. 일단 하나의 효소와 결합되면 기질은 다른 반응체와 물리적으로 유사한 성질을 띠거나 아니면 특정한 화학적 결합을 강요하는 새로운 형태로 변해버리기도 한다. 이때 기질은 원하는 반응을 이끌어내기 위해 화학적 결합을 부수거나 재형성한다. 효소는 기질들의 화학적 결합을 변화시킬 수 있는 다양한 메커니즘을 갖고 있다. 쉬운 말로 표현하자면, 효소들은 기질 분자들을 개조하는 만능 기계이다. 자르고, 결합하고, 어떤 부분은 잘라내고 다른 부분은 갖다붙이고 하는데, 이 모든 일을 짧은 시간 동안 놀랍도록 정밀하게 해내는 것이다.

DNA와 결합해서 유전정보의 단계적인 복제를 지도하고 그 일에 아무 실수가 없도록 하는 매우 흥미로운 효소군이 있다. 예를 들면, 엔도뉴클레이즈endonuclease라는 효소가 특정한 단계에서 DNA를 분해하기 시작하면, 엑소뉴클레이즈exonuclease라는 효소가 DNA를 구성하는 단일한 가닥의 양 끝을 절단한다(효소 이름은 언제나 '-에이즈-ase'로 끝난다). DNA 자이레이즈 gyrase는 이중 나선 구조가 전사를 시작할 수 있도록 꼬여 있는 나선 구조를 풀어준다. 그러면 DNA 폴리머레이즈polymerase라 불리는 효소는 새로운 가닥의 결합을 이끌어나간다.

규명해야 할 첫 번째 DNA 폴리머라이즈는 폴리머라이즈 I으로서, 이것은 대장균(*Escherichia Coli*)에서 발견되어 유전학 연구에 광범위하게 이용된다. 과학자들은 이 효소가 복제를 지도하는 유일한 효소라고 가정했으나, 그것이 발견되고 나서 13년 후에 감지 가능한 폴리머라이즈 I을 거의 갖고 있지 않은 돌연변이성 변종 박테리아가 발견되었다. 이 박테리아가 또다른 효소의 존재를 암시하며 정상적인 속도로 재생산되었음에도 불구하고, 이 변종은 자외선 방사와 돌연변이 유도물질의 손상효과에 아주 민감했다. 이 사실이, 폴리머라이즈 I이 복제를 지도할 뿐만 아니라 손상된 DNA를 회복시키는 데 중심적인 역할을 한다는 최초의 증거가 되었다.

만일 내가 진료실에서 차를 타러 밖으로 나갈 때 모자를 쓰는 것을 잊어 버린다면 나의 대머리는 방사되는 자외선의 영향을 받을 것이다. 태양이 하늘 한가운데 걸려 있고 계절이 여름이라면 내리쬐는 자외선은 좀더 강하고 그 양도 많을 것이다. 그러면 몇 분도 채 안 되어 다량의 자외선이 내 두피 아래 살아 있는 세포 속으로 침투할 것이고, 그 가운데 일부는 세포핵을 강타할지도 모른다. 그 가운데 일부는 DNA를 강타할 것이고, 또 어떤 것은 복제나 전사하고 있는 DNA 분자의 중요한 부분에 충격을 가해서 뉴클레오타이드의 비정상적인 결합을 야기할지도 모른다. 이런 변화는 이중 나선 구조의 한 가닥이 얽히게 되는 유전적인 과실을 낳을 수도 있다. 평균적인 신체를 구성하는 300조 개의 세포 중에서 1초에 천만 개가 죽고 교체된다는 사실을 고려한다면, 극히 짧은 순간이나마 DNA의 화학적 변화를 일으킬 수 있는 매개체에 노출되어 위험에 처하게 될 세포의 숫자를 짐작할 수 있을 것이다.

피부세포의 핵 안에 들어 있는 DNA가 자외선이 야기하는 손상을 견뎌내고 있다. 도대체 그 안에서는 무슨 일이 일어나고 있는 것일까? 아마도 엔도뉴클레이즈가 거의 즉시 그 결함을 지각하고 손상을 입은 가닥의 한쪽을 자를 것이다. 그러면 엑소뉴클레이즈는 손상된 가닥의 다른 한쪽 끝부분을 자를 것이다. 그러고 나면 폴리머라이즈 I이 손상되지 않은 뉴클레오타이드로 빈 곳을 채울 것이고, 마침내 DNA 라이게이즈ligase가 절단된 끝을 연결할 것이다. 자르고 붙이고 하는 작업이 분자 차원에서 극히 정교하게 진행되고 있는 셈이다(이러한 종류의 치유가 효과를 발휘하는 한 태양으로부터 피부를 보호하기 위해 반드시 모자를 쓸 필요는 없다).

만일 복제하는 동안에 어쩌다가 폴리머라이즈 I이 잘못된 뉴클레오타이드를 형성중인 가닥에 연결해버리면 이 효소는 스스로 잘못을 인식하여 그것을 절단하고 올바로 연결되도록 회복시킬 것이다. 따라서 폴리머라이즈 I은 새 DNA 복제의 전 과정을 지도하면서 그 사이에 발생하는 과실을 편집함으로써 실제로 자신의 작업을 교정하는 셈이다.

DNA가 받고 있는 수많은 종류의 손상을 치유하기 위해 실로 여러 가지 효소가 다양한 메커니즘으로 이용되고 있다. 그 가운데 일부에 대해서는 상세히 알려져 있지만, 그 밖의 것들에 대해서는 아직 명확히 알려져 있지 않다. 대장균에서 'SOS 반응' 이라고 하는 매우 정교한 체계가 발견되었다. 일단 이들 박테리아 내부에서 DNA가 손상을 입게 되면, 치유 효소의 생산을 촉진하는 복잡한 변화가 일어나 더이상의 세포분열을 막고 손상된 DNA를 회복하는 능력을 향상시킨다.

이것이야말로 박테리아와 같이 가장 간단하다고 할 수 있는 생물체에서 확인할 수 있는 치유체계의 기본적인 활동이다. 이 단계에선 면역체계도 없고, 두뇌의 명령을 전달하는 신경섬유도 없다. 우리는 지금 유기체 중에도 가장 간단한 세계를 살펴보고 있는 중이다. DNA의 자기수정에 관해 더 상세한 내용은 모르더라도, 이 단계에서 몇 가지 결론을 이끌어낼 수는 있다.

- 치유는 생명체의 타고난 능력이다. DNA 안에는 자신을 보정할 효소의 생산에 필요한 정보가 들어 있다.
- 치유체계는 쉼 없이 작용하며, 언제든지 작동할 준비가 되어 있다.
- 치유체계는 자가진단 능력이 있다. 자신이 입은 손상을 인식할 수 있다.
- 치유체계는 손상된 조직을 제거하고 그 자리에 정상적인 조직을 배치할 수

있다.

- 치유체계는 (박테리아의 SOS 반응처럼) 심각한 손상을 중화하는 작용을 할 뿐
  만 아니라, (DNA 폴리머라이즈 I의 교정과 편집 작용처럼) 매 순간 일상적인 교
  정을 지도함으로써 정상적인 구조와 기능을 유지하도록 한다.
- 치유는 자연적으로 발생한다. 그것은 DNA의 내적 본질로부터 발생하는 자연
  스러운 경향이다. (자외선이 야기한 잘못된 결합으로 DNA 구조가 틀어지는 것
  과 같은) 고장의 발생은 자동적으로 수리 과정의 작동을 촉발한다.

규모가 훨씬 더 큰 인간에게도 똑같은 일이 일어나고 있다. 위와 같이
아래도 그러하고, 아래와 같이 위도 그러하다.

다음에 살펴볼 것은 하나의 세포, 그 중에서도 특히 세포를 둘러싸고 있
으면서 세포 밖 환경과의 경계이자 접촉면이 되는 세포막이다. 이제 우리는
세포막에서 멀리 떨어진 세포 핵 속의 DNA를 뒤로하고, 거대한 표면들이
상호작용하는 세계에 도착해 있다.

35년 전 내가 고등학교에서 생물학 강의를 들었을 때, 나는 세포막을 세
포의 내용물이 흘러넘치지 않도록 담아둘 뿐인 그릇으로 이해했다. 대학에
들어가자 그것은 좀더 흥미로운 모습으로 다가왔다. 세포막은 지질과 단백
질로 구성된 독특한 단층 구조를 하고 있고 단백질은 유연하고 유동적인 지
질층에 박혀 있거나 들러붙어 있는 모습이었다. 의과대학의 연구자들은 세
포막의 역동적이고 능동적인 본질을 이해하고 있었다. 세포막은 세포 밖에
서 세포 안으로 물질의 능동수송이 이루어지는 장소였고, 그 바깥 면에는
수용기受容器를 가지고 있었는데, 이 수용기는 특정한 호르몬과 영양물을
결합하도록 고안된 전문화된 단백질 구조였다. 게다가 세포막은 미세한 통

로들로 이루어진 세포 내의 거대한 체계를 연결하고 있으며, 세포가 원하는 물질을 받아들이고 원하지 않는 물질을 방출하는 데 도움을 준다는 사실이 발견되었다. 새로운 막은 끊임없이 세포 안에서 합성되고 있었고, 낡은 막은 끊임없이 흡수되고 있었다.

막생물학(membrane biology)이 밝혀낸 가장 역동적인 국면 중의 하나가 바로 엔도사이토시스[17]라는 과정으로, 세포 내에서 세포막의 일부가 함입해서 소낭小囊이라는 구조를 형성하는 것이다. 최근에 연구자들은 이 엔도사이토시스와 관련한 상세한 사항들을 규명해냄으로써 (적어도 내가 보기에는) 치유체계의 또다른 측면을 드러냈다.

엔도사이토시스 연구의 가장 훌륭한 본보기는 LDL(low-density lipo-protein) 수용기에 관한 것이다. LDL은 혈관으로부터 세포 속으로 콜레스테롤을 운반하는 분자다. 콜레스테롤이 혈관 속에서 LDL과 결합하면, 그것은 동맥벽에 퇴적되려는 경향을 갖는 좋지 않은 형태가 된다. 동맥벽에 퇴적된 콜레스테롤은 동맥경화와 관상冠狀심장 질환을 일으킬 수 있다. 높은 수준의 혈청 LDL 콜레스테롤은 심장병에는 아주 위험한 요소지만, 많은 세포들은 LDL을 붙잡아 순환계 밖으로 내보낼 수 있는 수용기를 갖추고 있다.

세포막의 외부 표면에 있는 LDL 수용기가 LDL 분자와 결합하면 그 수용기는 세포막 위의 또다른 특수한 구조로 이동하는데, 움푹 파인 이곳은 특이한 단백질로 덮여서 장차 형성될 소낭 주위에 격자 형태를 부여한다. 점령된 수용기가 일단 이 구조 속에 들어가면 엔도사이토시스를 시작해서 소낭 내의 세포 안에서 그 과정을 끝내게 되는데, 이때 소낭은 다른 유사한

---

17 **엔도사이토시스**endocytosis : 세포막의 함입陷入에 의한 외부 물질의 흡수작용 또는 백혈구의 식균작용.

소낭들과 합쳐진다. 그러면 합쳐진 소낭들 속에 들어 있는 물질들이 분류되어 여러 방향으로 보내진다. LDL 콜레스테롤이 일단 세포 안에 들어가게 되면 동맥에 어떤 해도 미칠 수 없다. 세포들은 실제로 자신들의 신진대사를 위해 어느 정도의 콜레스테롤을 필요로 하며, 남는 양은 없애버릴 수 있다. 이 분류 과정에서 LDL 수용기는 세포막의 표면으로 재순환되어 돌아오고, 반면에 LDL(그리고 초과된 콜레스테롤)은 리소좀lysosome이라고 불리는 구조로 운반되어 분해처리된다. 리소좀은 거대한 분자를 작은 조각으로 잘라 분해해버릴 수 있는 강력한 효소를 지니고 있다.

세포막의 바깥 표면으로 재순환된 LDL 수용기는 더 많은 LDL과 결합하여 또다시 세포 내부로 여행할 준비를 갖추게 된다. 연구 결과 LDL 수용기가 10분에서 20분 간격으로 새순환한다는 사실이 밝혀졌다. 이들의 수명이 10~30시간이므로, 그 시간 동안 이들은 여러 차례에 걸쳐 세포 안팎을 오가면서 수많은 LDL 분자를 수송할 수가 있다. 그러다가 어느 지점에선가 지치게 된다. LDL 수용기의 구조와 기능이 쇠퇴하면 리소좀으로 가서 분해되고, 그 자리엔 새로 만들어진 수용기가 들어선다.

연구자들이 엔도사이토시스의 전말을 규명해내기 시작하면서, 복잡하기 그지없는 세포막의 그림이 그려지게 되었다. 세포 표면의 수많은 지점에서 막이 끊임없이 세포 속으로 빨려들어가고(전문용어로는 '함입된다'고 한다). 검사받고, 분류되고, 표면으로 다시 순환된다. 이런 과정의 한 단계가 바로 리소좀을 통한, 결함을 가진 세포막 구조의 인지와 제거다.

DNA 수준에서 보았던 것과 같이, 우리는 여기서 다시 끊임없이 작동하면서 결함이 생긴 구조와 기능을 인지(진단)할 뿐만 아니라 제거하고 대치(치료)하는 능력을 지닌 타고난 자연치유체계를 발견할 수 있다. 이러한 세포의 수준에서 우리는 또한 치유체계가 매 순간 지속될 수 있도록 하는 '구조재생' 능력도 볼 수 있다. 막 수준에서의 치유는 특히 중요한데, 그 이유는 세포의 표면이 혹사당하기 쉬운 장소이고, 바로 이곳에서 세포들이 다른 곳에서 생산된 분자를 가진 수용기들 간의 상호작용을 통해 서로 정보교환을 하기 때문이다.

유기체의 좀더 높은 차원으로 올라가보자. 세포가 모여 조직을, 조직이 모여 기관을, 기관이 모여 체계를 이룬다. 조직의 단계에서 치유는 좀더 복잡해지지만 일반적인 특징은 똑같다. 상처가 난 곳의 치유는 잘 알려져 있고 연구도 잘 되어 있지만, 그렇다고 해도 많은 사람들이 그것이 가진 더 큰 의미를 깨닫지 못하고 있다. 가령 여러분이 칼로 손가락을 베였다고 가정해보자. 즉각적으로 관심이 가는 것은 통증과 흘러내리는 피다. 통증은 금세 가라앉을 것이다. 여러분은 통증을 통해 뇌에 상해를 알리는 말초신경의 활동을 지각한다. 여러분에게 혈액응고 장애만 없다면 흘러내리던 피는 미끈거리는 덩어리를 만들면서 멈추게 될 것이고, 이 덩어리는 굳어서 상처를 보호하는 딱지가 될 것이다. 주의 깊게 살펴본다면 상처 가장자리에선 24시간 안에 염증 같은 현상을 볼 수 있을 것이다. 약하기는 하지만 조금은 얼얼하고, 붉게 부어오르고 열이 약간 있을 것이다. 이것은 백혈구가 상처 부위에서 세균의 침입을 막고 이미 죽었거나 죽어가는 세포를 정리하기 위해 그곳으로 이주하여 생긴 면역반응이다.

상처 부위로 침투하는 면역세포의 첫 부대는 가장 흔한 백혈구인 호중성好中性 백혈구(neutrophil)로서, 이들은 신체방어군의 '보병'에 해당한다. 그 뒤를 이어 대식大食세포(macrophage)들이 들어오는데, 이들은 엄청난 양의 세포 찌꺼기를 삼켜 소화할 수 있다. 이 면역반응 활동과 동시에 상처의 가장자리에서는 정상적인 표피세포가 번식을 시작한다. 이러한 세포들의 분열은 중앙에서 마무리되도록 딱지 아래 가장자리에서부터 생겨, 얇긴 하지만 새로운 피부가 될 연속적인 층을 형성한다. 그러고 나서 육아肉芽조직이라고 불리는 분홍빛의 부드러운 알갱이 조직이 나타나고, 이로써 세포의 번식은 더욱더 활발해지기 시작한다. 그리고 결국에는 상처난 곳 전부를 채울 것이다. 현미경을 통해 보면 육아조직이 섬유아세포[18]로 꽉 차 있는 것을 볼 수 있는데, 이 세포는 우리의 신체가 건축학적인 통일을 유지하고 새롭게 혈관을 형성할 수 있도록 단백질을 합성하는 역할을 한다. 새로운 혈관들은 처음에는 상처의 가장자리로부터 기존의 혈관들 위에서 봉오리나 새싹처럼 나타난다. 마침내 면역세포가 물러가고 새로운 피부가 생겨나 상처를 덮고 있던 딱지를 쓸모없는 것으로 만든다. 그리고 상처가 아주 깊지만 않다면 당신의 손가락은 새것처럼 깨끗해질 것이다.

　　여러 단계에 이르는 상처 치유의 메커니즘을 연구한 결과 성장인자라 불리는 화학적 조정자의 역할이 중요한 것으로 드러났다. 성장인자는 세포의 성장을 자극하거나 방해하는 세포에 의해 만들어졌거나 이미 혈류 속에 존재하는 매우 작은 단백질(폴리펩티드)이다. 예를 들면 섬유아세포 성장인자(FGFs)라는 폴리펩티드 군群은 섬유아세포의 성장을 자극할 뿐만 아니라 새로운 혈관의 형성에 필요한 모든 단계를 유도한다. 표피 성장인자(EGFs)는 세포막 위의 특수한 수용기에 결합됨으로써 세포분열을 자극한다. 이들이 수용기에 결합되면 세포핵 속에서 DNA와 RNA의 합성을 증가시킨다. 알파 변형 성장인자(TGFα)는 동일한 표피 성장인자 수용기에 결합되어 세포

---

18 **섬유아세포 纖柔牙細胞** : 결합조직형성세포.

의 성장을 자극하나, 그와 유사한 베타 변형 성장인자(TGFβ)는 반대의 효과를 낸다. 거의 모든 유형의 세포 성장을 방해하는 것이다.

이러한 대립적인 인자들 사이의 균형은 건강과 치유에 매우 결정적인 요인인데, 그 이유는 어느 방향에서든 한쪽에서 세포에 일방적인 압력이 가해진다면 재앙과도 같은 결과가 발생될 것이기 때문이다. 표피 성장인자와 섬유모세포 성장인자 사이의 대립과 견제가 없다면 세포가 제멋대로 성장하여 암으로까지 발전할지도 모른다(예를 들어, 새로 형성되는 혈관의 세포 증식이 적절히 조절되지 않으면 악성 종양이 빠른 속도로 자라나게 된다). 반대로, 일방적인 억제는 상처를 그대로 방치해서 감염이나 더 큰 상해에 취약한 상태로 남게 함으로써 치유를 방해하게 될 것이다.

DNA와 세포막의 수준에서 보았던 그 모든 특질에 덧붙여, 방금과 같이 생명 유기체의 더 복잡한 수준에서 우리는 치유체계는 세포의 성장과 번식에 영향을 미치는 자극 인자와 방해 인자의 대등한 상호작용에 의존하고 있다는 것을 알 수 있다. 더 나아가, 이러한 종류의 균형은 상처에 대한 치유 반응에서뿐만 아니라 건강한 조직의 정상적인 생활의 밑바탕에도 존재하는 것으로 보인다. 여기서 다시 한번 치유체계가 상해와 질병의 관리에 필요한 특별한 기능에 덧붙여 순간순간 건강 유지를 책임지고 있다는 사실이 드러난다.

단순 골절의 회복은 조직의 수준에서 깊이 연구된 치유사례이다. 이 경우에 치유체계는 너무나 훌륭해서, 일단 그 과정이 끝나면 방사선과 전문의들도 뼈가 어디에서 부러졌었는지를 찾아내지 못한다. 뼈가 부러지고 난 뒤 치유의 첫 단계는 방금 우리가 검토한 것과 비슷한 과정을 거친다. 덩어리진 피가 부러진 뼈의 틈을 채우고 둘러싸서 그곳을 봉쇄하고 새로운 섬유아세포와 혈관이 자랄 수 있는 느슨한 틀을 만들어준다. 마침내 엉겨붙은 피딱지는 가골假骨이라는 부드러운 조직 덩어리가 된다. 여기서부터 치유체계는 외부의 상처 회복 때와는 다른 경로를 거친다. 한 주가 지날 때쯤이면 부드러운 가골 안에 새로운 연골과 뼈가 생겨나서 마침내 가골을 방추형의 임시적인 가골로 전환시켜 효과적인 부목 역할을 하도록 만든다. 이 조직은 상처를 입은 지 2~3주 후면 최대한으로 자라 그 뒤로 뼈의 형성이 진행됨에 따라 점점 더 튼튼해진다.

새로운 뼈가 만들어지는 과정에도 상호 적대적인 세력들이 관여하는데, 이들은 조골造骨세포와 파골破骨세포라 불리는 특수한 세포들로서 모두 성장인자에 의해 중재된다. 전자는 뼈를 형성하는 반면 후자는 뼈를 파괴하는데, 두 가지 활동 사이의 변환을 지시하는 것은 뼈에 가해지는 체중의 압박과 근육이다. 치유 과정이 시작될 때 부러진 뼈가 잘 맞추어져 있기만 하면 재건축은 대개 완벽하게 이루어진다.

과학자들은 세포 수준에서의 뼈의 치유에 관한 내용을 상세하게 밝혀냈다. 정형외과의사이자 학자인 로버트 베커[19]는 오랜 연구 끝에 상처로 인해 발생된 아주 적은 양의 전류가 골절 부위의 가장자리에서 세포를 '탈분화脫分化시키는' 요인이 된다는 것을 증명했는데, 탈분화란 세포가 성숙한 세포에서 고도의 성장과 재생 능력을 지닌 원시세포로 되돌아가는 것이다. 이렇게 해서 만들어진 원시세포들은 성숙한 세포가 상실한 능력을 다시 얻게 된다. 이들은 배胚세포와 유사하게 완전하고 새로운 뼈를 만드는 데 필요한

---

19 **로버트 베커**Robert O. Becker : 생명 현상을 전기와 관련시켜 설명하는 그의 저서 <*The Body Electric* : Electromagnetism and the foundation of life>는 우리나라 말로 번역되어 〈생명과 전기〉(1994년, 정신세계사)라는 제목으로 발간된 바 있다.

모든 유형의 세포로 재분화될 수 있는 것이다. 베커의 작업은 전기를 이용하여 뼈를 자극하는 기구를 개발하는 데 기여했는데, 이것은 복잡한 두개골의 상해와 뼈의 감염을 치료하는 데 많은 도움을 주는 기구로 현재 널리 이용되고 있다. 그는 한걸음 더 나아가 절단된 사지를 재생하는 도롱뇽의 특이한 능력과 같은 다른 종류의 치유까지 연구하게 되었다.

많은 실험을 거친 후에 베커는 도롱뇽의 사지 재생 능력이 근본적으로 인간의 뼈 치유 과정과 다르지 않다는 결론을 내렸다. 그 과정 역시 세포를 탈분화하고 새로운 다리의 모든 구성 부분으로 재분화되게 만드는 미량의 전류에 의존하고 있다. 그가 내린 잠정적인 결론은, 이론상 인간도 이와 동일한 능력을 지닌다는 것이다. 즉, 도롱뇽이 지닌 것과 똑같은 회로와 기계장치가 존재한다는 것이다. 문제는 단지 어떻게 하면 맞는 스위치를 켜서 그 과정이 시작되도록 할 수 있느냐는 것이다.

손상되었거나 상실된 구조의 재생, 우리는 이것이 이제까지 검토한 모든 수준에서 치유체계가 지닌 능력임을 알게 되었다. 이것이야말로 일부 조직, 특히 끊임없는 자극에 노출되어 있는 표면 조직에서 일상적으로 일어나고 있는 사건이다. 우리의 몸은 끊임없이 가장 바깥쪽에 있는 피부를 떨어내고 있으며, 그 바로 아래쪽에서는 끊임없이 새로운 피부가 만들어지고 있다. 창자의 모든 내벽도 매일 벗겨지고 새로운 내벽이 돋아나온다. 한마디로 놀라운 재생의 축제다.

더욱 인상적인 것은 상실된 조직을 재생하는 간(신체 내에서 가장 크고 가장 활동적인 기관이다)의 능력이다. 간의 대부분(80%까지)을 잘라내더라도 남아 있는 조직이 정상이라면 몇 시간 안에 상실된 부분이 복구된다. 바이러스성 간염이나 화학 독소에 의해 간세포가 부분적으로 파괴되었을 때에도 이와 유사한 구조와 기능의 복구가 일어난다.

신체의 다른 기관은 재생이 불가능한 것으로 보인다. 심장마비시에 혈액공급 장애로 상실된 심장근육은 근육으로 대체되지 않는다. 일종의 섬유자국(fibrous scar) 형태로 치유는 일어나지만, 원래 있던 조직의 재생은 일어나지 않는다. 두뇌 속의 뉴런 역시 마찬가지다. 심장근육세포와 신경세포는 기능이 너무 전문적이어서(너무 분화되어서) 새로이 성장할 수 있는 능력을 상실한 것 같다. 그러나 이렇게 생명에 필수적인 세포 안에도 세포핵 내 DNA의 적절한 과정을 작동시킬 수 있는 스위치들이 우리가 발견해주길 기다리고 있을지 모른다. 과학이 치유체계에 관심을 기울여서 세포의 성장과 분화를 조절하는 메커니즘의 전기적이고 화학적인 측면을 분리해서 이해하기 시작한다면, 언젠가는 의사들이 손상된 심장이나 두뇌, 그리고 절단된 척수의 재생에 불을 당기는 일이 가능할 것이다. 그것은 실로 치유를 지향하는 의학의 신기원이 될 것이다.

순환계, 소화계, 면역체계와 같은 몸 전체의 수준에서 보면, 치유는 보편적이고 강력하다기보다는 모호하고 신비스럽게 보이기가 십상이다. 나는 의과대학에 다닐 때 동맥경화는 돌이킬 수 없다고 배웠다. 관상동맥이나 다른 그 밖의 동맥이 콜레스테롤 침전물, 염증, 석회화石灰化 등의 요인으로 굳어지고 좁아지면 그 혈관은 결코 개선되지 않고 악화될 뿐이라고 책과 교수들은 가르쳤다. 사실, 이런 부정적인 관점은 실험적인 증거에 근거한 것이 결코 아니었는데, 그 이유는 그때까지 그 누구도 동맥경화를 역전시켜보려고 시도하지 않았기 때문이다.

대학신문의 편집자였던 나는 생태와 환경에 관한 일반의 관심이 보편화되기 훨씬 이전에 하천 전문가를 인터뷰한 적이 있었다. 그 전문가의 말이 내게 깊은 인상을 심어주었다. 그의 말이 전적으로 옳게 들렸고 나 자신의 체험과도 맞아떨어졌기 때문이다. 그는 강이 스스로를 지키기 위해 매우 다양한 메커니즘을 지닌다는 점에서 살아 있는 유기체와 같다고 말했다. 강물에 쓰레기를 버릴 경우, 어느 정도까지는 강은 스스로 독성을 해소하고 건강한 상태로 남을 수 있다. 예를 들어 강에서 물의 운동은 물과 산소를 섞이게 만드는데, 산소는 강력한 정화제 겸 살균제로 마치 태양에서 나오는 자외선과 같은 역할을 한다. 또한 물풀과 육상식물을 포함해서 강에서 자라는 많은 식물들은 물에 섞여든 오염물질을 제거할 수 있다. 그러나 계속해서 강에 쓰레기를 버린다면 어느 시점에선가 자연적인 정화 능력이 한계에 달해 기능이 정지해버리는 분기점에 이르게 된다. 식물과 이로운 미생물이 죽고, 물의 흐름이 변하고 강은 병들게 된다.

나는 그가 하는 이 모든 이야기를 기사 작성을 위해 노트에 바쁘게 받아 적고 있었다. 그런데 그 다음에 나온 이야기가 나의 관심을 완전히 사로잡아버려 나는 쓰던 일을 멈추었다. 그 전문가의 이야기는 다음과 같다. 가망이 없어 보일 만큼 오염된 강이라도 구제할 길이 없는 것은 아니다. 오염물질을 강에 버리는 일을 중단하면 결국에는 오염의 수준이 자연적인 치유 메커니즘이 회복되는 지점까지 떨어지게 될 것이다. 산소 처리작용이 증가하고, 햇빛이 물속으로 더 깊숙이 비쳐들어가고, 유익한 유기체들이 돌아오고, 강이 스스로 깨끗해지는 것이다.

동맥체계가 이와 똑같이 작용하지 못할 이유가 어디 있는가. 실제로 지금 우리는, 만일 당신이 동맥경화증을 유발할 수 있는 음식물(주로 포화지방)의 섭취를 중단하고 당신의 정신(예를 들어 울화증이나 정서적인 소외)으로 치유체계를 방해하지만 않는다면 동맥경화증도 '되돌릴 수 있다'는 증거가 있다. 우리가 아직 모르는 것은, 이때 치유체계가 사용하는 메커니즘이 어떤 것이냐는 것이다. 그러나 우리는 혈청 콜레스테롤을 현저히 낮추는 프로그램을 따르고 스트레스와 감정을 다른 방식으로 처리하는 방법을 배우는 환자들한테서 혈류가 증가하면서 관상동맥 안의 동맥경화성 침적물이 퇴화하는 것을 관찰할 수 있다. 나아가 생활방식의 변화에 대한 반응은 매우 빠르게 나타난다. 생활방식을 변화시키는 프로그램을 시작한 환자들 가운데 한 달 이내에 관상동맥 안의 혈류가 증가하는 경우가 많다는 사실을 (탈륨을 이용한 촬영 같은) 복잡한 심장 관류灌流 검사를 사용하여 증명할 수가 있다.

나는 질병을 만들어낼 만한 생활방식을 끊어버리고 자연적인 치유에 도움이 될 생활방식을 따르기 시작한 다양한 종류의 환자들에게 신속하고 극적인 신체반응이 나타나는 것을 봐왔다. 나는 의학자가 아니다. 나는 의술을 행하는 임상의사다. 연구자와 임상의사는 관점과 목표가 매우 다르다. 임상의사로서 나의 주된 관심은, 건강한 사람은 건강하게 해주고 아픈 사람은 낫게 해주는 것이다. 나는 왜 사람들이 낫는가 하는 점에 대해서는 그와 동등한 정도의 관심을 갖지 않았다. 그렇지만 나는 우리가 아직 메커니즘을 발견하지 못했다고 해서 그것이 존재하지 않는다고는 볼 수 없다고 확신한다. 복잡한 생명 유기체의 수준에서 존재하는 치유 메커니즘은 연구자들이 찾기 시작하면 드러나리라고 나는 자신 있게 말할 수 있다.

이와 같은 치유체계에 대한 논의에서 그것이 정신 영역에서 작용하는 것을 대충이라도 살펴보고자 한다. 우리가 정신에 대해 아는 것이 극히 적고 우리의 과학이 그것에 접근하기에는 장비가 너무 빈약하기 때문에, 그 메커니즘을 밝혀내는 일은 전혀 불가능하다. 그러나 '슬픔'을 모델로 삼아서 정신적인 상처를 치유하는 과정을 관찰하는 것은 흥미로운 일이다. 상실로 인한 슬픔은 보편적인 체험이고, 상실한 것이 애완동물이든 직업이든 대인관계든 배우자든 자식이든 그 슬픔의 질은 동일하다. 하나의 상실은 모든 상실과 연결된다. 하나의 죽음이 자신의 죽음을 상기시키는 것이다. 그러나 슬퍼하는 방식은 사람마다 천차만별이고, 각각의 구체적인 상실의 성격과 그것이 지닌 상징에도 좌우된다. 슬픔에 잠기는 것은 우리가 마땅히 해야할 일이다. 그것은 상실을 받아들이고 변화된 상황과 새롭게 정서적인 균형을 이루어가는 과정이다. 슬퍼하는 것은 그 자체가 일종의 치유이자 치유체계의 한 작용이다.

임상의사들과 상담가들은 슬픔에 빠진 환자들을 대하면서 그 과정에 여러 단계가 있다는 사실을 알게 되었다. 이 단계들은 순차적으로 일어날 때도 있고 그렇지 않을 때도 있다. 그것은 단계라기보다는 슬픔의 여러 양상이라고 보는 것이 더 적절할지도 모른다. 대개의 경우 가장 우선하는 것이 충격과 부정이다. ("아니야, 이런 일은 있을 수 없어.") 부정은 자연적인 마취제다. 사람들은 부정에 대해 좋지 않게 생각하지만(그것이 오래 지속되면 물론 건강에도 좋지 않다), 이러한 부정은 슬픔의 전체 충격이 너무 클 때는 기초 수준의 기능을 발휘하는 잠정적인 메커니즘으로서 매우 유용할 수 있다. 부정의 뒤를 이어 찾아오는 (혹은 그것을 대체하는) 것은 울화와 분노인데, ("어떻게 이런 일이 내게 일어날 수 있단 말인가?") 나는 이것을 상처의 통증과 출혈이 가라앉은 후 곧바로 찾아오는 염증반응과 비교하지 않을 수 없다. 분노는 소망스런 환상의 단계로 이어질 수도 있다. ["만일 내가 조금만 더 나은 엄마(아빠, 남편, 아내, 아들, 딸, 사람)였다면 이런 일은 생기지 않았을 텐데."] 이런 감정은 종종 우울의 단계로 이어진다. ("더이상 살아갈 수가 없어.") 우울은 비록 질병처럼 보이긴 하지만 실제로는 슬픔의 전체 과정 중의 한 단계이다. 우울은 상실에 대한 무의식적인 수용을 나타내며, 상실의 회복에 대한 환상을 포기했다는 것을 의미한다. 그 수용이 의식적인 것이 될 때 슬픔도 끝나고 상실은 온전히 자기 것이 되며(어떤 경우에는 삶의 새로운 국면을 열어주는 선물로 인식되기도 한다), 다시 정서적인 안정이 가능해진다. 치료사들은 정서적인 치유의 자연적 흐름을 이해함으로써 환자들에게 도움을 줄 수 있다. 적절한 감정 표현을 북돋움으로써 그 과정의 완결을 향해 한걸음 더 다가가게 만들 수 있는 것이다.

정서적인 치유가 우리의 주제와 무슨 연관이 있는가에 대해서는 논란의 여지가 있을 수 있다. 그것은 몸의 수준에서의 치유보다 상위의 것인가, 하위의 것인가? 정신은 DNA 속에 부호화되어 있는 유선정보의 최상의 표현인가, 아니면 DNA를 포함한 물질의 근저에 실재하는 의식 영역의 구현인가? 위와 같이 아래도 그러하고, 아래와 같이 위도 그러하다. 거기엔 아무런 차이도 없다. 중요한 것은, 우리가 유기체를 들여다보기 위해 DNA에서부터 정신에 이르기까지 무엇을 선택하든 치유 과정은 명백하다는 점이다.

치유체계가 성취할 수 있는 것에 과연 한계가 있을까? '복잡한 치유'로 보고된 몇몇 사례들은 회복과 재생 능력이 일상적인 경험을 훨씬 넘어선다는 것을 보여준다. 여기 프랑스 루르드 시에서 일어났던 기적적인 치유사례가 있다. 이 사례는 1974년 〈캐나다 의학협회지〉에도 소개되었다.

치유가 기적적인 것으로 분류되기 위해서는 다섯 가지 기준에 들어맞아야 한다. 우선 질병이 있다는 것이 증명되어야 하고, 진단이 있어야 한다. 둘째, 치료를 받건 받지 않건 간에 예후가 좋지 않아야 한다. 셋째, 그 병이 중증이고 치료가 불가능한 것이어야 한다. 넷째, 치유가 회복 기간 없이 이루어져야 한다. 사실상 거의 즉각적으로 치유가 이루어져야 하는 것이다. 마지막으로, 치유는 영구적이어야 한다. 이런 기준에 들어맞는지의 여부는 루르드 의료국과 교회, 그리고 '기적적인 생존자'가 속해 있는 교구가 결정한다.

루르드에서는 모든 사례가 세 명의 배심 의사들에 의해 검토된다. 1947년 이후 1단계에서 75건만이 받아들여졌다. 이 중 52건은 2단계에서도 받아들여졌고, 3단계에서는 그 중 27건만이 과학적으로 설명할 수 없는 사례라는 판정을 받았다. 배심 의사들이 기적적인 치유의 경우라고 결론내린 후에 교회는 이런 설명할 수 없는 사례가 신의 뜻에 의한 것인지의 여부를 결정한다. 그러고 나서 그 사례를 지방 교구로 보내면 지방 주교는 그 사례의 진위 여부를 검토할 위원회를 구성한다. 이 위원회는 대개 루르드의 배심 의사들보다 더 엄격해서, 앞서 이야기한 27건의 사례 중에서 지역 교구가 기적이라고 선언한 것은 17건에 지나지 않는다.

그 기적적인 치유의 17가지 사례 가운데 비교적 최근의 것으로, 1940년 2월 6일생인 비토리오 미셸리의 이야기가 있다.

비토리오 미셸리는 1961년 3월 몸에 통증을 약간 느끼긴 했으나 징집 신체검사에서 합격 판정을 받고, 같은 해 11월 이탈리아 육군에 입대했다. 1962년 4월 그는 왼쪽 좌골과 엉덩이의 통증을 호소하여 베로나 군병원으로 후송되었다. 철저한 임상검사, X선 검사, 조직검사 결과 왼쪽 골반에 육종[20]이 생겼다는 진단이 나왔다.

6월이 되자 상태는 악화되었고, 육군의 기록에 따르면 8월에 행한 X선 촬영 결과 '왼쪽 골반이 거의 다 파괴된' 것으로 나타났다. 엉덩이에서부터 발가락까지 깁스를 한 미셸리는 일어서지도, 움직일 수도 없었다. 8월에 의료진은 방사선치료를 위해 그를 이송했으나 사흘 후에 방사선으로는 치료가 불가능하다는 결론이 내려졌다. 그래서 화학요법 치료를 시작했지만 2개월 후에 전혀 증상의 개선이 없자 그것마저도 중단되었다. 11월에 찍은 X선 사진에는 대퇴골 윗부분의 관절이 부러져 있었고, 이듬해 1월의 사진에선 골반과 연결되어 있던 대퇴골이 끊어져버렸다.

그해 5월 미셸리는 루르드로 가기로 결심했다. 이때 더 튼튼한 깁스로 갈면서 했던 검사 결과 왼쪽 엉덩이가 거의 뭉개지려 하고 있었다. 미셸리는 왼쪽 다리에 대한 통제력을 완전히 잃어버렸다. 극심한 통증이 계속되면서 진통제를 복용해야만 했다. 그는 더이상 견딜 수가 없었다. 식욕을 잃은데다가 소화장애까지 있었다.

루르드에 온 미셸리는 깁스를 한 채 온천으로 뛰어들었다. 그는 즉시 허기를 느꼈는데, 그것은 루르드 치유의 특징이었다. 통증이 사라졌다. 그는 뒤에 집중적으로 검사를 받으면서, 당시 왼쪽 다리가 다시 골반에 연결되었다는 느낌을 받았다고 했다. 그는 몸이 좋아진 것을 느꼈다.

그러나 그는 곧바로 온천에서 뛰어나오지 않고 굴속으로 뛰어갔다.

---

20 **육종**(sarcoma) : 비상피성 조직에 유래하는 악성 종양으로 주로 뼈에 생기는 암이 여기에 속한다.

그의 하반신은 여전히 깁스에 싸여 있었다. 미셀리는 자신이 치료를 받았다고 믿었지만, 육군병원의 의사들은 믿지 않았다. 그들은 그에게 계속 깁스를 하게 했다. 그러나 한 달도 안 되어 미셀리는 깁스를 한 채 걸어다녔다. 그해 8월에 찍은 X선 사진에는 육종이 쇠퇴하면서 골반뼈가 재생되고 있음이 나타났다. 증세는 계속 나아져 육종은 사라졌다. 미셀리는 요즘 하루에 여덟 시간에서 열 시간을 공장에서 선 채로 일한다. 의료국의 기록에 따르면, 그의 왼쪽 엉덩이와 다리의 관절은 '정상과 똑같다'.

나는 만일 이런 종류의 치유가 한 개인에게서 일어날 수 있다면 모든 사람에게 일어날 수 있다고 믿는다. 모든 회로와 기계장치가 존재하고 있다. 문제는 어떻게 하면 그것을 작동시킬 수 있는 올바른 스위치를 켤 수 있는가 하는 것이다.

"자연은 가끔 신기한 일을 합니다"

벌독이 다스린 관절염

오하이오 주 펨버빌에 사는 86세 된 올리버 월스턴은 여전히 건강이 좋다. 그는 걸을 때 약간 저는데, 이것은 아주 오랫동안 그를 괴롭혔던 류머티스성 관절염의 결과이다. 그에게 관절염이 두드러지게 나타나기 시작한 것은 아주 오래전(22년 전)이었으나 지금은 아무런 통증도 없다. 올리버는 은퇴한 농부이자 사업가이다. 그는 보험회사 중역과 치안관계 공무원, 지방 교육위원회 위원장을 지냈다. 그는 내게, 지금까지 의사들이 자신의 관절염이 어떻게 나았는지에 대해 관심을 보인 적이 한 번도 없었다고 말했다.

올리버가 30대 중반에 들어섰을 때 관절이 그를 괴롭히기 시작했다. "처음에 발에서 그걸 느꼈습니다. 그러더니 무릎이 부어오르면서 통증이 심해졌습니다. 그리고는 곧바로 손가락, 팔꿈치, 어깨, 목, 척추까지 옮아갔습니다. 겨울엔 부어오른 손에 맞는 장갑을 구할 수가 없어서 커다란 벙어리장갑을 끼고 다녔습니다. 신발은 평소에 신고 다니던 것보다 두 배나 큰 것을 신었습니다."

올리버는 의사가 처방해준 약과 약국에서 구할 수 있는 모든 약을 다 써보았지만 어느 것도 지속적인 효과를 발휘하지 못했다. 찜질치료도 받고 여러 가지 국소치료도 받았으나 아무 소용이 없었다. 이 이야기를 할 때가 그의 나이 64세 때였는데, 그는 자신의 상태를 체념하고 통증을 다스리기 위해 아스피린을 열두 알, 즉 약효가 아주 센 것으로 여섯 알, 보통 것으로 여섯 알을 먹었다. 그러다가 무슨 일이 일어났는지, 올리버의 이야기를 들어보자.

"아주 특별한 날이었지요. 아내가 잠옷을 빨아서 빨랫줄에 널어 말렸다가 빨래가 마르자 접어서 침대 위에 두었습니다. 나는 10시에 들어와 그 옷을 입었습니다. 새벽 1시 30분경, 일어나서 욕실로 갔는데, 왼쪽 무릎에 예리한 통증이 느껴졌습니다. 나는 그곳을 세게 때렸습니다. 그러고 나서 다리를 흔들었더니 꿀벌 한 마리가 떨어졌습니다. 이틀이 지나자 벌에 쏘인 곳은 여전히 붓고 아팠지만 관절염으로 부었던 자리는 가라앉기 시작했습니다. 그 다음날, 벌에 쏘였던 부위의 통증이 사라졌고, 관절 전체의 통증과 부기가 걷히기 시작해서 약효가 아주 센 아스피린의 복용을 중단했습니다. 2주 뒤에 나는 모든 약물을 끊었습니다. 5~6주가 지나자 모든 관절에서 부기와 염증이 사라졌습니다. 그 후 나는 관절염으로 시달리지 않았고, 전에 신던 신발을 신고 다닐 수 있게 되었습니다."

나는 그에게 도대체 무슨 일이 일어난 것 같으냐고 물었다. "모르겠어요. 자연은 가끔 신기한 일을 합니다. 나는 관절염을 앓는 사람들에게 밖에 나가 벌에 쏘여보라고 권하고 싶지는 않습니다. 어떤 사람에겐 그게 도움이 될 수도 있겠지만, 어떤 경우엔 상태를 악화시킬 수도 있을 테니까요."

사실 봉침치료는 류머티스성 관절염과 그 밖의 염증성 질환, 그리고 자가면역 장애에 오랫동안 이용되어왔다. 심지어 벌독치료라는 이름으로 이러한 치료법을 시행하는 의사들도 있다. 벌의 독[21]은 생체활동에 매우 강력하게 영향을 미치는 화합물들의 혼합체인데, 그 가운데 일부는 아주 탁월한 항염증효과를 낸다. 예를 들어 아돌라핀adolapin과 멜리틴mellitin은 보통의 스테로이드보다 더 강력하고, 현재 프랑스에서 연구중인 또다른 화합물인 아파민apamin은 대표적인 자가면역 질병인 다발성 경화증의 새로운 치료제로 부상할 가능성이 대단히 높다. 정화된 벌의 독은 피하 주사로 이용될 수 있지만 대부분의 꿀벌 치료사들은 살아 있는 꿀벌을 집게로 잡아 직접 쏘는 방법을 더 좋아한다. 그들은 침을 많이 쏘이더라도 그 위험성은 매우 적다고 말한다. 대개 봉침치료는 짧은 간격을 두고 반복된다.

올리버 월스턴은 실제로 봉침치료를 받은 것이 아니다. 그는 딱 한 번 벌에 쏘인 것뿐인데, 그것이 오래 지속되어온 자가면역 계통 질병의 활동을 변화시켜 완전하고도 영구적인 치유반응을 촉발했다. 그는 연골 조직의 붕괴가 심했던 관절 부위를 움직임이는 데 약간의 제약을 느끼긴 하지만, 지난 20년간 활동성 염증이나 관절염은 없었다.

"당신이 그동안 만나본 의사 중에서 당신의 병이 치유된 원인에 대해 조사한 의사가 있습니까?" 나는 물었다. 그의 대답은 분명했다. "아뇨, 어떤 의사들은 내가 더이상 약을 사먹을 필요가 없게 되자 유감스러워하는 것 같더군요."

---

21 벌독의 주요 성분은 히스타민, 멜리틴, 아파민, MCD-펩티드 등이 있다. 이들 성분은 연쇄균, 포도상균, 대장균에 대해 강력하게 살균작용을 하며, 혈액 중의 임파세포 및 적혈구의 재생과 증가를 돕고 부신의 아드레나신의 분비를 촉진하며 류머티스, 선경통작용, 조직장해작용 및 용혈작용이 뛰어나다.

6

치유에 미치는 정신의 힘

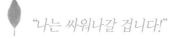

"나는 싸워나갈 겁니다!"

나는 환자들이 목숨을 위협하는 질병에 대항해 투쟁하겠다는 결단을 이런 식으로 표명하는 것을 수없이 들었다. 전통적인 지혜와 사회규범은 이러한 태도를 지지한다. 우리는 병에 관해서 얘기할 때 쉽게 전쟁의 상징이나 이미지를 사용한다. 우리는 암과 약물 남용에 대항해서 전쟁을 벌인다. 우리는 의학 연구자들이 세균과 다른 질병 매개체에 대항할 새로운 무기를 개발해주기를 기대한다. 의사들은 종종 국가가 제정한 의약품의 기준서인 약전藥典을 '치료무기창고'라고 부른다. 환자들이 전사 역할을 자처함으로써 건강을 회복하려고 애쓰는 것은 놀랄 일이 아니다.

치유를 경험한 사람들을 지난 몇 년간 면담하면서, 나는 '싸운다'는 것이 원하던 결과를 얻을 수 있는 최상의 방법이 아닐지도 모른다고 느끼게 되었다. 치유체계를 정확하게 작동시키는 '유일무이한' 정신 상태가 존재하지는 않지만, 면담하는 동안 일관된 주제 중의 하나는 투쟁이 아니라 오히려 병에 대한 수용이었다. 질병의 수용은 종종 자아에 대한 수용의 일부가 되는데, 이러한 자아의 수용은 인성의 변화를 유도하고 그것을 통해 질병의 치유를 촉발할 수 있는 중요한 정신적 변화를 뜻한다.

정신과 육체의 상호작용에 대한 과학적인 이해와 이 주제에 대한 대중들의 인식 사이에 가로놓인 거대한 심연 때문에, 이러한 가능성에 대해 의학자들과 토론하는 일은 쉽지가 않다. 얼마 전에 나는 미래의 의학에 대해 내가 했던 강연을 들은 한 여성으로부터 편지를 받았다. 그녀는 이렇게 적어 보냈다.

저는 의료기술자인데, 여러 해 동안 의료계에서 일하고 난 후 서양의학의 모델에 환멸을 느끼게 되었습니다. 요즘 시행되는 것 같은 의학은 완전히 1차원적인 것으로밖에 보이지 않습니다. 저는 치유의 심신상관적 측면에 관심을 갖게 되었고, 정신과 육체의 연관에 관하여 가능한 모든 것을 배우려고 노력했습니다. 그 이후로 저는 진정한 건강이라는 개념을 확장해서 정신과 육체와 영혼을 모두 포함시켰습니다. 저는 모든 사람이 정신, 육체, 영혼의 상호보완성을 수용하고 이해하기만 한다면 하나의 사회로서 우리의 진정한 치유력이 획기적으로 도약할 것이라고 믿습니다.

이 편지를 쓴 사람은 심신상관 의학의 열띤 옹호자가 되어 많은 사람들을 위해 강연하고 있다. 이런 주제를 다룬 책과 잡지 기사와 TV 대담은 수도 없이 있어왔고, 그 중 많은 매체에서 건강과 질병에 있어 정신의 역할에 관한 지식을 발전시키는 데 헌신한 의사와 연구자들을 특집으로 다루었다. 사람들이 이해하지 못하는 것은, 이런 가시적인 노력들이 의학과 과학 일반을 대변하는 것이 아니라는 점이다. 사실 심신상관 의학 분야를 진지하게 다루는 의료기관은 거의 없다. 지명도와 영향력을 확보한 일류 연구자들은 이런 분야에서 일하는 동료들을 경멸한다. 연구라고 있는 것도 내용이 빈약한 것이 많다. 어쩌다 선택과목으로 채택되는 것 외에는 의과대학에서 심신상관 의학을 가르치지 않는다. 반면에 생체의학 모델을 옹호하는 사람들은 최전선, 곧 인간의 의식을 곧 정복할 수 있게 되었다고 매우 기뻐하고 있다. 제도과학에서 정신이란 두뇌의 회전과 생화학의 산물일 뿐이라는 견해에 합의가 이루어지고 있고, 그 점에 대해서는 최후의 상세한 내용까지 규명할 준비가 되어 있다. 정신은 언제나 원인이라기보다는 결과일 뿐이라는 관점을 지닌 과학자들은, 정신이 어떻게 육체에 영향을 미치는가에 대해 연구할 생각을 갖지 못하는 것 같다.

최근의 진보적인 접근방식으로부터 조금은 떨어져서 의과대학 교수라는 유리한 입장에서 조류를 되돌아보면, 전문가들의 태도와 대중의 기대 사이에 파인 골이 더 깊어졌음을 볼 수 있다. 예를 들자면 1960년대 후반 내가 학생이었을 때 전체 의학계는 네 가지 질병의 원인에 정신과 육체가 서로 관련되어 있음을 인정했다. 그 네 가지 병은 기관지 천식, 류머티스 관절염, 소화성 궤양, 궤양성 대장염이다. 연구자들이 이런 가정에 도전해서 열심히 연구한 결과 오늘날 이 짧은 목록은 두 개로 줄어들었는데, 이것은 천식과 류머티스성 관절염이다.

9년 전 나는 특이한 난치성 환자를 한 사람 만났는데, 그는 50대 초반의 생산 관리인이었다. 약을 먹을 필요가 없을 정도의 고혈압 증세가 약간 있는 것을 제외하고, 그의 건강은 최소한 금연을 하기 전까지는 좋았다. 그는 성인이 된 이후로 담배를 하루에 두 갑씩 피워왔으나, 금연하라는 가족의 압력이 점점 거세지자 마침내 담배를 끊었다. "그다지 어렵지 않았습니다." 그는 말했다. "금연한다는 생각에만 마음을 집중했고, 처음 사흘간만 고생했습니다." 그러나 담배를 끊고 두 달 후에 그는 '뜻밖에' 궤양성 대장염에 걸렸다. 전에는 한 번도 소화기에 문제가 없었다. 그는 위장병 전문의를 찾아갔고, 의사는 약을 처방해주면서 우유를 먹지 말라고 당부했다. 그 약은 환자의 답답한 마음과 설사를 다스리지 못했고, 약물로 인한 부작용까지 생겼다. 한 달 후에 그는 자신의 직관을 따르기로 하고 담배를 다시 피우기 시작했다. 그러자 대장염은 사라졌다. 피우자마자 사라진 것이다. 거의 즉시 말이다. 그가 나를 찾아왔을 때에는 이런 과정을 세 번 거듭한 후였다. 대장염은 매번 담배를 끊고 나면 더 빨리 찾아왔고, 다시 담배를 피우면 사라지는 데 시간이 더 오래 걸렸다. 그때 그는 자신이 궤양성 대장염으로 인해 니코틴중독자가 되는 것이 아닌가 하는 두려움에 빠져 있었다.

내가 이 환자의 사례를 애리조나 의과대학 2학년생들에게 설명했을 때 나는 학생들이 궤양성 대장염의 심신상관적인 본질에 대해 아는 것이 아무것도 없다는 사실에 실망했다. 그들은 질병에 있어서 세포의 이상과 생체화학적 이상에 대해서는 많이 배웠으나 병의 근원과 회복 가능성에 있어서 정신이 어떻게 관여하는지에 대해서는 아무것도 몰랐다. 그 뒤 얼마 후 〈뉴 잉글랜드 의학저널〉에 처음으로 금연자에게 있어서 궤양성 대장염의 발생 증가에 관한 논문이 실렸다. 논자는 그 질병의 병리생리학과 니코틴의 약리학을 철저히 검토한 후에, 이 상관관계를 설명할 메커니즘을 발견할 수 없다는 결론을 내렸다.

만일 궤양성 대장염이 심신상관성 질병이라는 가정에서 출발한다면, 흡연이 스트레스의 효과적인 배출구이며, 그 배출구를 막아버리면 스트레스가 다른 곳으로 가리라는 것을 짐작하기는 어렵지 않을 것이다. 왜 어떤 사람에게는 스트레스가 장으로 가고 어떤 사람에게는 강박적인 식사나 손톱 깨물기로 나타나느냐 하는 것은 개인적인 민감성의 문제임이 분명하다. 내가 그 환자에게 해준 조언은, 스트레스를 관리할 수 있는 다른 기술을 터득하기 전에는 절대로 금연을 시도하지 말라는 것이었다. 나는 그를 바이오피드백biofeedback 치료사와 최면치료사한테 보냈고, 나 자신도 그에게 생활방식을 개선하는 점에 대해 많이 제안했다(그는 커피를 많이 마셨는데, 이것은 그의 소화기를 즐겁게 하는 것이 아니라 오히려 장을 자극했다).

　이렇게 해서 나는 궤양성 대장염이 더이상 고전적인 심신상관성 질병이 아니라는 것을 알게 되었다. 그런 개념은 이미 낡아버렸던 것이다.

　나는 소화성 궤양을 그런 범주에서 제외시킨 성공적인 시도에 대해서 많은 것을 알고 있다. 오늘날에는 궤양을 헬리코박터 파일로리Helicobacter pylori라는 박테리아의 활동 때문에 생기는 전염성 질병으로 여기는 경우가 흔하다. 위와 십이지장의 내부에서 만성적인 염증을 일으키는 이 미생물의 위력을 발견하게 되자 많은 의사들은, 궤양은 스트레스와 무관하며 그것을 치료하는 데는 전적으로 항생제에만 의존해도 된다는 결론을 내렸다. 나는 헬리코박터 파일로리가 위염과 궤양(그리고 거의 확실하게 위암)을 일으키는 요인이라는 데는 아무 의심이 없지만, 그렇다고 해서 정신의 영향을 부정하지는 않는다. 이 세균에 감염된 사람들의 대부분이 궤양이나 다른 증세를 일으키지 않고, 궤양 환자들 중에도 이 균에 감염되지 않는 경우가 있다. 스트레스는 위장의 화학작용을 변화시켜 세균이 공격적인 과정을 취하도록 하는 것은 아닐까? 감염에 관한 나의 모든 체험은 단지 악성 세균이 출현했다는 것이 이야기의 전부는 아니라는 것을 암시해준다. 주인이 어느 정도의 저항력을 갖는지가 질병을 야기하는 미생물의 행동을 결정하고, 그에 따라 그들이 주인과 균형을 이루든지 혹은 그들에게 해를 입히든지 하는 것이다.

나는 보스니아 전쟁이 일어났던 지역에 사는 어린이들 사이에서 스트레스와 관련된 질병이 현저하게 증가했다는 라디오 보도를 들은 적이 있다. 의사들이 그곳에서 증가하고 있는 것으로 확인한 두 가지 병은 고혈압과 궤양인데, 정상적인 경우 이 두 가지 병 모두 이 연령층에선 거의 발생하지 않는다. 보스니아의 의사들은 분명히 궤양이 스트레스와 관련된 질병이라는 '낡은' 관점을 고수하고 있다.

실제로, 내가 불평하는 점은 정신과 육체의 상호작용에 대한 무관심 중 어떤 것은 유별나게 미국적이라는 데 있다. 다른 국가에서 심신상관 의학은 (여전히 주변적이긴 하지만) 좀더 널리 수용되고 있고, 연구자들은 스트레스와 관련된 질병의 목록을 줄여나가는 대신 확장해가고 있다. 일본에서는 20가지 이상의 상태를 심인성 질병으로 인정한다. 나는 그 중에서 '자율신경계'[22]의 '불균형' 이라는, 나 자신은 질병으로 인정하고 진단을 내리지만 미국에서는 공식적으로 존재하지 않는 병을 발견하고 기뻤다. 나는 이 질병을 환자의 병력을 자세히 듣고 손을 잡아보는 것만으로 진단을 내린다. 따뜻한

---

22 자율신경계 : 주로 식물성 기능을 영위하는 기관의 기능을 불수의적으로 조절하는 신경계이며, 교감신경계와 부교감신경계로 구성된다. 하나의 기관에 대해 이들 양자가 이중지배를 하여 서로 길항작용을 하고 있는 것이 많다. 그리하여 양자가 끊임없이 일정한 흥분 상태에서 평형을 유지하고 있는 것이다. 이것은 의지에 좌우되지 않는 신경계라는 점에서 이렇게 불리지만, 실제로는 어느 정도 대뇌피질 기능과 관계있다.

실내에서 손이 차가운 것은 교감신경계의 과잉 활동 때문에 혈액순환이 감소한 결과이며, 이것은 작은 동맥을 극도로 수축시키는 원인이 된다. 손이 만성적으로 차가운 사람들은 종종 소화장애와 내장의 긴장에 뿌리를 둔 다른 신체 기능의 장애를 안고 있다. 만일 이런 증상이 지속되면 자율신경계의 이런 불균형은 심각한 문제를 낳을 수 있다. 이것을 치료하는 최상의 방법은 증세를 억제하는 약을 처방하는 것이 아니라 심신상관의 관점에서 접근하는 것이다.

심신상관 의학에 심취한 독일인 동료 하나가 최근에 자신이 일하고 있는 병원에서 사람을 정말로 쇠약하게 만들 수 있는 흔한 증상인 이명(귀울음)을 치료하는 데 성공한 이야기를 해서 나를 놀라게 했다. 미국의 의학은 이 질병에 대한 구체적인 치료법도 없고 그 원인을 이해하지도 못하며 증세를 약화시키는 데도 성공하지 못했다. 독일인 친구는 이명이 종종 좋지 않은 자세와 스트레스로 인한 머리와 목의 만성적인 근육긴장에서 생긴다고 한다. 그는 요가와 신체운동을 결합해서 긴장을 푸는 연습을 처방하여 환자들이 그 병을 이기는 데 도움을 줄 수 있다고 말한다.

나는 연구자가 아니기 때문에 치유에 있어서 정신의 역할을 설명하기 위해 개인적인 사변을 늘어놓고 싶지는 않다. 나는 자율신경계의 작용에서뿐만 아니라 수용기와 우리가 신경전달물질, 호르몬, 성장조절자라고 다양하게 분류하는 많은 뉴로펩티드 사이의 완전한 상호작용 속에서도 많은 가능성을 본다. 이런 조절물질의 선구자적인 연구자 중 한 사람인 캔디스 퍼트Candace Pert는 이 각각의 조절물질들이 특별한 심리 상태와 연결되어 신체 기능에 작용하는 것 이외에도 행동에 영향을 미칠 가능성이 있다고 주장한다. 그녀는 소화기관과 두뇌 속, 특히 감정과 관련된 부분에 신경전달물질들이 다량 존재하고 있다고 말한다. 엔돌핀 수용기는 분명히 신경전달물질을 갖고 있다. 이 수용기들은 내장 기능에 영향을 미칠 뿐만 아니라 비현실적인 행복감을 갖는 병적인 감정의 격앙 상태인 다행증多幸症과 고통에 대한 참을성을 만들어낸다. 이 사실은 흔히 말하는 이른바 '본능적인 감정'에 깊은 생화학적 의미를 부여한다. 어쩌면 우리의 내장이 감정의 자리일지도 모른다. 내장에서 진행되는 것은 두뇌 중심 깊숙이 영향을 미칠지도 모르고, 그 반대의 경우도 가능하다.

면역체계의 세포들이 이들 수많은 동일한 펩티드(아미노산 화합물) 분자에 대한 수용기를 갖고 있기 때문에, 우리의 방어 역시 신경계와 내분비계를 연결하는 그물망의 일부일 가능성이 높으며, 그것은 감염에 대한 주인의 저항이 그의 마음 상태에 따라 어떻게 변하는가를 설명하는 메커니즘을 제시한다. 퍼트는 이렇게 쓰고 있다. "면역학과 내분비학, 심리학과 신경과학 사이의 개념적인 분리는 역사적인 가공물임이 분명하다. 뉴로펩티드와 그들의 수용기 사이의 커뮤니케이션 그물망은 신체의 세포 수준에서 이루어지는 방어와 회복 메커니즘, 분비선, 두뇌 사이를 연결하는 고리를 제공한다." 한마디로 이러한 메커니즘들은 연구자들이 찾으려고만 하면 발견할 수 있다는 것이다. 치료사들은 연구가 전무하다는 사실 때문에 제약을 받아서는 안 된다.

정신과 육체의 상호작용에 대해 가졌던 나의 오랜 믿음을 강화시키고, 육체의 질병으로 상담한 환자들의 정신과 감정에 대해서 내게 더 깊은 관심을 갖게 만들어준 몇 가지 체험을 공개하고자 한다.

1991년 내 아내 사빈이 그녀의 넷째 아이(나의 첫 아이)를 임신한 지 7개월째 되었을 때 우리는 캐나다의 브리티시 콜롬비아에 있었다. 그곳에서 나는 건강과 치유에 관한 워크숍을 지도하고 있었다. 그 모임의 참가자 중에는 나의 친구이자 동료인 마릴린 림Marilyn Ream이 있었는데, 그녀는 워싱턴 주 스포케인 출신으로 여성 건강 진료소에서 일반의로 일하고 있었다. 마릴린은 내가 좋아하는 심신상관적 치료법의 하나인 대화식 이미지유도치료(interactive guided imagery therapy) 과정을 끝내가고 있었다. 나는 마릴린이 그 방법을 시연해주기를 원했고, 그녀는 사빈에게 사람들 앞에서 자원자가 되어주겠느냐고 물었다. 사빈은 동의했다.

아내는 임신만 하면 등에 문제가 생겼다. 임신 7개월이 되면 아래쪽 등이 튀어나와서(척추뼈 두 개가 이탈한다), 그럴 때마다 매주 카이로프락틱 치료를 받는다. 이번에는 몇 주 일정으로 여행중이었고, 그녀는 도움을 줄 수 있는 사람이 아무도 없는 상황에서 등의 통증을 지닌 채 생활하고 있었다. 시범에 들어간 마릴린은 사빈에게 대화식 이미지유도치료를 등에 적용해도 되겠느냐고 물었다. 사빈은 안 된다고 했다. 사빈은 그것이 물리적인 치료를 필요로 하는 문제라고 생각했다. 아내는 그 대신 출산시의 문제를 해결해주기를 원했다. 출산예정일 일주일 후에 나는 미국을 떠나게 되어 있었기 때문에 사빈은 아이가 예정일에 태어나기를 바랐고, 이전 해산 때 산고가 길고 힘들었기 때문에 진통이 빨리 끝나기를 바랐던 것이다.

마릴린은 사빈에게 옷을 느슨하게 하고 바닥에 누워 심호흡을 여러 번 하라고 지시했다. 대화식 이미지유도치료는 가벼운 전이 상태에서 잠재의식(무의식)으로 마음을 열도록 유도하기 위해 최면치료 형식을 이용한다. 그러나 이미지치료는 표준적인 최면요법과는 조금 다르게, 환자들 스스로 질병을 다스릴 전략을 만들어내도록 고무함으로써 그들에게 힘을 부여한다. 이 요법에서는, 잠재의식이 병이 진행되는 본질을 이해하고 있으며 그것들을 해결할 방법 또한 알고 있다고 가정하는데, 이러한 가정은 치유체계의 진단 능력과 일치하는 것이다. 문제는 그런 정보를 깨어 있는 의식과 연결해 환자로 하여금 그것을 실행하게 만드는 것이다. 마릴린은 사빈에게 그녀가 알고 있는 친숙한 장소 중에 가장 완벽하게 안정감을 주는 장소를 골라 그 모습을 설명해보라고 말했다. 사빈은 유타 주 남부의 한 협곡지방의 모습을 설명했다. 마릴린은 사빈에게 그곳을 눈에 담으면서 아주 세밀한 부분까지 집중해서 소리를 듣고 냄새를 맡으라고 이끌었다. 사빈은 그 일에 빠져들었고, 매우 빠르게 이완되었다.

그런 다음 마릴린은 그녀에게 자궁과 그 안에 들어 있는 아기에게 관심을 돌리라고 지시했다. 사빈은 곧 아기와 접촉하게 되었다. 마릴린은 아기와의 대화를 통해 그녀를 이끌었고, 사빈은 아기에게 (이때 우리는 아기가 여아라는 것을 알았다) 예정일에 나와달라는 부탁과 함께 (아기는 동의했다) 진통도 짧고 아무 탈이 없도록 도와달라고 말했다. 이 대화 속에서 사빈은 아기가 그녀의 질문에 대답하는 말을 '들었다'고 말했다. 잠시 후 사빈은 일이 끝났다는 것을 느꼈고, 마릴린은 그녀에게 남부 유타의 그곳으로 돌아가라고 말했다.

"느낌이 어때요?" 마릴린이 물었다.

"굉장해요. 정말 평화로워요."

"또 시도해보고 싶은 부위는 없나요? 등은 어때요?"

"음…… 해보죠."

"좋아요. 통증이 있는 부위에 정신을 집중하고 거기에 무엇이 있는지 이야기해보세요."

사빈은 숨을 약간 헐떡였다.

"뭐죠?" 마릴린이 물었다.

"그건 …… 온통 검어요."

"그 검은 것에 다가가서 당신한테 할 말이 있는지 물어보세요."

"자기가 정말로 화가 났다고 하네요. '나한테' 화가 났어요." 사빈이 놀라면서 대답했다.

사빈은 자신의 등이 자기에게 심하게 화내는 것에 속수무책이었다. 마릴린의 안내로 그 부위와 일시적인 대화를 시작한 사빈은, 그녀가 등이 아픈 것에 화가 나 있고 그것을 돌보지 않는 것에 대해 그녀에게 화내고 있다는 것을 알게 되었다.

"원하는 게 무엇인지 물어보세요." 마릴린은 지시했다.

"그 위에 더운 수건을 올려놔달라는군요."

"그렇게 할 거예요?"

"네. 이제까진 차가운 수건을 올려놓았거든요. 찬 것이 더 나을 것 같아서요."

"더운 수건을 올려놓을 테니 통증을 멈출 수 있겠느냐고 물어보세요."

"물어보았어요. 멈추겠다고 하네요."

"지금은 어때요?" 마릴린이 물었다.

"좋아졌어요." 사빈이 바닥에서 몸을 뒤척거렸다. "정말 괜찮아졌어요. 조금이라도 나아진 건 몇 주 만에 처음이에요."

"아주 사라졌나요?"

"아뇨."

"완전히 사라질 수 있는지 한번 물어보세요."

"그럴 수 있다고 하네요."

"제발 그렇게 해달라고 부탁하세요."

"알았어요. 부탁했어요. 이젠 간 것 같아요."

"지금은 그 부위가 어떻죠?"

"이럴 수가! 없어진 것 같아요."

"갔어요?"

사빈은 몸을 이리저리 움직였다. "예, 정말 갔어요."

사빈이 정상적인 의식으로 돌아왔을 때도 통증은 여전히 없었다. 통증은 그날 밤과 다음날에도 없었다(그럼에도 사빈은 등에 더운 수건을 올려놓겠다는 약속을 계속 지켰다). 그 통증은 사빈이 카이로프락틱 요법을 다시는 받지 않았음에도 나머지 임신 기간 동안 재발하지 않았다. 그녀가 임신의 마지막 2개월 동안 등의 통증 없이 지낸 것은 그때가 처음이었다. 진통과 출산 때에 일어났던 일에 대해서는 잠시 후에 이야기하겠다.

콜롬비아에서 돌아오는 길에 나는 이 기술과 관련해서 아주 흥미있는 체험을 했다. 사빈과 나는 턱슨으로 차를 운전해 오다가 워싱턴 주 올림피아에 사는 한 친구의 집에 들렀다. 이 친구는 대형 목제 욕조를 갖고 있었다. 보통 나는 목제 욕조에 대해서는 까다로워서, 들어갈지 말지를 놓고 꽤 따진다. 그 욕조에 대해 꺼림칙한 점이 있기는 했지만 나는 그냥 들어갔다. 이틀이 지나서 피부가 감염 증세를 보이기 시작했다. 목제 욕조 모낭염毛囊 炎은 이제는 웬만큼 알려진 질병으로, 모근毛根을 싸고 있는 모낭毛囊이 박테리아에 감염됨으로써 발병하며, 치료를 거부하는 것으로 악명 높은 녹농균(Pseudomonas 속)이 원인이다. 내 경우에는 왼쪽 정강이와 무릎에 심한 통증과 붉은 상처로 나타났다. 승용차로 여행하던 중이라 적절한 치료는 할 수 없었으나 나는 매일 아침저녁으로 환부에 뜨거운 습포제를 댔고, 그 안에 들은 물질을 짜내려고 애썼으며 과산화수소로 소독했다. 안에는 고름이 들어 있는 것 같았지만 아무것도 흘러나오지 않았다. 그러다가 이내 허벅지와 왼쪽 팔로 번졌다.

감염이 상반신으로 확대되자 나는 점점 더 걱정되기 시작했다. 일주일 후에 집에 도착했을 무렵에는 얼굴까지 번져 있었고, 나는 정말로 느낌이 좋지 않았다. 내일은 의사를 찾아봐야 하고 생각하고 있을 때, 등에 통증이 사라진 것에 대해 그때까지 흥분해 있던 사빈은 "마릴린한테 전화해서 전화로 이미지치료를 받는 게 어때요?"라고 말했다.

"아, 그런 소리 말아요." 내가 말했다. "이건 박테리아 감염이라구."

사빈은 아는 체하는 표정을 지으며 나를 올려다보았다. "내 등은 물리적인 문제였어요." 이렇게 말하며 아내는 자신의 경험을 내게 상기시켰다.

나는 나 자신보다도 사빈을 위해 마릴린에게 전화를 걸었다. 마릴린은 전화를 이용해서 치료한 적은 한 번도 없지만 기꺼이 해보겠다고 말했다. 나는 수화기를 오른쪽 귀에 대고 안락의자에 깊숙이 들어앉아서는 마릴린이 이끄는 대로 뉴멕시코의 힐라Gila 황야 한가운데, 내가 가장 좋아하는 곳으로 갔다. 내가 준비가 다 되자 마릴린은 나를 가장 많이 괴롭히는 상처 부위를 고르라고 말했다. 나는 얼굴 위의 한 곳을 골랐다.

"거기에 집중하세요. 보이는 것을 말해보세요."

나는 덫에 걸려 화난 모습으로 소용돌이치고 있는 에너지 덩어리를 보았다.

"귀기울여요. 그리고 그것이 당신한테 무슨 말을 하고 있지나 않은지 들어보세요."

나는 그곳에 관심을 집중했고, '들었다'. 즉시 내 마음 속으로 낱말들이 뛰어들어왔다. "바깥쪽을 통해서는 내 몸을 떠날 수 없다고 하는군요." 나는 흥분해서 말했다. "나는 그것이 밖으로 빠져나갔으면 하고 생각해왔는데, 그럴 수가 없군요. 그것이 떠날 수 있는 유일한 방법은 안으로 들어가서 흡수되어버리는 겁니다."

"사정이 그렇다면, 어떻게 하실 셈이죠?" 마릴린이 물었다.

나의 표면의식이 대답을 제공했다. "짜는 짓은 그만두어야겠다는 생각이 드는군요. 습포제를 대는 것은 괜찮지만, 몸을 좀더 쉬게 해야겠습니다."

"다른 할 말은 없답니까?"

"잡히는 게 없군요. 혈액순환을 자극하기 위해 매운 고추를 먹어야 한다는 생각 외에는요."

"그러면 처음의 그 황야로 다시 가보겠습니다."

내가 수화기를 내려놓자, 사빈은 상처에서 변화를 보았다고 말했다. "보랏빛으로 보이지가 않아요." 아내가 말했다. 나는 별다른 차이를 느낄 수 없었지만 편안해진 마음으로 내 신체가 스스로를 돌보리라는 확신과 함께 잠자리에 들었다. 다음날 아침, 고추를 먹지도 않았고 다른 무엇을 하지도 않았는데 나는 상처가 확실히 가라앉기 시작한 것을 볼 수 있었다. 24시간도 안 되어 감염되었던 모든 부위가 분명히 치료되었고, 나는 너무나 기뻤다.

대화식 이미지유도치료법과 같이 순전히 심신상관적인 치료법이 이탈된 척추로 인해 생긴 등의 통증과 박테리아에 의한 피부 감염과 같은 질환을 치료할 수 있다면, 그것을 다른 질병을 치료하는 데 이용하지 못할 이유가 있을까? 이 체험을 통해 나는 어떤 신체적인 문제라도 정신의 개입이 미치지 못할 곳이 없다는 확신을 갖게 되었는데, 특히 심신상관 치료법이 시간과 비용을 크게 절약해주고 부작용도 거의 없다는 점에서 더욱 나의 마음에 들었다.

사빈의 출산 예정일 3주 전에 나는 최면요법 치료사이며 나의 친구이자 동료인 스티브 구르게비치 박사에게 아기가 예정일에 아무 탈 없이 태어날 수 있도록 아내를 한번 진찰해달라고 부탁했다. 아기는 배면위背面位를 취하고 있었고, 우리는 몹시 걱정되었다. 세 번째 출산 때도 사정이 똑같아서 그로 인해 진통이 길고도 고통스러웠다. 스티브는 저녁나절에 찾아와 한 시간 정도 아내에게 최면시술을 했고, 아내로 하여금 아기에게 출산이 시작되기 전에 몸을 돌려서 산고를 빨리 해결할 수 있도록 도와달라는 얘기를 하도록 했다. 최면 상태에서 깨어난 사빈은 정말로 편안해 보였다. 스티브가 떠난 후 사빈과 나는 저녁식사를 하려고 식당으로 갔다. 갑자기 아내가 몸을 구부리며 배를 움켜쥐었다.

"왜 그래요?" 내가 물었다.

"아기가 도는 것 같아요." 그녀가 놀라며 말했다.

그날 우연히 산파가 저녁식사를 하러 오게 되었다. 산파는 사빈의 몸을 검사해보더니 이제 아이가 앞쪽에 자리를 잡았다고 말했다. 태아는 부탁을 받은 지 20분도 안 되어 제자리를 잡은 것이다.

아이는 예정일인 10월 4일에 태어났다. 진통은 2시간 6분 동안 지속되었는데, 그것은 우리가 준비할 시간을 거의 가질 수 없을 정도로 짧은 시간이었다. 두말할 필요도 없이 사빈과 나는 심신상관 치료법의 효과를 믿고 있다. 우리는 의사나 연구자들이 치유와 건강 문제에 있어서 정신의 역할을 무시하는 이야기를 들을 때마다 서로 이심전심의 미소를 짓는다.

새로운 환자에게서 병력을 들을 때 나는 생활방식, 인간관계, 취미, 휴식을 취하는 방법, 식습관과 운동, 성생활, 영적인 관심 등에 관한 질문을 많이 한다. 공식적인 약력에서 이런 질문들은 모두 '사회적인 병력'이라고 부르는 항목으로 분류된다. 의대생들이 처음으로 환자들을 마주하고 앉을 때 환자의 병력을 알아내는 시간은 대략 한 시간 정도이다. 학생들은 처방된 형식을 따라 판에 박힌 대로 질문한 다음 긴 대답을 수고스럽게 기록한다. 의과대학 3학년쯤 되면 학생들은 상급자의 압력 아래 자신들의 일을 끝내기 위해서는 이 과정을 단축해야만 한다는 것을 알게 된다. 인턴과 레지던트 과정 때가 되면 질문은 거의 무시되고 병력은 간소해진다. 불행하게도 사회적인 병력이 제일 먼저 무시되는데, 그 이유는 의사들이 병의 증세와 과거의 건강 문제, 현재 복용하고 있는 약물에 대해 묻는 것을 우선적으로 생각하기 때문이다. 내가 이것을 불행하다고 말하는 이유는 나의 경험상 사회적인 병력은 환자가 현재 지닌 문제뿐만 아니라 그 해결 가능성까지 내포하는 경우가 대부분이기 때문이다.

나는 환자들이 의사를 찾게 되는 이유 중에서 일차적인 요인, 혹은 이 요인을 악화시키는 요소가 스트레스라고 믿고 있다. 잦은 두통을 호소하는 환자가 물리적인 검사와 혈액검사를 해보면 모두 정상으로 나오는 경우를 가정해보자. 그 두통이 스트레스와 관련된 것인지 아닌지를 결정할 때 나는 대개 간단한 질문을 하나 하는데, 그것은 '휴가를 가면 두통 증세가 어떻습니까?' 하는 것이다. 휴가중에 사라지는 증상들은, 일상생활에서 스트레스가 될 만한 요인이 많은 환경 속에서 발생하는 것이다. 직업, 결혼문제, 자녀, 대인관계의 결핍, 그 외 여러 가지 환경 중에서 과연 어떤 것이 문제인가를 알아내기 위해서는 보다 엄밀히 조사해볼 필요가 있다.

나는 사회적인 이력을 광범하게 알아보고 정신과 육체의 상호작용에 근거를 둔 건강과 치유 모델을 가지고 치료하기 때문에, 정신적 혹은 정서적 사건과 치유반응 사이에 상관관계가 있다는 것을 잘 알고 있다. 이런 상관관계는 사람들이 원활하고 건강한 치유체계를 유지하고, 자신들의 정신을 치유를 방해하는 것이 아니라 돕는 데 이용할 수 있는 길을 제시하기 때문에 매우 중요하다. 나는 이 책의 제2부에서 이와 관련한 자세한 정보에 대해 이야기할 것이다.

그 가운데 우선 몇 가지를 미리 얘기하자면, 치유는 때때로 정신이나 감정에 커다란 변화 없이 발생하기도 한다. 악한들의 중병이 치유되는 반면, 성인들이 고통 속에서 죽음을 맞는 경우도 있다. DNA 수준의 효소에 의한 회복 과정에서 정신이 치유 과정에 미치는 영향은 다른 수준에서와 마찬가지로 무시해도 좋을 정도로 미미할지도 모른다. 그러나 나는 치유에 있어서 정신의 분명한 역할을 목격하고 있다. 내 눈에는 치유반응과 정신적·정서적 변화 사이의 상호관계가 확실히 보이는 것이다.

치유반응은, 예를 들어 불행한 결혼을 마감하거나 비참한 일을 끝내거나 혹은 소원해진 가족들과 다시 화목하게 되거나 하는 것과 같은 몇몇 참기 힘든 상황에 대해 결단을 내리고 나면 즉각적으로 나타나기도 한다. 한 동료는 나에게 보낸 편지에서, 자기가 목격한 치유 중 가장 극적이었던 것은 만성 고혈압이 있던 은행장이 그의 아내가 이혼서류를 제출하자 혈압이 정상으로 떨어진 사례라고 했다. 그는 혈압이 120/80으로 떨어진 뒤로 다시는 오르지 않았다고 했다.

정신과 육체의 또다른 상호관계는 사랑에 빠지면서 심각했던 질환이 사라져버리는 경우에서 볼 수 있다. 나는 이런 경우를 자가면역 질환(특히 류머티스성 관절염)과 낭창狼瘡에서도 보았고 만성적인 근골筋骨 통증과 만성 피로에서도 보았다. 할 수만 있다면 나는 환자들이 더욱 자주 사랑에 빠지게 만들고 싶다. 그런 방법을 알아낼 수만 있다면 나는 매우 뛰어난 치료사가 될 수 있을 것이다.

　나는 분노를 표현함으로써 치유가 최고조에 이르는 경우도 보았다. 사람들에게 부정적인 감정을 몰아내라고 가르치는 뉴에이지 치료사들은 이런 소리를 싫어하겠지만, 사실은 사실이다. 그 중에 한 예는 내가 오랫동안 치료했던 환자로, 30대인 그 환자는 만성적인 자가면역 질환이 있었고 그로 인해 혈소판과 적혈구에 손상을 입고 있었다. 그는 생활방식을 완전히 새롭게 바꾸고 시각화를 포함한 몇 가지 심신상관 치료법을 이용하여, 스테로이드를 포함해서 몇 년 동안 복용해오던 모든 약물을 중단할 수 있었다. 그 변화 가운데에는 의사들과 병원에 대한 자신의 분노를 인식하고 그것을 밖으로 표현한 일도 포함되어 있었다. 마침내 그는 몰라보게 건강을 회복하게 되어 오스트레일리아와 뉴질랜드 여행이라는 오래된 꿈을 실현할 수 있었다. 어느 날 나는 지구의 반대편에서 걸려온 다급한 전화를 받았다. 그 환자가 말에서 떨어져 척추뼈 두 개에 금이 간 것이었다. (그는 장기간의 스테로이드 복용으로 뼈가 약해져 있었다.) 그 충격은 자가면역에 의한 혈구파괴라는 증상을 재발시켰고, 그는 비행기에 실려 애리조나의 병원으로 이송되었다.

　그 사고와 병의 재발에도 불구하고 그는 내가 그때까지 보아온 중에 가장 좋아 보였고, 그 스스로도 지난 1년간을 이제까지 살아온 세월 중 가장 좋은 건강 상태를 유지하며 보낼 수 있었다고 말했다. 그가 병원에 입원 수속을 했을 때 나는 그에게 이런 일을 예상했었던 것이니 절망하지 말라고 말했다. 목표는 재발의 빈도를 점차 줄여나가고, 재발이 있을 때마다 충격이 덜한 방법을 이용해 더 빨리 회복해나가는 것이라고 말해주었다. 환자는 다시 스테로이드를 복용하기 시작했으나 혈구 수가 너무 많이 떨어져서 의사들은 그에게 수혈을 하려고 했다. 그는 거절했고, 나는 그의 입장을 지지했다. 과거에 그는 혈구 수가 떨어지는 증상을 정신을 이용해서, 그리고 백혈구가 혈소판과 적혈구를 면역공격으로부터 보호하는 모습을 상상하는 시각화를 이용해서 돌려놓을 수 있었다. 의사들은 그에게 수혈을 받으라며 점점 더 압력을 가했다. 결국 어느 날 밤, 그는 잠을 이루지 못한 채 병실에 누워 자신이 처한 곤경과 병원의 치료에 의존하고 있는 자신의 상황에 대해 분노가 치밀어오르는 것을 느꼈다. 그는 그 감정을 하나의 신체 감각으로 느꼈을 뿐만 아니라 병원 의료진 전체를 향한 정서적 파동으로도 느꼈다. 그 후로 몇 시간이 채 안 되어 그의 혈소판과 적혈구의 수치가 오르기 시작하여 수혈을 필요 없게 만들었으며, 며칠 후에는 퇴원할 수 있었다. 그리고 과거 어느 때보다도 더 빨리 스테로이드 복용을 중단할 수 있었다. 나는 적절하고도 집중된 분노의 표현이 때로는 치유체계의 활동을 촉발한다는 사실에 일말의 의심도 갖고 있지 않다. 뉴에이지 치료사들은 동의하지 않겠지만 말이다.

특정한 사람이나 장소, 또는 사물의 치유력에 대해 믿음을 갖는 것 또한 치유에 이르기 위한 중요한 사항이다. 이것은 플라시보 효과와 '기적의 성소聖所'의 영역이다. 우리는 흔히 의지를 발휘해서 치유반응을 일으키는 것을 불가능하게 생각하는데, 그 이유는 우리의 의지가 자율신경계와 치유체계의 다른 조절 메커니즘들에 직접 연결되어 있지 않기 때문이다. 그러나 우리는 외부의 사물에 치유에 대한 믿음을 투시하고 그 사물과 상호작용함으로써 이러한 장애를 뛰어넘을 수 있다. 나는 만일 의사들이 이런 과정을 이해하고 투사된 믿음을 이용해 치료하는 훈련을 더 잘 받을 수만 있다면 그들이 주술사·성직자로서의 역할을 더 잘 수행해내고 아픈 사람들을 낫게 하는 데 더욱 큰 효과를 발휘할 수 있을 것이라고 생각해왔다.

마지막으로, 만성적인 질병을 앓고 있는 사람들에게서 내가 보게 되는 정신과 치유 사이의 가장 일반적인 상관관계는, 환자가 자신의 삶을 질병까지를 포함해서 전적으로 받아들이는 것이다. 이런 변화는 정신적으로 깊은 이완을 가능하게 하여 사람들로 하여금 더이상 삶에 대항해 방어적인 자세를 유지해야 한다는 강박관념에 쫓길 필요가 없다고 느끼도록 만든다. 이것은 종종 영적인 각성의 일환으로, 높은 차원의 권능에 대한 복종의 일부로 생겨나기도 한다.

한 예로, 이런 이야기는 어떨까. 나의 일본인 친구인 신이치로 테라야마는 일본심신상관의학협회(Japan Holistic Medical Society)의 집행이사로서 암을 이기고 살아남은 사람이다. 그는 고체물리학자이자 경영컨설턴트이기도 하다. 58세인 그는 건강이 아주 좋으며, 심신상관 의학의 대의를 위해 일하는 국제적인 조직가이자 뛰어난 첼리스트로서, 아픈 사람들, 특히 암을 앓고 있는 사람들의 조언자이다. 내가 만일 그가 암 선고를 받기 10년쯤 전에 만났더라면 그를 좋아하게 되었을 것 같지가 않다. 그때의 사진을 보면 그는 지금 내가 알고 있는 것처럼 마음이 따뜻하고 영혼이 깨어 있는 사람이 아니라 초췌하고 뚱한 사람처럼 보인다.

그 당시에 그는 일에 중독되어 하루 24시간 일할 준비를 갖추고 있었다. 그는 거의 잠을 자지 않았고, 커피를 하루에 열 잔에서 스무 잔가량을 마셨으며, 비프스테이크와 단 것을 아주 좋아했고 평생 동안 음악을 가까이 할 시간을 갖지 못했다. 1983년 가을에 그는 열이 한 달간이나 지속되었고 서지도 걷지도 못하게 되었으나 의학적인 검사는 정상으로 나왔다. 그는 그 당시에 병원과 의사들을 완전히 믿고 있었다고 말했다. 몇 달 후에 그의 소변에서 피가 세 번이나 나왔고 그는 몹시 피로를 느꼈다. 그의 상태를 본 동양의학의 아마추어 치료사이자 정식요법 전문가인 그의 친구가 몸의 경락經絡을 살피고 검사한 끝에 신장에 이상이 있다는 진단을 내렸다. 그는 식생활에 근본적인 변화를 줄 것을 권했으나 신이치로는 아무 관심도 없었고 의사들도 계속 아무 이상이 없다고 말했다.

1984년 초가을 무렵 그는 피로가 너무 심해져서 더이상 일을 할 수가 없었다. 오로지 쉬고 싶은 마음뿐이었다. 다시 병원을 찾아가 검사한 결과 복강에서 덩어리가 발견되었고, 이어 초음파 검사를 하니 오른쪽 신장이 30%가량 비대해져 있었다. 그런데도 그는 아무런 조치도 취하지 않았다. 1984년 11월, 그는 의사인 아내의 강요로 다시 병원에 갔다. X선 촬영 결과 종양이 발견되었고, 의사들은 그에게 수술해서 신장을 제거할 것을 종용했다. 그는 종양이 악성인지 양성인지를 물었고, 의사들은 '중간쯤'이라고 대답했다. 사실 그것은 신장세포암(신장암)이었고, 이미 폐로 전이된 상태였다.

일본에서는 아직도 암이라는 진단이 나오면 환자들이 받을 충격을 고려해서 본인에게 그 사실을 알리지 않는다. 이것은 불가피하게 거짓말로 이어진다. 수술 후에 주치의는 그에게 '예방조치'로 계속 주사를 놓아야겠다고 말했다. 사실 그 치료제는 시스플라티늄cisplatinum이라는 강력한 화학약제였지만 신이치로는 그 사실을 알지 못했다. 주사가 계속되자 그는 구토를하기 시작했고, 수염이 하얗게 세었으며, 탈모 현상까지 일어났다. 일이 이렇게 되자 신이치로는 주사를 거부했다. 의사는 그 다음에 신장 부위에 대한 방사선치료를 처방했는데, 그는 신이치로에게 그것이 '인공적인 태양광선' 같은 것이라고 말했다. 이 치료를 몇 차례 받은 후 그는 피로감에 시달리며 식욕을 잃었고, 하루 종일 누워 있어야만 했다. 어느 날 밤 신이치로는 자신의 장례식에 참석하는 아주 생생한 꿈을 꾸었다. 이 꿈을 꾸고 나서 그는 처음으로 자신의 질병이 매우 심각하고, 자신이 죽을지도 모르며, 자신이 지금껏 자기 질병의 본질에 대해 속아왔다고 생각하게 되었다. 그에겐 또 특이한 증세가 하나 나타났는데, 그것은 후각이 극도로 예민해진 것이다.

"병원 2층에 있었죠." 그의 회상이다. "그런데 4층에서 준비하고 있는 음식 냄새를 맡을 수 있었어요. 모든 간호사들의 체취도 맡을 수 있었죠. 나는 다른 환자 여섯 명과 한 병실에 있었는데, 그 냄새를 견딜 수 없었습니다. 나는 그들로부터 벗어나야겠다고 생각했습니다. 그 사람들을 볼 때마다 자꾸 나의 죽음이 생각났습니다." 그는 밤이 되기를 기다렸다가 병상에서 몰래 빠져나와 그의 코가 안내하는 대로 안전한 곳을 찾아갔다. 냄새를 견딜 만한 유일한 장소는 병원 옥상이었고, 그곳에서 그는 신선한 공기를 한껏 들이마셔 폐 속으로 집어넣을 수 있었다. 그 사이에 간호사는 그가 사라진 것을 알고 비상벨을 울렸다. 마침내 병원의 수색팀이 그를 옥상에서 발견했을 때, 그들은 그가 자살하려 한다고 판단하고, 그렇게 되면 병원의 평판에 나쁜 영향을 미치게 될 거라고 생각했다. 마침내 다섯 명의 간호사가 도착하여 그를 사방에서 붙들고 병실로 데려갔다. 다음날 아침 의사가 그를 꾸짖으며 말했다. "지난밤에 큰 소란을 일으키셨더군요. 여기 있고 싶으면 규칙을 따르세요. 그러지 않으면 집으로 가셔야 합니다." 이 말이 그의 귀에는 음악처럼 들렸다. 그는 즉시 퇴원서류에 서명하고 집으로 갔다. 그리고 그는 정식요법 전문가인 친구에게 조언을 구했고, 그 친구는 엄격한 현미식 요법을 행하라고 권유했다. "현미식은 상상도 할 수 없었습니다." 신이치로는 말했다.

다음날 잠에서 깨어났을 때 신이치로는 자기가 여전히 살아 있다는 사실에 놀랐다. 그날 아침은 견딜 수 없을 만큼 아름다워 보였고, 그는 갑자기 태양이 떠오르는 것을 보고 싶다는 강렬한 충동을 느꼈다. 그는 자신이 사는 아파트의 18층 옥상으로 올라가서 도쿄의 스카이라인을 바라보았다. 불가의 진언眞言과 선시禪詩를 암송한 다음, 기도하는 자세로 두 손을 합장한 채 태양이 떠오르기를 기다렸다. 마침내 해가 떠올랐을 때, 그는 햇살 한 줄기가 그의 가슴 속으로 들어가 자신의 몸에 에너지를 흘려보내는 것을 느꼈다. "뭔가 놀라운 일이 곧 일어나리라는 것을 느꼈습니다." 그는 말한다. "살아 있다는 것이 그렇게 행복할 수 없었습니다. 그 태양이 신처럼 보였습니다. 아파트로 돌아왔을 때 나는 가족들 모두가 오라[23]에 둘러싸여 있는 것을 보았습니다. 식구들이 모두 신神이라는 생각이 들더군요."

그 후 몇 주에 걸쳐 신이치로는 엄격한 현미식을 시행하면서 날마다 아파트 옥상에 올라가 엄숙한 의식을 수행하듯 해가 떠오르는 것을 바라보았다. 아침 해는 그가 날마다 기다린 유일한 대상이었다. 그의 상태에 변화가 생기기 시작했다. 그의 주치의는 정식요법을 중단하라고 경고하면서 육류와 생선을 더 많이 먹고 구약도 복용하도록 권유했다. 신이치로는 모두 거절했다. 그는 한 친구가 일본의 알프스라고 불리는 곳에 개업한 온천으로 휴양을 가 온천욕을 하면서 매우 훌륭한 자연식을 섭취했다. 그는 휴식을 취했고, 숲과 산으로 매일 산책을 나갔고, 첼로를 켜기 시작했다. 모두 그가 지난 수년 동안 한 번도 해보지 못한 일이었다.

"깨끗한 공기와 물이 내게 활력을 주었습니다." 그는 회상한다. "그리고

---

23 **오라** aura : 물체에서 발산되는 보이지 않는 기氣.

나는 내 몸 안에, 그리고 내 주위에 자연적인 치유력이 있다는 것을 알게 되었습니다. 나는 서서히 나 자신이 암을 만들어냈다는 것을 깨닫기 시작했습니다. 나의 생활습관이 그 병을 만들어낸 것이었습니다. 그리고 그런 깨달음에 이르면서 암을 적으로 생각하고 공격할 것이 아니라 사랑해야 한다는 것을 알게 되었습니다. 그것도 나의 일부이고 나는 내 모든 것을 사랑해야 하니까요."

요즈음 신이치로 테라야마는 단순히 암을 이겨낸 사람이 아니다. 그는 다른 사람이 되어, 이제는 옛날의 그처럼 보이지도 않고 예전처럼 행동하거나 생각하지도 않는다. 나는 그와 함께 일본과 미국의 산을 오르고 온천욕을 하고 그의 연주회와 강연회에 참석하고, 그가 암 진단을 받은 수많은 사람들에게 상담해주는 모습을 옆에서 지켜볼 수 있는 특권을 누리고 있다. "자신의 암을 사랑해야 합니다." 그는 자신을 찾아오는 사람들에게 언제나 이렇게 말한다. "당신의 암은 선물입니다. 그것은 당신의 변화와 새로운 삶을 향해 뚫려 있는 길입니다."

많은 의사들은 신이치로의 경우가 자연적인 치유의 사례라는 데 동의하지 않을 것이다. 결국 그는 암 치료의 기본적인 세 과정(수술, 화학요법, 방사선치료)을 다 거쳤다. 비록 뒤의 두 가지는 다 끝내지 못했지만 말이다. 신장암은 매혹적인 질병이다. 왜냐하면 폐에 전이된 신장암으로 5년간 살아남을 수 있는 확률은 5%밖에 안 되는데도 불구하고 그것이 자연발생적인 회복과 아주 연관이 깊은 유형의 암 가운데 하나이기 때문이다. 신이치로의 이야기 중에서 내게 가장 인상적이었던 대목은 도쿄의 아파트 옥상에서 그의 가슴을 파고들었던 햇살로 상징되는 정신적 변화와 '암을 적으로 생각하고 공격해서는 안 되고 사랑해야만 한다는 것을 알았다'는 진술로 요약되는 그의 영적인 변화이다. 이것이야말로 진정한 자기수용이다.

흔히 사람들은 수용하는 인생을 살지 않는다. 대신 그들은 사건을 만들어내고 상황을 통제하려는 의지를 발휘함으로써 삶을 영원한 대결 상태로 만든다. 고대 중국의 철학자인 노자에 따르면, 그런 태도는 삶의 길(道)에 정면으로 배치되며, 그런 방식에 집착하는 사람은 결국은 불행을 맞게 된다.

> 부드러운 물방울이 단단한 바위를 가르나니,
> 삶에 순응하면 어려운 일이 풀린다.
> '뜻이 있는 곳에 길이 있다' 고 하나
> 삶이 절로 피고 지게 내버려두면
> 의지는 전혀 길이 아니다.
> 삶의 길을 버리면 곧 죽은 것이다.

수용, 순종, 복종 — 그것을 뭐라고 부르든 간에 이러한 정신의 변화는 치유력의 빗장을 여는 핵심적인 열쇠가 될 수 있다.

"일이 생기는 대로 내버려두자"

수용의 자세가 다스린 고혈압

1978년, 38세였던 마리 진 퍼거슨은 고혈압이라는 진단을 받았다. 당시 마리는 아주 힘든 임신 기간을 보내고 첫 아이를 출산한 직후였는데, 임신 중에는 불규칙한 심장박동과 심한 호흡기 알레르기로 고생했다. 의사들은 이 세 가지 증세에 대해 약을 처방하려 했으나 그녀는 거절했다.

"그때 시아버지는 제약회사에서 약물학자로 근무하고 계셨는데, 나는 그분과 먼저 의논하지 않고서는 약을 먹어본 적이 없었습니다. 시아버지는 의사들이 내게 처방하려고 하는 약이 상당히 강력한 것이기 때문에 먹지 말라고 하셨습니다. 1년만 두고보자고 하시더군요, 나는 간격을 두고 알레르기 주사를 계속 맞았습니다. 10대 이후로 나는 알레르기 때문에 병원비를 많이 날렸는데, 그때까지도 내 건강과 관련해서는 알레르기가 가장 커다란 문제였습니다. 나는 약물의 도움을 받지 않고도 스트레스 관리 기술과 호흡 연습, 그리고 체중 조절을 통해서 몇 년 동안 약간 높기는 했지만 그런대로 정상 혈압을 유지했습니다."

마리 진은 스트레스 관리에 필요한 모든 방법을 다 동원했다. 그녀의 직업생활이 흔들리기 시작했다. 당시 그녀는 중서부의 한 명망있는 대학의 교수직에 있었는데, 재임용 심사 대상에 오른 것이었다. 그녀가 38세의 나이에 출산하자 재임용 심사위원회는 이를 탐탁치 않게 생각했고, 결국 그녀는 탈락되고 말았다. 그녀의 결혼생활 역시 파탄에 이르렀다. 딸이 태어난 후에 남편은 아이가 자기 자식이 아니니 책임질 수 없다며 그녀를 노골적으로 학대하기 시작했다.

그것은 마리 진의 두 번째 결혼이었다. 첫 번째 결혼은 폭음을 일삼던 남편이 정신병원에 입원함으로써 끝났다. 캘리포니아 주 버클리에서의 일이었는데, 그곳은 마리 진이 1960년대 후반에 사회학 박사학위를 받은 곳이기도 하며, 그녀의 고향인 캐나다 앨버타 북부에서는 한참 멀리 떨어진 곳이었다. "고향에서는 가족들한테 반항하느라고 세월을 다 보냈어요. 고등학교 시절에는 무단결석을 밥먹듯이 하고, 상과대학에 가고 일찍 결혼했습니다. 전 언제나 못된 짓만 했어요. 오빠는 가족의 우상이었어요. 모두들 오빠만 옳다고 했죠." 1970년에 그녀의 아버지가 60세의 나이에 암으로 사망했고, 이 일로 그녀의 어머니는 정신이상자가 되었다.

1982년 대학에서 일자리를 잃고 나서 그녀는 가족요법사(family thera-pist)[24]가 되기 위한 프로그램에 등록하고, 스스로를 치료하며 2년을 보냈다. "나는 내 가족이 얼마나 기능장애를 겪었는지 알게 되었고, 그런 인식의 결과 나 자신은 성장했지만, 뜻밖에도 그런 나의 변화가 두 번째 결혼에서

---

24 **가족요법** : 환자의 가족까지 포함해서 치료하는 정신과의 한 치료법.

많은 문제를 만들어냈습니다. 남편은 변하지 않았으니까요. 그러다 어느 날 갑자기 남편은 이혼서류에 도장을 찍고 돈을 몽땅 가져가버렸습니다."

1984년에 또 한 차례의 충격이 있었다. 그녀의 오빠가 심근염(심장의 바이러스 감염)으로 사망한 것이다. 이에 충격을 받은 그녀의 어머니는 연속적으로 발작을 일으켜, 마리 진은 1986년 어머니가 사망할 때까지 그분을 돌보기 위해 자주 앨버타로 향해야만 했다. 마리 진의 혈압은 약을 먹지 않으면 안 될 만큼 올라갔다. 그녀는 어머니가 사망하기 바로 전부터 약을 먹기 시작했다. 마리 진은 체중이 비정상적으로 불어났고 담배를 피웠으며 정신적으로 우울증에 빠져 있었다. 그녀는 얼마간 항우울제를 복용하다가 심리치료를 받기 시작했다. 1989년 새 삶을 시작하기 위해 피츠버그로 이사한 그녀는 그곳의 작은 대학에서 제안한 사회학 부교수 자리를 받아들였다.

"사실 제 자격을 생각하면 형편없는 자리였죠." 그녀는 말한다. "나한테 어울리는 자리가 아니라는 것을 알고 있었지만 입다물고 노력하기로 했습니다." 그녀는 이제 에이미 스타인 박사의 치료를 받게 되었는데, 스타인 박사는 그녀에게 두 가지 항고혈압 약물을 처방했다. "나는 갖은 노력을 했지만 점점 문제 한가운데로 빠져들고 있다는 것을 알았습니다." 마리 진은 회상한다. "학과장은 내가 고용 계약 갱신을 위해 찾아가자 나를 해고시키기 위해 이런저런 핑계를 늘어놓았고, 나는 변호사를 내세워야만 했습니다.

1993년 10월, 마리 진은 검사를 받기 위해 스타인 박사를 만났다. 스타인 박사는 그녀의 혈압이 90/60으로 매우 낮아진 것을 보고 놀랐다. "약이 지나쳤군요." 스타인 박사는 이렇게 말하고 약을 한 가지로 줄였다. 1994년 초 마리 진이 다시 스타인 박사를 찾아왔을 때 그녀의 혈압은 여전히 90/60이었다. "무슨 조치를 취하고 있는 거죠?" 스타인 박사가 물었지만 마리 진은 그 말에 거의 신경쓰지 않았다. "지난 여러 해 동안 내가 알게 된 것은 대부분의 의사들이 내게 그다지 관심이 없다는 거예요." 그녀는 말한다. 스타인 박사는 약물 처방을 완전히 중단했다.

그 다음 진찰 때에도 마리 진의 혈압은 여전히 비정상적으로 낮은 수치인 90/60이었다. 이번에는 스타인 박사가 설명을 요구했다. "당신은 체중도 줄지 않았고, 식사습관도 바꾸지 않았고, 담배를 끊지도 않았어요. 활동을 덜 하는 것도 아니고 다른 사람들이 혈압을 낮추기 위해 하는 일을 하나도 하지 않고 있어요. 도대체 어떻게 된 일이죠?"

"정말 알고 싶으세요?" 마리 진이 되물었다. "조금만 설명해드리죠. 나는 평생을 똑같은 형식을 되풀이하면서 살아왔다는 것을 알게 되었죠. 언제나 신 앞에 나를 세워놓고는 '나는 이렇게 하겠다.' '나는 저렇게 하겠다.' 하면서요. 지난 가을 나는 난생 처음으로 이렇게 말했어요. '그냥 내버려두자. 일이 생기면 생기는 대로 내버려두는 거야.' 그게 전부예요."

스타인 박사는 이런 사례를 한 번도 본 적이 없다고 말한다. 마리 진 퍼거슨의 혈압은 낮은 정상치를 안정적으로 유지하고 있다. "내 마음만으로 이렇게 할 수 있다는 것이 너무 놀라워요." 그녀는 말한다.

7

병 걸리는 인간, 치유하는 몸

몸이 치유에 능하다면, 인간이 병에 걸리는 이유는 무엇인가?

치유체계는 언제나 존재하고, 언제나 작용하며, 신체의 균형이 상실되었을 때는 언제나 균형을 회복하기 위해 일할 준비가 되어 있다. 그러나 어떤 특정한 순간에는 치유체계의 회복 능력은 필요한 일을 하기에 부적합할 수도 있다. 자외선에 손상된 DNA의 경우를 생각해보자. 이중 나선 구조의 한 가닥만 손상입었다면 효소에 의한 회복은 하나의 공식처럼 이루어진다. 이 회복 과정에서 폴리머라이즈 I은 손상된 뉴클레오티드를 교체하기 위해 손상을 입지 않은 가닥을 안내자로 이용한다. 그러나 만일 두 가닥이 모두 손상을 입었다면 어떻게 될까? 만일 두 줄의 자외선이 우연히 동일한 곳에서 두 개의 가닥을 파괴하면, 그 피해는 폴리머라이즈 I의 회복 능력을 넘어설 것이다. 이러한 변화는 DNA 복제 과정에서 돌연변이의 형태로 고정되고, 이것은 해로운 결과를 낳을 공산이 크다.

혹은 세포막의 표면에서 이루어지는 LDL 수용기의 활동을 통해 혈류 내에서 LDL 콜레스테롤을 제거하는 육체의 능력을 생각해보자. 간에서 만들어져 나오는 콜레스테롤이 일정 수준 이하를 유지한다면 혈청 LDL 콜레스테롤 또한 안전한계에 머무를 테지만, 만일 그 간肝의 주인이 베이컨 치즈버거를 꾸준히 먹는다면 콜레스테롤의 생산량은 그 체계의 수용 능력을 초과할 것이고, 혈청 내의 LDL 콜레스테롤의 농도는 동맥 손상을 유발할 정도로 올라갈 것이다.

또한 어떤 사람들은 충분한 LDL 수용기를 갖고 있지 못하다. 콜레스테롤 물질대사에 유전적인 장애가 있었던 한 사례를 보면, LDL 수용기가 부족하고 혈청 콜레스테롤은 식이요법을 통한 조절에도 불구하고 위험할 정도로 높은 상태였다. 만일 콜레스테롤 수치를 낮추는 약물을 먹지 않으면 이런 문제를 안고 있는 사람들은 아주 어린 나이에도 심장 질환이나 혈관 질환에 걸릴 수 있다.

치유체계의 활동이 잡다한 환경의 간섭으로 좌절을 겪는 경우도 있다. 이물질이 상처 속에 남아 있거나 상처가 감염되면 그 상처는 완치될 수 없다. 만일 영양부족 상태거나 혹은 신진대사가 비정상적으로 저조하거나 혹은 만성적인 질환으로 몸이 허약해져 있다면, 치유체계가 상처나 부러진 뼈 따위를 처리하는 데 필요한 에너지가 충분하지 않게 된다.

몇 년 전에 나는 피로와 집중력 결핍을 호소하는 젊은 여자를 치료했다. 의사들은 그녀에게서 아무 이상도 발견할 수 없었고, 그녀는 대체의학 치료사들을 찾아다니기 시작했지만 아무런 소득도 없었다. 여러 가지 동종요법 치료도 시도해보았지만, 결과는 언제나 허탕이었다. 그녀는 한 자연요법 치료사의 충고에 따라 식사에서 당분을 모두 없애기도 했다. 침술사와 약초치료사들도 그녀를 치료하기 위해 애썼으나 모두 소용이 없었다. 그녀는 적지 않은 비용을 들여가며 심리치료까지 받았지만 원기부족에 대한 정서적인 원인을 발견할 수 없었다. 내가 그녀를 처음 만났을 때 그녀는 축 늘어져 생기가 없었으며, 우울증에 빠져 있었다. 그녀는 자신의 증상과 자신을 효과적으로 치료할 수 있는 치료사를 만나지 못했다는 이야기를 하면서 자주 눈물을 훔쳤다. 그녀의 증상에는 소화장애와 월경불순뿐만 아니라 치유 능력의 현저한 감퇴까지 포함되어 있었다. 나를 찾아오기 1년 전에 그녀는 자동차사고로 한쪽 다리가 부러졌다. 적절한 치료를 했는데도 부러진 다리는 치유되지 않았다. 이런 경우를 의학용어로는 골절의 유착불능이라고 한다. 그녀는 내게 검게 변해버린 오른쪽 엄지발가락을 보여주었다. "4개월 전에 부딪친 발가락인데 지금까지 이래요." 그녀는 말했다. "베인 상처나 타박상이 예전처럼 낫지가 않아요."

그녀는 갑상선 기능 감퇴 증세가 심했지만, 그녀의 갑상선 기능 검사가 정상으로 나와 의사들은 그 사실을 알아채지 못했다. 갑상선 기능 검사는 항상 정확하지는 않는데, 젊은 여성의 경우에는 더욱 그렇다. 나는 이 환자의 면역체계가 갑상선 호르몬에 대항하는 항체를 만들어서, 호르몬이 제 기능을 발휘하기 전에 그것을 무효화시켜버리는 것이 아닌가 하는 의심을 갖게 되었다. 그 결과, 혈액검사가 그녀의 갑상선 기능이 정상임을 보여주었는데도 그녀의 신진대사 능력은 현저히 저하되어 있었던 것이다. 그녀의 치유체계는 생체가 필요로 하는 기본적인 일을 할 만큼의 신진대사 에너지(기초대사량)도 충분히 갖지 못했던 것이다. 따라서 갑상선 호르몬제를 복용하기 시작하자 그녀의 신진대사는 서서히 정상으로 돌아왔고 치유 능력도 점차 향상되었다.

'우리는 왜 병에 걸리는가?' 하는 물음에 대해 간단히 대답하자면 '균형을 회복해야 할 치유체계의 능력보다 불균형적인 세력이나 환경의 힘이 더 크기 때문'이라고 할 수 있다. 불균형 상태를 만드는 세력은 왜 존재하느냐고 묻는다면 그 대답은 좀더 길어질 것이고, 그렇게 되면 우리는 철학적인 탐구 영역으로 깊이 들어가게 될 것이다. 나는 선과 악이 따로 존재할 수 없듯이, 건강과 질병을 상호보완적인 대립 상태로 보며, 하나가 없으면 다른 하나도 있을 수 없다고 믿는다. 질병을 변화의 기회로 이용하는 것, 이것이야말로 진정한 도전이다.

치유란 육체 차원에서 질병이 완전히 사라진 것만을 의미하는가?

아니다. '치유(Healing)'라는 말의 본래 의미는 '완전해지는 것'이다. 신체가 완벽하지 않아도 내적으로 통일감, 완전성, 균형, 평화와 같은 느낌을 가질 수 있다. 나는 사지를 잃고서도 정상적인 사람들보다 더 완전하게 보이는 사람들을 여럿 알고 있다. (또다른 예를 보고 싶으면 189쪽에 나오는 잔의 얘기를 참고하라.) 물론 신체적으로 완전성을 회복하는 것은 바람직한 일이고, 할 수만 있다면 치유체계는 그렇게 할 것이다. 그러나 신체의 질병이 고착되어 어쩔 수 없는 것일 때 치유는 다른 방식으로 일어날 수도 있는데, 구조나 기능의 상실에는 어떤 경우든 그에 대한 적응과 보상이 따른다는 것이 그 예이다.

치유된 상태로 죽는 것은 가능한가?

그렇다. 죽음과 치유는 대립하는 것이 아니다. 치유된 상태로 사망한다는 것은, 자신의 삶을 완전한 것으로 보고 육체의 소멸을 받아들일 수 있다는 것을 의미한다. 치유가 이루어진 후 죽음에 이르는 이야기는 옛 성현들의 말년에 얽힌 믿을 만한 이야기들이, 특히 불교의 전승에서부터 현대에 이르기까지 수도 없이 많이 남아 있다. 이런 이야기들은 죽음을 현대의술의 모든 무기를 동원해서 싸워야 할 궁극적인 적으로 보는 현대의학의 생각과는 닮은 점이 거의 없다. 환자들은 대개가 이 전쟁터에 꼼짝없이 붙잡혀 치유 기회를 갖지 못하고 있으며, 우리 문화권에 속한 사람들은 삶을 죽음을 위한 준비단계로 이용하는 것과 관련한 실질적인 정보를 접할 수조차 없다. 다른 문화권에서, 그리고 다른 시대에는 '죽음의 기술'이 책과 논문에서 인기있는 주제로 다뤄지곤 했다. 나는 이 주제가 다시 활발하게 다뤄질 수 있기를 바란다.

치료와 치유 사이의 관계는 무엇인가?
치유를 추구한다면 치료는 무시해도 되는가?

만일 내가 세균성 폐렴이라는, 생명을 위협할 수도 있는 폐의 감염으로 앓아누웠다고 가정해보자. 나는 병원에 가서 정맥에 항생제 주사를 맞고, 회복, 퇴원의 과정을 거쳐 병이 나았다. 병이 나은 원인은 무엇인가? 의사와 환자를 포함해서 대부분의 사람들은 병원의 치료 때문이라고 말할 것이다.

나는 당신에게 다른 방법으로 해석해보라고 권하고 싶다. 항생제는 면역체계가 기선을 잡고 일을 끝낼 수 있는 수준까지 해로운 균의 수를 감소시킨다. 이 경우에 실제로 치유 과정을 일으키는 것은 면역체계이다. 면역체계는 순전히 세균의 숫자에 눌려, 그리고 그것들이 만들어낼 수도 있는 모종의 유독물질에 압도되어 감염 상태를 종식시키지 못할 수도 있다. 물론 면역체계 자체는 치유체계의 한 구성 요인이다.

치료행위가 있었건 없었건, 모든 질병이 낫는 궁극적인 공통 원인은 치유체계에 있다. 치료가 효과를 발휘하는 것은 내적인 치유 메커니즘의 활동을 통해서이다. 치료(약물과 수술을 포함해서)는 치유를 촉진하고 치유에 방해되는 요소들을 제거할 수 있지만, 치료와 치유는 같은 것은 아니다. 치료는 당신의 외부에서 시작되는 것이고 치유는 내부에서 비롯되는 것이다. 그렇다고는 해도 치유를 기다리며 치료를 거부하는 것은 어리석은 짓일 수가 있다.

홍수에 휩쓸린 한 신앙심 깊은 남자의 이야기가 생각난다. 집이 물에 잠기기 시작하자 그는 하나님이 자신을 구해줄 거라고 확신하고 기도를 시작한다. 결국엔 지붕에까지 올라가게 되었으나 기도를 중단하지 않았다. 작은 배를 탄 두 남자가 물에 잠긴 집 옆을 지나다가 그를 구해주겠다고 소리쳤다. 그는 거절했다. "하나님이 구해주실 거요." 그가 외쳤다. 물이 무릎까지 차올랐을 때 모터보트를 탄 사람이 다가와서 도와주겠다고 말했다. "사양하겠습니다." 그는 대답한다. "하나님이 구해주실 것을 믿습니다." 마침내 민방위대의 헬리콥터가 하늘을 날며 사다리줄을 내려뜨린다. 이제 물은 그의 목까지 차올랐지만, 사내는 헬리콥터에 대고 그냥 가라는 손짓을 한다. "하나님이 구해주실 겁니다." 이렇게 헬리콥터에 탄 대원들에게 소리친다. 그러나 잠시 후 물은 그의 머리를 덮었고, 그는 잠깐 바동거리다가 익사한다. 그런 다음 그는 하늘나라에서 하나님 앞에 서 있다. "주님, 왜 저를 구해주지 않으셨나요? 제 믿음은 한 번도 흔들리지 않았는데요. 어떻게 저를 죽게 내버려두실 수 있죠?" 그가 따져 묻는다. "너를 죽였다고?" 하나님이 노해서 소리쳤다. "나는 네게 노 젓는 배도 보냈고, 모터보트도 보냈고, 헬리콥터도 보냈다. 대체 넌 무얼 기다리고 있었나?"

 ## 치료가 필요한 시기를 어떻게 알 수 있나?

여러분은 의학이 할 수 있는 것과 할 수 없는 것을 반드시 알아야 하고, 현대 서양의학의 치료에 어떤 질병이 반응하고 어떤 질병이 반응하지 않는지를 알아야 한다. 약보다는 치유체계에 의존하는 것이 더 나을지도 모른다.

예를 들어 전염병을 생각해보자. 20세기에 이루어진 가장 위대한 의학적 진보는 공중위생을 개선하고 대중의 면역성을 증강시킨 것과 항생제를 발명한 것이다. 20세기 초반에 전염병은 어린이와 청소년들의 목숨을 앗아간 주범이었다. 20세기 후반에 의사들이 가장 많이 대한 질병은 대부분 성인들에게서 발견된 것으로 전염병이 아닌 만성적인 소화기 질환이었다. 이런 변화와 더불어 현대인들은 (흔히들 '특효약'이라 부르는) 항생제가 그들을 완전하게 보호해줄 것이라는 믿음을 갖고서 전염병, 특히 세균 감염에 대해 대수롭지 않게 생각한다.

그러나 가장 강력한 약물에도 저항력을 갖춘 미생물들이 무자비할 정도로 생겨나는 현상을 눈앞에서 보고 있는 전염병 전문가들은 그렇게 생각하

지 않는다. 결핵의 경우처럼 정복된 것처럼 생각했던 질병도 다시 나타난
다. 임질을 일으키는 병원균과 같이 전혀 내성을 갖지 않던 미생물들이 지
금은 내성을 가지고 있다. 더 심각한 문제는 내성이 발달하는 속도가 그 세
균의 전염 속도만큼이나 빠르다는 것이다. 새로운 항생제는 처음 몇 개월
동안만 작용할 뿐, 그 후에는 세균이 항생제를 무력화시키는 방법을 배우게
된다. 일단 시카고에 내성을 가진 세균이 생겨나면, 그들은 단 몇 주 안에
북경에서도 모습을 나타낸다.

　　세균과의 무기 경쟁에서 우리가 지고 있다는 것은 분명한 사실이다. 이
런 놀라운 상황전개는 우리에게 중요한 질문을 제기한다. 외부에서 다가오
는 병원체들에 대항하는 방법으로 무기를 믿는 것이 나으냐, 아니면 우리를
좀 덜 취약하게 만드는 내적인 원천을 믿는 것이 나으냐 하는 것이다. 항생
제와 세균에 대한 경험은, 무기에만 전적으로 의존하는 것이 비록 처음에는
매우 효과적으로 보이지만 결국에는 우리를 심각한 곤경에 빠뜨리고 만다
는 사실을 일러준다. 이러한 무기들은 세균의 유전학적 형질을 변화시켜 세
균으로 하여금 더 강력한 병원성[25]을 갖게 만들어 그들을 더욱 위험한 상대
로 만든다. 반면 우리가 신체의 저항력을 키우는 데 집중하면 세균은 예전
의 상태에 머물러 있게 되고, 그 결과 우리 자신을 방어할 수 있는 것이다.
그러므로 약물과 의사에 기대기보다는 치유체계에 의존하는 것이 더 현명
한 처사일 것이다.

---

25 병원성(vivulence) : 미생물이 질병을 발생시키는 능력.

☀ 만일 낫는 데 실패하면 그것은 나의 잘못인가?

사람들에게 왜 병에 걸린다고 생각하느냐고 질문해보면 참 재미있다. 의과대학 시절에 나는 유방암에 걸린 할머니 세대의 여성들에게 그런 질문을 해보았다. 그들의 대답은 모두 다 과거의 부상과 관련이 있었다. "20년 전에 책상에 부딪쳐서 가슴에 심한 멍이 들었어요." "40대 초반에 사고를 당한 일이 있는데, 그때부터 가슴이 아팠어요." 요즘 환자들에게 똑같이 질문하면 부상을 얘기하는 사람은 아무도 없다. 대신 그들은 이렇게 얘기한다. "결혼생활 내내 남편에 대한 분노를 꾹 누르고 살았어요." "나는 한 번도 슬픈 감정을 밖으로 표현하지 못했어요." "나는 내 감정대로 행동한 적이 없어요." 이것은 분명 중요한 변화인데, 과연 그 변화의 의미는 무엇일까?

자립에 관한 서적들과 뉴에이지 철학이 대중 사이에서 인기를 얻으면서, 정신과 육체의 상호작용에 대한 문화적인 경사傾斜는 질병의 책임이 각 개인에게 있다는 생각을 갖게 했다. 정신의 어떤 습관 때문에, 부정적인 감정을 발산하지 못하기 때문에, 영적인 삶을 영위하지 못하기 때문에 우리는 스스로를 병들게 만든다. 이런 생각을 장려하는 사람들의 생각은 매우 좋다. 그들은 우리가 스스로의 안녕에 좀더 책임지길 바라고, 우리가 정신을 치유 과정에 도움이 되도록 이용할 수 있다는 것을 깨닫기 원한다. 모두 다 훌륭하다. 그러나 그들의 메시지가 낳은 의도하지 않은 결과 한 가지는, 사람들 마음속에 상당한 죄의식을 만들어냈다는 것이다. '내가 암을 자초했어' '만일 내 병이 낫지 않으면, 나는 나쁜 사람인 게 분명해' 등등. 질병에 대한 죄의식은 전혀 건설적이지가 않다. 치유에 도움이 안 되기 때문이다.

한때 유행했던, 유방암이 과거의 부상 때문에 생긴다는 생각에는 과학적인 근거가 전혀 없다. 억눌린 감정과 관련한 새로운 공식도 마찬가지로 잘못된 듯싶다. 내가 보기에 유방암은 유전과 환경요인의 복합적인 상호작용으로 생기는 것이 아닌가 생각된다. 우리의 생활양식은 다이어트나 음주, 발정성 독소에 대한 노출 등과 같은 요소를 선택하게 되는데, 이러한 요인들이 감정보다 훨씬 큰 영향을 미칠 수 있다. 나는 슬픔이나 우울 같은 감정이 면역성을 억압해서 악성 세포가 초기 종양으로 자라는 기회를 제공한다고 믿는다. 그러나 분노가 그 밖의 다른 감정을 표현하지 못해서 암을 자초한다는 생각에는 동의하지 않는다. 더군다나 치유의 실패가 개인의 정신이나 영혼의 성격에 대한 판단 기준이 된다는 생각에는 결단코 반대한다. 기도와 치유 사이의 관계를 연구한 몇 안 되는 의사 중의 한 사람인 래리 도시 Larry Dossey 박사는, 동서양의 성인聖人들 중에 암으로 사망한 인물들의 명단을 적은 인상적인 목록을 작성했는데, 그 수가 너무 많아 암이 성인들의 직업병이 아닌가 하는 생각이 들 정도다. 만일 치유가 부정적인 감정의 초월과 깨달음에 달렸다는 생각에 자꾸 마음이 끌리거든 이 사실을 명심하기 바란다.

암의 자연적인 진정이 치유체계가 활동하고 있다는 가장 좋은 보기인가?

암에 걸린 환자가 자연적인 차도를 보이는 경우는 아주 드물고 극적인 사건인데다가 그 병이 치료를 위한 모든 시도에 저항하는 무서운 질병이기 때문에, 암의 회복은 사람들의 관심을 끌고 대중매체의 기사거리가 된다. 내 생각으로는 그것이 치유반응의 가장 좋은 보기는 아니다. 다른 질병과 달리 암은 특별한 경우이다(19장을 보라). 이러한 사례들은, 그리 화려하지는 않지만 훨씬 중요한 치유체계의 작용에 관심갖는 것을 방해한다. 암의 자연적인 회복은 치유체계의 한 가지 특수한 활동에 지나지 않고, 실제로는 치유체계의 일상적인 활동이 더 주목할 만하다.

선불교에서는 수행자들에게 일상성 속에 깃든 비일상성을 체험하라고 가르친다. 습관적인 지각의 회색 필터를 버리고 일상적 경험의 기적과도 같은 본질을 보라는 것이다. 명상을 처음 시작하는 사람들은 그 목적이 유체이탈幽體離脫이나 환시, 마음의 귀에 들리는 천상의 노랫소리, 영적 능력과 같은 비범한 의식 상태를 획득하는 것이라고 상상하기 쉽다. 선사들은 그런 체험들이 영혼의 발전 과정과는 아무 상관도 없으며, 만일 그런 경험을 하게 되더라도 거기에 특별한 의미를 부여해서는 안 된다고 가르친다. 대신 그들은 수행자들이 자리에 가만히 앉아서 숨이 들고 나는 것과 같은 존재의 가장 일상적인 측면에 관심을 집중하도록 이끌어준다.

우리는 인간의 육체가 지니는 치유체계의 가장 일상적인 활동에 대해서 이해는 고사하고 거의 지각조차 하지 못하고 있다. 우리를 둘러싸고 있는 상해와 질병의 모든 잠재적 요인들과 인체의 안과 밖에서 순간순간 발생하는 모든 변화에도 불구하고 우리가 거뜬히 살아남아 있는 것은 놀라운 일이다. 잘못될 수 있는 모든 것에 대해 잠시 생각해보자. DNA를 손상시킬 수 있는 자외선의 끊임없는 공격, 1초도 쉬지 않고 이루어지고 있으면서 만에 하나라도 잘못되면 유전적인 사고를 초래할 수도 있는 수백만 번의 세포분열, 가능한 모든 통로를 통해 우리의 신체 안으로 들어올 수 있는 무수한 자극제와 독성물질 분자들, 우리의 신체 조직을 와해시키는 마모력, 노화의 압력, 무수한 바이러스와 세균, 그 밖에 우리가 살고 있는 곳에 존재하는 질병의 잠재적인 모든 매개체들, 여기에다가 우리의 신경을 압박하고 정신과 육체 사이의 균형을 위협하는 정서적인 공격들은 더 말할 나위도 없다. 이 모든 것을 견디고 아무런 사고 없이 하루를 지내고 그 다음날로 넘어간다는 것은 실로 기적이라 해도 지나치지 않다.

우리가 비교적 정상적인 건강 상태를 유지하며 살아가는 하루하루가 치유체계의 활동을 증명해주고 있다. 이 체유체계의 측량할 수 없는 가치는 질병의 회복을 가능하게 한다는 데 있는 것이 아니라, 그것이 부침浮沈 많은 일상생활 속에서도 건강을 유지할 수 있게 해준다는 데에 있다. 바로 여기에서 우리는 일상 속의 비일상성이 갖는 진가를 확인할 수 있다.

건강을 지키기 위해 치유체계의 활동을 향상시키는 것이 가능한가?

그렇다. 그 방법에 어떤 것이 있는가에 관한 것이 바로 이 책 제2부의 내용이다.

"병이 우리를 성숙하게 했습니다"

태도의 변화가 일으킨 치유

잔 바넷은 비장이 아주 크다. 너무 커서 그녀는 자신에게 맞는 옷을 사는 데 어려움을 겪는다. "전 마치 임신 5개월 된 여자처럼 보여요." 그녀가 웃으며 말한다. 그녀에게는 이 밖에도 격심한 활동을 하고 나면 가끔 숨이 차는 일이 있는데(빈혈 증세 가운데 하나다), 그러면서도 정상적인 삶을 살고 있다. (잔은 자신이 매우 행복하고 운이 좋은 여자라고 생각하기 때문에, 사실 그녀의 삶은 정상 이상이다.) "전 오늘 죽는다고 해도 후회는 없어요." 그녀가 나에게 이렇게 말한 적이 있다. "정말 충만하고 멋진 인생이었어요. 지금도 마음속에 평화로운 느낌이 가득해요."

나이가 40이었던 10년 전, 잔은 병원에서 건강진단을 받았다. 의사는 그녀의 비장이 확장되었다는 것을 알았고, 혈액검사 결과도 좋지가 않았다. 의사는 비장절제수술을 받으라며 그녀를 외과의사에게 보냈다. (한때 비장을 없어도 되는 기관으로 여겨 비장절제수술이 흔했던 적이 있었다.) 다행히도 외과의사의 생각은 좀더 신식이었다. 의사가 잔에게 말했다. "우리는 더이상 그런 일을 안합니다. 최소한 비장이 확장되는 이유를 알기 전에는요." 그는 잔을 혈액 전문의에게 보냈다. 잔 바넷은 원인불명의 희귀한 질병인 초기 골수섬유증 혹은 특발성 골수성화생증[26]에 걸린 것으로 판명되었다. 비장을 제거했다면 그녀는 죽었을 것이다. '골수성화생증'이란 골수와 비슷한 조직이 정상적인 위치가 아닌 엉뚱한 곳에서 성장하는 것을 말하는데, 잔의 경우에는 그 장소가 바로 비장이었다. '특발성'이란 '원인이 알려지지 않은'이라는 뜻이다. (아마도 '환자가 어떻게 해서 이런 상태가 되었는지, 어떻게 해야 원래의 상태로 되돌릴 수 있는지에 대해 전혀 알지 못한다'는 말이 더 맞을 것이다.) 그 원인은 제대로 기능하고 있는 골수의 자리를, 결합조직을 만드는 세포인 섬유아세포가 차지해버리기 때문이다. 생명을 위협하는 이런 진행에 대한 반응으로, 비장이 혈구를 생산하는 역할을 떠맡게 된 것이다. 비장의 확장은 이 질병에 대한 보상(혹은 치유) 반응이었고, 바로 이런 이유로 비장절제수술이 아주 위험했던 것이다.

초기 골수섬유증의 예후는 불확실하다. 이 병에 걸리는 사람들은 대부분 6,70대로서 잔보다 나이가 많은 사람들이고, 이들은 다른 원인에 의해서도 사망할 수 있다. 이런 골수의 이상이 백혈병으로 발전하기도 한다. "의사들은 내 나이 때에는 그게 드문 병이라면서, 예상 수명이 10년이라고 말했습니다." 잔은 회상한다. "그러면서도 저한테 한결 희망적인 통계들을 제시했는데, 그 중에는 환자의 25% 정도는 병이 더이상 발전하지 않는다는 내

---

26 **특발성 골수성화생증**(agnogenic myeloid metaplasia) : 만성 골수성백혈병과 비슷한 질환으로, 비장이 비정상적으로 커지는 비종脾腫, 골수세포가 비장과 같이 골수가 아닌 다른 조직에서 형성되는 골수세포의 이소형성異所形成과 같은 현상이 나타난다.

용도 들어 있었어요. 나는 '그거 나쁘지 않군, 나도 그 안에 포함될 수 있어.' 하고 생각했죠." 의사들은 아무런 치료도 제안하거나 추천하지 않았다. "나는 그 점을 정말 고맙게 생각하고 있습니다." 잔은 말한다. "내게 도움이 될 만한 약물이나 수술방법이 없었기 때문에 모든 게 나 자신에게 맡겨지게 되었죠." 의사들은 상태의 변화를 지켜보기 위해 정기적으로 혈구수 측정을 위한 혈액검사만 받으면 된다고 말했다.

진단을 받은 후 몇 달 동안 잔은 생활에 많은 변화를 주었다. "나는 늘 건강에 도움이 되는 것만 먹었기 때문에 식사에 크게 변화를 줄 것은 없었지만, 내가 직접 계획을 짜서 운동을 시작했어요. 지금은 그게 내 생활에서 중요한 부분이 되어버렸죠. 원래부터 수영은 해왔고, 지금은 파워 워킹을 합니다. 운동을 하니까 내가 기대했던 효과 외에도 의외로 얻어지는 게 많았습니다. 심리적인 활동을 할 수 있는 시간이 생기게 되고, 내면의 삶에 대해 생각할 시간도 생기더군요."

잔은 가장 중요한 변화는 정신적인 것이었다고 말한다.

"무엇보다도 나는 자신에게 스스로를 돌보도록 했습니다. 나는 자신을 길들이는 일에 대해 결코 변명하지 말자고 다짐했습니다. 나는 부담이 컸던 간호학 교과과정 수강을 그만두고 대신 경험교육학 박사과정을 시작했습니다. (나의 경험은 이 병과 더불어 사는 것이고 건강에 대한 전체론적 철학을 받아들이는 것이었습니다.) 나는 항상 잠과 휴식이 충분하다고 스스로 믿었습니다. 그랬더니 내부에서 동요가 일어나기 시작하는 것이 보이더군요.

나는 정말 문제 많은 가정에서 성장했습니다. 어머니는 내가 아홉 살 때 광적인 우울증으로 정신이 이상해졌고, 새아버지는 알코올중독자였습니다. 나는 초기 골수섬유증이라는 진단에 관해 다른 견해를 들어보고 싶어 마요

Mayo병원에 있는 한 의사를 찾아갔습니다. 의사는 내게 그런 특이한 질병에 걸릴 어떤 독성물질에 노출된 적이 있었냐고 물었습니다. 나는 웃었죠. 가정생활의 정서적인 독성들이 머릿속에 떠올랐거든요. 대부분은 어머니를 중심으로 일어난 일이었어요. 전 어머니가 끔찍이도 보기 싫었어요. '어머니'라는 말을 꺼내거나 생각만 해도 내 안에선 폭풍이 일었죠. 나는 이런 태도를 치유하는 것이 건강으로 향하는 열쇠가 되리라는 것을 몰랐습니다.

진단이 나오고 5개월 정도가 지나서, 어머니와의 관계를 변화시킬 수 있는 유일한 길은 내가 어머니를 다른 눈으로 보는 것이라는 사실을 이해하게 되었습니다. 나는 내가 그럴 수 있었던 바로 그 순간을 기억합니다. 다시 태어나는 것 같았어요. 그때부터 온전한 사람이 되는 것이지요. 그런 종류의 독성이 제거됐을 때 어떤 인생이 주어지는지 선생님은 모를 거예요. 그 이후로 나는 줄곧 내면의 동요가 아닌 평화와 더불어 살았고, 정말이지 몸 상태에 대해서 걱정하지 않았습니다. 가족들도 믿을 수 없을 만큼 많이 도와주었어요. 우리는 모두 이 경험을 통해 성장했습니다. 우리는 모두 하루하루의 소중함을 알고 있고, 문제가 드러나면 그것을 해결해야 한다는 것도 알고 있어요. 우리에겐 아직도 문제가 있지만, 그냥 덮어두진 않습니다."

잔은 요즈음 미네소타 주 만카토에 있는 호스피스에서 죽음을 앞둔 환자들을 돕는 일을 하고 있다. 지난 10년 동안 그녀의 혈구 수는 놀랄 만큼 안정적인 선을 유지해왔다. 그녀가 만났던 혈액 전문의들은 이런 상황에 대해 거의가 논평하지 않는데, 최근의 한 전문의가 그녀가 '정말 놀랄 만큼 잘해냈다'는 말을 했다. 잔은 높은 계단을 오를 때만 숨이 찰 뿐, 그 외에는 아무 불편이 없다고 말한다. "가족들이 재미있는 반응을 보이더군요. 내가 정말 다른 사람이 됐다면서, 나한테서 굉장한 안정감이 느껴진대요."

"마음이 통증을 만들고 있었습니다"

스트레스 해소로 치유한 통증

에단 나델만이 처음으로 등에 문제가 생긴 것은 1981년 여름, 그의 나이 24세 때였다. 원인이 될 만한 특별한 사건이 없었는데도 등 아래쪽에서 이유를 알 수 없는 격렬한 통증이 느껴졌다. 건강한 신체에 농구를 좋아했던 에단은 갑자기 불구자가 되어버렸다. 그는 거의 걸을 수가 없었다. 그러나 열흘이 지나자 통증이 조금씩 가벼워지기 시작했고, 결국에는 처음 시작되었을 때처럼 신비스럽게 사라져버렸다.

에단은 정치학자로서 국제적으로 알려진 약물 정책 전문가다. 1981년 처음으로 등 통증을 겪었을 때 그는 하버드에서 행정학 분야의 박사시험을 준비하고 있었고, 또 가을에는 하버드 법과대학에 들어갈까 하는 생각을 하고 있었다. 2년 후 그가 학과공부 때문에 엄청난 부담을 느끼고 있을 무렵 (그는 법과대학 2학년이었고 행정대학원 3년째였다) 에단은 또 한번 등에 통증을 느꼈는데, 그의 생각에 이번에는 분명한 원인이 있었다. 헬스클럽에서 바벨을 들다가 잘못된 것이다. 오른쪽 다리로 옮아간 통증이 너무나 심해져서 그는 정형외과의사를 찾아갔다. 컴퓨터 단층 촬영 결과 아래쪽 요추 뼈가 추간판椎間板 헤르니아[27]에 걸렸음이 드러났다. 의사는 강력한 항염증성 약물인 인도메타신(인도신)을 처방했다. 몇 달이 지나도 통증은 가라앉지 않았다. 의사는 다른 외과의사를 찾아가보라고 추천했고, 그 의사는 '한 달 안에 나아지지 않으면 수술을 받아야 한다'고 말했다. 그 뒤로 한 달이 채 못 되어 통증이 가라앉아서, 마침내 인도신을 투여하지 않아도 되었다. 그 체험은 그의 마음을 여지없이 뒤흔들었다. 그는 말했다. "농구하는 것도 겁났고, 헬스클럽에서도 무리하지 않으려고 애썼습니다. 한마디로 조심스러워진 거죠."

그 후 몇 년 동안 에단의 등에는 별다른 문제가 없었다. "농구, 라켓볼, 보디빌딩도 다 시들해졌죠." 그는 회상한다. "해봐야 며칠, 아니면 한 주 정도 했으니까요." 그는 1986년에 결혼했고, 2년 후에 아버지가 되었다. 나는 이 무렵에 그를 처음 만났는데, 당시 그는 프린스턴대학교의 조교수로서 스트레스 속에서도 활동적인 학자로서 살아가고 있었다.

1991년 6월에 에단이 유럽 여행에서 돌아왔을 때 그의 등에 '조그만' 문제가 생겼는데, 여름이 지나자 통증이 사방으로 번지면서 점점 심해졌다. 8월 하순에 농구경기를 하고 난 후 극심해진 통증은 사라지지가 않았다. 일주일이 지난 9월 초에는 상태가 더욱 악화되어서, 그는 안마치료사를 찾아

---

27 **추간판 헤르니아**(herniated disc) : 척추뼈 사이사이에 있는 추간판(disc)의 수액이 탄력을 잃어 약한 부위가 밖으로 비어져나온(헤르니아) 병적 상태. 때로는 추간판이 부어오르기도 하고, 찢어져서 파편같이 되기도 한다. 이렇게 되면 척수신경근을 압박하여 일정한 신경 증세를 나타낸다. 요추 하부의 추간판 헤르니아가 가장 흔하다.

전전하다가 한 여성 지압치료사를 만나게 되었다. 그 치료사는 자신의 치료를 받고 나면 약간 불편해질 거라고 말했는데, 결과는 그녀가 말한 대로였다. 며칠이 지난 어느 날 그는 평상시와 달리 매우 일찍 잠에서 깨어났는데, 전혀 잠을 잔 것 같지 않게 몸이 찌뿌드드했다. 산책을 나갔다가 집에 돌아오자마자 체온이 40도까지 올라가버렸다. 다음날 아침에 신열과 등의 통증은 사라졌으나 대신 통증은 오른쪽 좌골로 옮아갔다. 그는 다시 지압치료사를 찾아갔다.

당시 그는 사흘 일정으로 열리고 있던 약물 정책의 개혁에 관한 중요한 의사 회의를 이끌어야 했다. 우연히 그 회의에 참석하게 된 나는 에단이 그런 통증에 시달리는 것을 보고 마음이 아팠다. 회의 둘째 날 아침 그는 내게 지난밤에 오른쪽 장딴지가 너무 아파서 잠을 제대로 자지 못했다는 이야기를 했다. 통증은 계속 심해지고 있었다. 그는 한밤중에 눈물을 흘리면서 깨어나곤 한다고 했다. 며칠 후 그는 회의장 현지에 있는 병원을 찾아가 진통제인 데메롤[28] 주사를 맞았고, 그래서야 겨우 고통 없는 하룻밤을 보낼 수 있었다.

이제 지압치료의 효과는 그때뿐이었고, 그래서 에단은 정형외과의사를 찾아가 X선 검사와 MRI 검사를 받았다. 이 무렵 그는 똑바로 서 있지도 못했다. MRI 검사 결과 추간판(디스크) 두 개가 비어져나와 있었고, 그 중 하나는 파편처럼 찢어져 있었다. 정형외과의사는 즉각 수술을 받으라고 권하면서 먹는 마취제와 신경안정제인 디아제팜을 처방했다.

에단은 나에게 조언을 구했으나, 그의 고통이 너무 심했고 마취제와 디

---

28 데메롤Demerol : 성분의 이름은 메페리딘meperidine으로 모르핀과 비슷한 작용을 한다.

아제팜의 복용량이 너무 많아 그와 이야기를 나눈다는 것은 거의 불가능했다. 그는 이 기간에 우리가 나눈 이야기를 기억하지 못한다고 나중에 말했다. 나는 그에게 수술에 동의하기 전에 다른 의견을 알아보라고 말했다. 나는 또 〈등 통증의 치유Healing Back Pain〉라는 책을 읽어보라고 권했다. 이 책의 저자인 존 사노John Sarno는 뉴욕의 의사로, 대부분의 등 통증은 정신이 신경의 정상적인 작용과 근육의 혈액순환을 간섭하여 생긴다는 것을 보여주는 유력한 사례들을 모았고, 그런 상태를 그는 TMS(Tension Myositis Syndrome : 긴장성 근염증후군)라고 불렀다. 에단은 약 때문에 정신이 몽롱한 상태에서도 자신의 문제가 심신상관적이라는 얘기를 듣고 싶어하지 않았다.

얼마 후 에단이 나에게 전화를 했다. 내 말대로 다른 의견을 알아보기 위해 한 의사를 찾아가보았는데 그전 의사와 똑같은 소리를 하더라는 것이었다. 망가진 디스크를 제거해서 신경에 가해지는 압박을 풀어주라고 말이다. 나는 또다시 그와 얘기하기가 어렵다는 것을 느꼈다. 통증이 견딜 수 없을 만큼 심해지자 그는 며칠 안에 수술을 받으러 가야겠다고 말했다. 나는 그에게 며칠만 참아보라고, 침술이나 최면치료로 일시적으로라도 통증을 사라지게 할 수 있는지 한번 알아보자고, 또 사노 박사를 만나보라고 말했다.

내가 사노 박사의 책을 추천하는 데에는 몇 가지 이유가 있었다. 나는 등의 통증 때문에 상상할 수 있는 모든 치료를 다 받아보고 결국엔 그를 찾아가 치유된 환자들을 많이 보았다. 치유는 아주 단순하게 이루어졌는데, 그의 책을 읽고, 약속 시간에 찾아가 만나고, 정신이 어떻게 등의 통증을 만들어내는가에 관한 그의 저녁 강연을 듣는 게 전부였다. 너무나 쉽게 치료된다는 환자들의 말에 나는 처음에는 의심이 들었다. 그러나 나는 곧 나 자신의 경험이 떠올랐다. 나도 격심한 등의 통증을 경험한 적이 있었다. 그것은 분명히 나의 감정 상태(절친했던 친구 둘을 한꺼번에 잃어버린 일 때문에 생겨난 슬픔)와 관련있었고, 3주 후에는 갑자기 통증이 사라졌다. 그 후에는 한 번도 등의 통증이 없었다. 그 뒤로 나는 매우 심각한 만성 두통으로 고생하던 남자가 사랑에 빠지자 마술처럼 통증이 사라진 경우도 두 번이나 보았다. 마침내 나는 '북아메리카 근골筋骨통증 학회'라는 흥미로운 학술회의에 참가하게 되었는데, 나는 그 회의 주최 측으로부터 통증의 의미에 관한 기조연설을 해달라는 부탁을 받았다. 내 다음번 연사는 등 통증의 주관적인 체험과 근골격 기능 장애의 객관적인 검사(X선이나 MRI 검사 같은) 사이의 무관성이라는 주제를 가지고 흥미진진한 강연을 하였다. 그는 환자의 X선 사진과 MRI 사진을 보여주었는데, 그 사진은 너무나 끔찍해 보여서 그 환자들이 서거나 걸을 수 있다는 것을 믿을 수 없을 정도였으나, 그들은 분명히 통증도 없었고 정상적인 활동을 할 수 있었다. 통증 때문에 몸을 움직일 수 없게 되었는데도 그 사람의 척추뼈가 정상으로 나타난 경우들도 있었다. 내 생각엔 이 모든 정보가 사노 박사의 견해와 일치하는 것 같았다.

더구나 나는 에단이 겪고 있는 아주 특별한 스트레스를 알고 있었다. 학자로서 겪는 모든 중압감에다가, 그의 결혼생활 역시 몹시 부담스러운 것이었고, 그의 딸은 많은 것을 요구하는 나이가 되어 있었다. 내 생각에 그는 전형적인 TMS의 사례로 여겨졌다.

에단은 최면요법 치료사도 찾아가지 않았고, 침술치료도 받지 않았다. 그렇지만 사노 박사의 책은 읽었다. 그는 몇 가지 이유로 인해 그 책에 관심을 갖게 되었다고 말했다. "우선 내가 엄청난 스트레스를 받고 있다는 것을 깨닫게 되었습니다. 둘째, 통증이 내 등 아래쪽에서 갑자기 다리로 옮아간 것이 특이하게 생각되었습니다. 셋째, 1983년의 경험이 생각났는데, 그때

의사는 한 달 안에 괜찮아지지 않으면 수술을 받아야 한다고 했는데, 결국 괜찮아졌습니다. 게다가 사노 박사가 전개한 분석과 논의는 마음을 사로잡는 것이었습니다."

의사는 매우 심하게 부서진 디스크를 보여주는 MRI 사진으로 무장하고 그에게 수술을 강요하고 있었다. 에단은 기진맥진했고, 진정제와 디아제팜 때문에 정신이 혼미해졌다. 그래도 그는 여전히 버텼다. "다른 의사를 만났는데, 그는 내게 코르티손을 주사했습니다. 조금 나아졌습니다. 가끔 뜨거운 물로 목욕하는 것이 도움이 되었지만, 정강이 쪽의 통증은 정말 견디기 어려웠습니다." 그는 사노 박사의 책에서 추간판 헤르니아 자체가 통증을 만들어내지는 않는다고 읽었다. 그것은 근육을 약하게 하거나 신경의 기능장애와 같은 증세를 만들어내긴 하지만, 통증을 일으키지는 않는다. 통증은 물리적인 부상 부위에도 따라붙을 수 있지만, 이 경우에는 정신이 만들어낸 TMS였다. 에단은 사노 박사와 약속한 후, 아픈 몸을 이끌고 뉴욕으로 갔다.

"사노 박사는 MRI 사진은 안중에도 두지 않고 오로지 다리근육 검사 결과에만 관심이 있었는데, 그 검사는 신경에는 이상이 없다는 사실을 보여주고 있었습니다. 그는 즉시 물리적인 검사를 하는 TMS 사례가 분명하다고 말하면서, 진통제는 불필요하니까 끊어야 한다고 했습니다. 분명히 좋아질 거라고 하면서, 농구도 다시 할 수 있게 될 거라고 말했습니다. 내가 해야 했던 일은 그의 진단을 받아들이는 일뿐이었죠. 우연히 그날 저녁에 그의 저녁 강연이 있어서 나도 참석했습니다. 전부 40명가량이 참석했는데, 모두들 중상류층이었습니다. 나는 사람들이 좋아진다고 얘기하는 것을 많이 들었습니다. 한 남자는 자기의 등 통증이 어떻게 갑자기 손가락으로 옮겨갔는지 말했습니다. 어쨌거나 나는 거기 앉아 그런 이야기를 모두 들었고, 그러는 동안 통증이 가라앉기 시작했습니다. 강연이 끝나고 친구 집으로 가서 식사를 했습니다. 통증은 없었습니다.

사노 박사는 내게 종류를 막론하고 물리치료는 받아서는 안 된다고 말했습니다. 그는 등에 가해지는 간섭은 어느 것이든 통증이 거기서부터 비롯된다는 잘못된 생각을 강화한다고 생각하고 있더군요. 그는 환자들에게 그들 자신의 어떤 심리적 고통이 육체로 옮아가는지 찾아내길 바랍니다. 그런 말을 듣고도 나는 물리치료를 완전히 포기할 수가 없어서, 다음날 아침 정형외과의사를 만나러 갔습니다. 그는 사노의 생각이 일부는 옳지만 그래도 물리치료는 받아야 한다고 말했습니다. 그날로 통증이 다시 시작되었습니다. 그날 밤에 꿈을 꾸었는데, 꿈속에서 사노 박사가 그 정형외과의사와 물리치료에 관해 논쟁을 벌였습니다. 깨어났을 때 통증은 덜했고, 나는 물리치료를 받으러 가지 않기로 결심했습니다. 진통제를 끊었더니 금단 증세가 조금 나타나더군요."

에단은 통증이 새로운 양상을 띠기 시작했다고 말한다. "이른 아침에는 통증이 심했지만 오후 2시쯤 되면 차츰 희미해지다가 아무렇지도 않게 되었습니다. 한 달쯤 지나니까 통증이 완전히 사라지더군요." 그 후 그는 결혼생활을 진지하게 되돌아보고 그것을 정리해야겠다는 생각과 함께 그 시기를 언제로 잡을지를 생각하기 시작했다.

한 달 뒤에 에단은 아무 탈 없이 보디빌딩과 농구를 다시 시작할 수 있었다. 다시 한 달 후에 그는 이전의 난관으로부터 완전히 벗어날 수 있었는데, 그 일로 그는 더욱 활기차졌고, 스스로 그 어느 때보다도 더 유능하다고 느끼게 됐다. 1년 후 그는 이혼을 했고, 자신이 내린 결단을 만족스럽게 생각했다. 그는 이렇게 회상한다. "내게 그런 결심을 하도록 자극을 준 건 통증과 치유의 체험이었습니다."

　의사인 에단의 동생은 그간의 일들에 대한 에단의 해석을 받아들이지 않는다. "동생은 코르티손 주사가 그런 작용을 했다고 말합니다. 그러나 내가 읽은 바로는 코르티손 주사의 효과는 기껏해야 석 달에서 여섯 달밖에 지속되지 않는데, 나는 운동을 하고 나면 근육이 조금 쑤시는 것을 제외하고는 거의 3년 동안을 통증을 모르고 살았습니다. 한번은 옆구리에 한동안 통증이 있었는데, 혹시 궤양이 아닌가 하고 걱정했죠. 그때 나는 내 마음이 내 몸 어느 곳에선가 또다른 통증을 찾는 것이라고 생각했고, 그러자 통증은 사라졌습니다. 그 후에 나는 사노 박사의 치료법으로 완치된 사람들을 많이 만났습니다. 배경이 아주 다양한 사람들이었죠. 사노 박사는 과학자이자 신념을 갖고 치료하는 치유자입니다. 그의 지성적인 주장은 내게 커다란 감명을 주었습니다. 정말 진실한 소리로 다가왔습니다. 나는 또 수술을 통한 치료를 거의 믿지 않게 되었습니다. 너무나 많은 사람들이 수술한 지 몇 년도 안 돼서 통증이 재발하는 것을 보았거든요."

　나는 에단에게 등 통증으로 고생하는 사람들에게 무슨 말을 해주고 싶으냐고 물었다. '사노 박사의 책을 읽고, 그것이 자신에게 진실한 소리로 다가오는지 보라'는 것이 그의 대답이었다. "사람들은 이런저런 치료법을 다 경험해본 다음이거나 아니면 나처럼 수술해야 하는 상황에 직면하기 전까지는 그의 이론을 잘 받아들이지 않더군요."

"내가 할 수 있으면 당신도 할 수 있어요"

긍정적인 태도가 치유한 유방암

　"15년이 됐어요." 에바 포리스터는 자랑스럽게 말한다. "15년이라구요. 날 봐요! 내가 할 수 있으면 당신도 할 수 있어요." 에바는 애리조나 주 턱슨에서 가장 규모가 큰 건강식품점의 종업원인데, 그녀는 자신을 찾아와 조언을 구하는 사람들에게 언제나 이런 식으로 말해준다. 에바는 14년 전에 유방암을 앓았다. 지금은 완치되어, 치명적인 질병에 걸린 사람들에게 병을 극복할 수 있도록 용기를 북돋아주고 있다.

　1979년, 50세였던 에바 포리스터는 왼쪽 유방에서 혹을 하나 발견했다. X선 촬영 결과는 상황이 그다지 위험한 것이 아님을 보여주었고, 그녀가 만난 첫 번째 의사는 혹이 양성[29]으로 느껴진다고 말했다. 또다른 의사가 진찰하고는 주사로 혹을 뽑아내는 데 실패하자 조직검사를 준비했다. "간호사가

---

[29] **양성**(benign) : 비정상적이긴 하지만 인체에 무해하다는 말로 주로 종양의 종류를 판별할 때 쓰인다. 이와 반대로 악성(malignant) 종양은 암을 뜻한다.

결과를 말해주기도 전에 나는 알았어요. 의사들은 유방절제수술을 하려고 했어요. 나는 거절했죠. 너무 겁났거든요. 나는 기다려보고 싶다고 말했어요. 뭘 기다리겠다는 건지도 모르면서요. 나는 그 정형외과의사가 좋았습니다. 그 사람이 말했어요. '조치를 취해야 합니다' 라구요. 나는 멕시코에 있는 가족들과 의논해야겠다고 생각했습니다."

에바는 멕시코계 미국인으로 멕시코 북부의 치와와에서 태어났으며, 어머니는 멕시코인이고 아버지는 레바논 사람이었다. "아버지는 치과의사셨고 조카는 의학박사예요. 의학적인 분위기에서 자라난 셈이죠. 우리는 정말 대가족입니다. 그 점에서 나는 축복받은 셈입니다. 가족들한테 병에 걸린 사실을 얘기하자 모두 놀라더군요. 하지만 나는 기독교인입니다. 나는 하나님을 믿습니다. 그리고 다른 종교도 모두 공부했죠. 나는 존재하도록 예정된 것은 결국 존재하게 될 거라고 믿습니다. 그래서 마침내 수술에 동의했습니다." 1980년, 에바는 대대적인 유방절제수술을 받았다. 종양은 컸고, 이미 일부 임파선에까지 퍼져서 생명을 위협할 수준까지 다다라 있었다. 의사들은 그녀를 유니버시티 의료센터의 종양 전문가에게 보냈고, 그 의사는 그녀에게 화학요법 치료를 권했다.

"나는 그렇게 할 수 없었어요." 에바는 말한다. "내 안에 있는 무언가가 '안 돼' 라고 말하더군요. 그 의사들이 저를 다루는 꼴이 한심해 보였습니다. 그들은 먼저 저를 여의사에게 보내 설득해보려고 했죠. 그래도 내가 동의하지 않으니까 그 다음에는 '당신은 얼마 안 가 여기를 다시 찾아올 것이고, 그땐 더 강력한 약을 써야 한다' 는 식으로 얘기하더군요. 그래도 나는 안 된다고 했습니다. 방사선치료도, 화학요법도 받지 않게 된 거죠."

대신 에바는 한 척추지압요법가 겸 자연요법가의 지도로 자연요법 치유

프로그램을 시작했다. "항암 성분이 있다고 생각되는 약초는 모두 복용했어요. 그러나 나는 내가 정말로 해야 할 일은 나의 존재 전체를 변화시키는 것이라는 걸 알았고, 지금도 그런 생각으로 살고 있어요. 나는 생각하는 방식을 바꿨습니다. 다른 사람들에게서 내가 못 가진 장점을 보려고 노력하고, 신께 더 가까워지려고 노력하고, 인디언들의 생활방식과 더 가까워지려고 노력했습니다(아시다시피 나에게는 아즈텍인의 피가 섞여 있습니다). 나는 그 모든 생각을 긍정적인 체험으로 실현시키기 위해 노력했고, 좋은 결과를 많이 얻었습니다. 예전에 비해 사람들과 훨씬 더 잘 지낼 수 있게 된 것도 그 하나죠."

수술을 받은 지 7년 만에 에바는 이혼했다. 종양이 발견된 이후부터 삐걱거리던 결혼생활은 유방절제수술을 견디지 못했던 것이다. "남편은 나를 완전한 인간으로 보지 않았어요." 그녀는 말한다. "그런 것을 견디지 못하는 남자들이 있죠. 그러나 나는 그런 경험을 통해 성장했어요. 나에게 이런 경험을 하게 해준 신께 감사하고 있습니다. 결코 원망하지 않아요. 나는 자식이 셋인데, 모두 40줄에 들어섰지요. 그 아이들과 하나같이 가깝게 지내고 있습니다. 우리 대가족의 전체 구성원들과도 아주 가까이 지냅니다."

나는 에바에게 그 후로 의사들에게 다시 검사를 받으러 갔었느냐고 물었다.

"몇 가지 검사를 받긴 했어요. 하지만 저는 그 이상은 하지 않았습니다." 그녀는 대답했다. "나는 X선을 싫어합니다. 그래서 되도록이면 피하려고 해요. 처음 몇 번의 혈액검사 때는 겁났지만 적응하려고 열심히 노력했고, 순전히 자연치료 방식만 고집했습니다. 지금은 모든 게 대체로 좋습니다. 요즘도 가끔 힘든 날들이 있어요(그게 어떤 것인지는 당신도 잘 알 거예요).

그러면 나는 가게로 나가고, 신께서는 내게 사람을 보내 이렇게 말하게 합니다. '에바, 당신이 줬던 게 효과가 있어.' 그런 게 바로 제 보람의 전부예요. 젊은 여자들이 수도 없이 가게를 찾아옵니다. 다들 똑같은 병을 갖고서요. 그들은 모두 겁에 질려 있습니다. 그 중에는 지금은 죽고 없는 사람도 많습니다. 수도 없이 많죠. 그 사람들의 일은 곧 제 일입니다. 그들과 나는 따로가 아니니까요."

1990년대 미국에선 건강식품점 점원이 병을 지닌 많은 사람들에게, 특히나 서양의학의 치료에 잘 반응하지 않는 난치성 질병을 안고 살아가는 사람들에게 실질적인 조언을 해주는 약사들의 위치를 대신하고 있는 것이 하나의 현실이다. 이러한 변화는 서양의학에 대한 불신이 얼마나 널리 퍼져 있는가를 말해준다. 나는 '새생활 건강센터'의 판매대 뒤에서 에바가 그와 같은 역할을 수행하는 장면을 여러 번 보았다. 그녀는 비타민과 보조제가 놓여 있는 선반 앞에 서서, 편안한 태도로 개방적이고 편견 없이 손님들과 이야기를 시작한다. 그리고는 차분하게 자연치유의 기초에 대해, 그리고 신체가 자신의 원천에 의존하도록 돕는 방법에 대해 설명한다. 그리고 종종 손님들에게 가까이 몸을 굽히고선 말한다. "날 봐요! 15년이에요! 내가 할 수 있으면 당신도 할 수 있어요!"

"나는 치료사의 가치를 존중하는 문화 속에서 커온 사람입니다." 에바는 설명한다. "제 고향에선 누구나 이런 지식을 갖고 있는 사람들을 찾아갑니다. 그런 치료사들은 큐란더로curandero, 큐란더라curandera라고 부르죠. 내가 서 있는 곳이 바로 그 길입니다. 나는 훌륭한 큐란더라가 되고 싶습니다."

제2부

효과적인
치유체계
활 용 법

8

치유를 방해하는 요소들

어떻게 하면 치유체계가 갖는 최상의 효율성을 경험할 수 있을까? 사람들은 거의가 치유체계의 존재를 인식조차 못하고 있다. 왜냐하면 치유체계가 정상적으로 작동하고 있을 때에는 건강에 관심을 둘 일이 거의 없기 때문이다. 이럴 때에는 병에 걸리더라도 금방 회복될 것이고, 부상은 별 탈 없이 치유될 것이다. 세상을 살다보면 생기게 마련인 이런저런 스트레스가 여러분을 괴롭히기는 하겠지만, 여러분의 소화기나 혈압을 비정상적으로 만들지는 않을 것이다. 잠도 잘 잘 것이고, 섹스도 만족스러울 것이다. 노화는 서서히 이루어져서 여러분의 활동을 적절히 조절할 수 있도록 할 것이고, 여러분은 아무 탈 없이 평균수명을 살아갈 것이다. 중년에 심장병 혹은 암에 걸리거나, 노년에 관절염으로 절룩거리거나, 너무 일찍 노망들어 정신이 오락가락하게 되지도 않을 것이다.

이 시나리오는 현실적이고, 나는 이런 삶이 가치 있다고 생각한다. 실제로 우리 몸은 건강하길 원하는데, 그 이유는 건강이 신체 내의 모든 체계의 효율적인 작용을 뜻하기 때문이다. 자동차의 엔진은 아주 적절한 비유가 된다. 모든 부속들이 해야 할 일을 제대로 수행하고 있을 때 효율은 최대치가 되고 작동은 조용히 이루어져 여러분이 거의 감지하지 못할 정도의 '만족스런' 소리를 낸다. 시끄럽고 둔탁한 소리로 덜컹거리고 검은 연기를 내뿜음으로써 여러분의 주의를 끄는 엔진은 효율적이지 않다. 왜냐하면 효율은 공급된 에너지에 대한 수행된 노동의 비율인데, 병든 엔진은 성취하는 것은 적으면서 더 많은 에너지를 소모하기 때문이다. 이와 유사한 원리로 병든 사람보다 건강한 사람이 에너지를 덜 소모한다. 잘 작동되는 엔진의 소리에 운전자가 귀기울이지 않는 것처럼, 사람들도 문제가 드러날 때까지는 건강 상태를 잘 인식하지 못한다. 치유체계의 효율을 향상시키기 위한 생활 프로그램이 즉각적으로 눈에 띌 만한 변화를 가져다주지는 않을 것이다. 그것은 신체의 장래에 대한 장기적인 투자다. 만일 여러분이 무한한 에너지, 영원한 행복, 노화를 모르는 육체 혹은 불멸성 같은 것을 추구한다면 다른 곳을 알아보라. 나는 과학적 의학의 발견과 일치하는 사실적인 가능성에 대해서만 쓸 것이다.

나는 여러분에게 치유에 방해가 되는 장애물을 생각해보라고 요청하는 것으로 이 주제에 대한 이야기를 시작하고자 한다. 만일 여러분이 치유를 방해하는 일반적인 문제들을 이해하게 된다면 여러분이 취할 수 있는 예방과 교정 조치에 대해서도 알게 될 것이다.

✔️ 에너지 부족

처음에는 에너지가 필요하다. 에너지는 신진대사를 통해 공급된다. 신진대사란 식품 속에 들어 있는 칼로리라는 에너지를 신체가 여러 기능에 이용할 수 있도록 화학적인 에너지로 전환하는 과정이다. 영양이 부족하거나 굶주리는 사람들은 자연치유에 적합하지 않다. 충분히 먹는 사람들 중에도 이런저런 이유 때문에 신진대사가 원활하지 못한 경우가 있다. 이런 경우에는 섭취하는 칼로리의 양에도 불구하고 에너지가 부족해서 치유에 방해가 될 수도 있다.

만성 피로와 부러진 다리뼈의 유착불능으로 나를 찾아왔던 여자 환자를 생각해보라(178쪽을 보라). 몇 년 동안이나 많은 의사(남자)들은 그녀가 불만이 많다고 기록해왔으나, 내겐 골절된 뼈가 다시 붙지 않고 엄지발가락에 든 멍이 오랫동안 사라지지 않는 것이 신체적인 문제를 암시하는 것으로 보였다. 그리고 그녀의 다른 증상과 병력을 살펴보고는, 갑상선 기능 검사가 정상으로 나왔음에도 갑상선 기능 감퇴를 의심하게 된 것이다. 그녀는 먼 데서 나를 찾아온 환자였고, 나는 그녀를 갑상선 호르몬을 새 것으로 바꾸려고나 하는 다른 의사에게 맡겨둘 수가 없었다. 치료를 시작하고 얼마 동안은 상태에 아무런 변화가 보이지 않았다. 그러나 마침내 두 달여 만에 증세가 호전되기 시작했다. 우울은 걷히고 활력이 증가했으며, 신진대사가 서서히 정상으로 돌아오면서 생리와 소화 기능도 개선되었다. 이런 변화와 함께 그녀의 치유력도 돌아왔다.

갑상선 기능 감퇴는 치유체계가 신진대사를 통한 에너지의 이용 정도에 의존한다는 것을 보여주는 명백한 예다. 불충분한 신진대사 에너지를 만드는 원인은 부적절한 식사, 손상된 소화 기능, 그리고 부적절한 호흡인데, 이 모든 것은 개인이 조절할 수 있는 문제이다.

적절한 식사법이란 충분한 칼로리 공급을 의미할 뿐만 아니라 효과적인 신진대사에 필요한 모든 영양소를 공급하는 것을 의미한다. 이때 영양 공급이 지나쳐 질병을 부를 정도가 되면 안 된다. 무엇이 좋은 식단인지에 대해서는 서로 다른 견해가 많은데, 그 주장들 가운데 대부분은 이성보다는 감정적인 데에 근거하고 있다. 다음 장에서 나는 식사조절을 통해 여러분의 몸에 잠재된 치유력을 증가시킬 수 있도록 영양학에 관한 나의 최근 견해를 밝힐 것이다.

'소화기 질환' 이란 말은 식도 역류逆流로부터 치질에 이르기까지, 위와 장 사이의 다양한 질병을 포괄하는 용어이다. 그러나 원인이 확실히 밝혀질 때까지는, 대부분의 소화기 질환은 스트레스에 원인이 있는 것으로 가정해야 한다. 그 이유는, 정신은 소화기의 정상적인 활동을 간섭할 수 있는 무한한 능력이 있어, 소화기를 제어하는 자율신경의 균형을 방해하기 때문이다. 이런 문제를 피하기 위해 스트레스를 중화하고 자율신경계의 기능을 조화롭게 만드는 방법을 여러분에게 일러주고자 한다.

부적절한 호흡이 신진대사 에너지의 결핍을 초래할 수 있다는 얘기를 할 때면 언제나 극단적인 예가 하나 떠오른다. 내가 아는 50대 후반의 한 남자는 폐기종肺氣腫과 고질적인 기관지염, 천식으로 고생하고 있다. 식욕은 왕성한데도 그의 외모는 피골이 상접한 모습이고, 신진대사 에너지를 몸 안에 담아두지를 못한다. 이유는 단순하다. 그가 섭취하는 '연료' 를 태워줄 충분한 산소를 얻지 못하기 때문이다. 호흡량이 부족하면 만성적인 폐 질환이 없어도 신진대사가 제한되고 치유에 필요한 에너지도 제한받게 된다. 빈약한 호흡은 교정될 수 있다. 나는 그 방법을 여러분에게 알려줄 것이다.

마지막으로 에너지 부족은 과로, 지나친 운동, 휴식과 수면 부족, 자극적인 약물의 지속적인 복용 등의 결과로 에너지를 적절하게 소비하지 못해서 생길 수 있다는 점을 기억하기 바란다. 두말할 것도 없이 이런 문제도 충분히 교정될 수 있다.

✔ 혈액순환 장애

치유체계는 혈액순환을 통해 기능부전이거나 손상된 부위로 에너지와 물질을 실어나른다. 변형된 신진대사의 결과로 조기에 동맥경화가 발생하여 급속히 진전해가는 당뇨병 환자들의 경우에서 혈액순환 장애가 치유체계를 약화시킨다는 사실을 생생하게 볼 수 있다. 당뇨병 환자들의 경우에는 피부에 조금만 상처가 나도 심각한 난치성 궤양으로 발전할 수 있기 때문에 발을 다치거나 베이지 않도록 주의해야 한다. 불충분한 혈액순환으로 인해 신체가 상처 부위에 충분한 영양과 산소, 그리고 면역활동을 제공할 수 없게 되기 때문이다.

여러분은 금연과 식단, 그리고 운동을 통해 순환체계를 원활한 상태로 유지할 수 있다. 나는 다음 장에서 그것에 대한 더 구체적인 정보를 제시할 것이다.

🌱 호흡 제약

호흡 제약이 신진대사에 영향을 미쳐 치유체계의 효율성을 감소시킨다는 얘기는 앞에서 했는데, 나는 그런 호흡 문제가 그 밖에도 여러 방식으로 영향을 줄 수 있다고 믿는다. 두뇌와 신경계의 작용은 심장과 순환계, 그 외에 신체의 모든 기관과 마찬가지로 산소와 이산화탄소의 적절한 교환에 의존한다. 호흡은 신체의 다른 모든 기능에 영향을 미치는 가장 중요한 기능이다. 호흡에 가해지는 제약은 과거의 육체적 · 정신적인 충격의 결과일 수 있다. 사람들은 대부분 호흡법에 대해 배운 적도 없고, 정신과 육체를 조화시키는 조절자로서 호흡을 이용하는 방법에 대해 배운 적도 없다. 그래서 나는 13장을 이 문제를 다루는 데 할애할 것이다.

🌱 방어 기능의 손상

신체의 방어 기능이 미약하면 자연발생적인 치유는 일어나기 힘들다. 방어는 면역체계의 책임이고, 면역체계의 주임무는 '나'와 '내가 아닌 것'을 구분하고 '내가 아닌 것'에 대항하는 조치를 취하는 것이다. 에이즈의 경우에서 보듯이, 면역체계에 결함이 생겼을 때 그것이 치유체계에 미치는 영향을 확인하기란 쉽다. 그러나 면역력이 한층 모호한 방식으로 약해졌을 때에는 치유력의 감퇴가 잘 드러나지 않을 수도 있다. 면역체계의 약화를 야기하는 요인을 크게 세 가지 범주로 나눌 수 있다. 고질적이거나 심한 감염, 특정한 형태의 독성물질이나 에너지로 인한 충격, 그리고 불건강한 정신 상태가 그것이다.

여러분은 이런 모든 요인들로부터 자신을 보호할 수 있으며, 뿐만 아니라 식사조절과 운동을 통해, 그리고 비타민, 미네랄, 약초 등을 유효적절하게 사용함으로써 면역성을 향상시키는 기술들을 배울 수 있다. 제2부에서 여러분은 필요한 정보를 얻게 될 것이다.

독소

과다한 독소는 치유반응을 감퇴시키는 가장 흔한 요인 중의 하나다. 그러나 이 문제는 극히 복잡한 주제이고 정서와도 관련되어 있으며 상당히 정치적이기도 하다. 우리는 의사의 처방에 따라 혹은 가게에서 단순히 기분전환용으로 구입하여 이용한 약물의 형태를 통해서, 그리고 우리가 섭취하는 식품, 마시는 물, 호흡하는 공기를 통해서 몸 안으로 독소를 받아들인다. 나는 물질의 형태뿐만 아니라 에너지의 형태로 존재하는 독소에도 관심을 갖고 있다. 전자기에 의한 오염은 금세기에 인간의 활동이 낳은 가장 심각한 오염 형태이며, 보이지 않고 감지되지도 않기 때문에 더욱 위험하다.

에너지의 형태를 띤 것이건 물질의 형태를 지닌 것이건 독소는 자연적인 치유에 필요한 정보를 담고 있는 DNA를 손상시킬 수 있다. 그것은 치유체계의 기반이 되는 생물학적 통제력을 와해시키고, 방어체계를 무력화하며, 증세가 나타났을 때에는 이미 치유가 불가능한 암이나 다른 질병의 발달을 촉진한다. 과다한 독소는 알레르기, 자가면역 질병, 그리고 파킨슨병이나 근위축성측삭경화증 같은 다양한 원인불명의 퇴행성 질병의 중요한 원인이 되기도 한다. 의료 관계 종사자들과 연구자들은 이런 문제에 대해 별로 관심을 두지 않고 있는데, 나는 그들의 이런 태도가 오늘날 건강과 복지에 대한 가장 커다란 위협 가운데 하나라고 생각한다. 여러분은 송전선이 지나는 지역의 주민들 중에 백혈병 환자가 많고 농약을 사용하는 농부들 중에 임파종 환자가 늘어나고 있으며, 대기오염이 점점 심해짐에 따라 전세계적으로 천식과 기관지염이 증가하고 있다는 내용의 기사를 보았을 것이다. 최근에 나는 턱슨 근교의 내 집에서 그리 멀지 않은 애리조나 주 노게일스의 국경지방에서 원인을 알 수 없는 낭창이 많이 발병하고 있다는 보도들을 계속 추적해보았다. 피부에 비늘 모양의 붉은 반점이 생기는 질병인 홍반성 낭창은 매우 위험한 자가면역 질병으로, 전염에 의한 것인지 아니면 환경적인 요인에 의한 것인지는 아직 알려져 있지 않다. 그런데 노게일스에서는 이 질병이 전국 평균치보다 몇 배나 높은 비율로 발생했다. 1994년에 기자들은 국경 너머 멕시코의 한 대규모 목장에서 살충제를 시냇물에 무단 투기하고, 적절한 처리시설을 만들 능력이 없어 살충제에 오염된 거름을 소각하고 있다는 사실을 알게 되었다. 아직 인과관계는 정확히 규명되지 않았지만 머지않아 그 결과가 확인될 것이다.

만일 여러분이 자연적인 치유의 기회를 늘리고 싶다면, 반드시 독소의 해악으로부터 자신을 보호하는 방법을 배워야 한다. 그 방법은 독소에 노출되는 것을 최대한 피함으로써 오염의 영향으로부터 신체를 보호하고, 여러분의 신체가 이미 몸 안에 들어온 독소를 제거하는 데 도움을 주는 것이다.

✿ 나이

　우리는 흔히 나이가 치유에 장애가 되고 나이든 사람들은 젊은 사람처럼 쉽게 치유되지 않으며 면역성과 저항력도 떨어진다고 생각한다. 실제로 이런 가정을 뒷받침해주는 연구는 거의 없지만, 가만히 관찰해보면 이런 가정은 사실인 듯하다. 탈장수술이나 맹장수술 같은 간단한 수술을 받은 어린이들이 회복되는 속도를 지켜보면 아주 인상적이다. 이 말은 나이든 사람들의 경우에 자연적인 회복이 불가능하다는 것이 아니라, 단지 시간이 좀더 걸린다는 얘기다. 나아가 노화의 영향으로부터 치유체계를 보호하는 데 도움을 주는 방법이나, 노인들의 저항력과 활력을 증대시킬 수 있는 방법이 존재할지도 모른다. 중국의 전통의학은 이러한 종류의 강장제로 작용하는 수많은 자연물질에 대해 규명해놓았다. 이런 물질들은 거의가 독성이 없고 효과도 좋은데, 그 중에는 요즘 미국에서도 구할 수 있는 것이 있다. 이와 관련한 문헌을 읽고 나서 그 가운데 일부는 내가 직접 시험해보고 환자들에게도 처방해보았다. 그 사용법에 대한 얘기도 이 책에서 할 것이다. 여러분은 시간의 흐름을 멈추게 할 수는 없지만 나이가 듦에 따라 생활방식과 활동을 조절할 수는 있다. 치유체계의 효율성을 유지하는 데 도움을 줄 수 있는 방법이 있다는 사실을 아는 것은 바람직한 일이다.

❦ 정신의 방해

이미 이 책의 제1부를 읽으면서 거기에 제시된 사례들을 죽 검토한 여러분은 이제 정신이 치유에 좋은 방향이든 나쁜 방향이든 영향을 미친다는 것을 확실히 믿게 되었을 것이다. 정신적인 사건은 자연치유를 촉발할 수 있다. 또한 습관이 된 사고방식이 자연치유를 가로막을 수도 있다. 나는 정신이 면역체계의 기능을 떨어뜨릴 수 있으며, 자율신경계의 균형을 깨뜨려서 소화기, 순환기, 그 밖에 다른 기관들의 기능에 장애를 일으킬 수 있다고 말했다. 여러분은 정신이 치유에 봉사하도록 하는 방법을 배워야 한다.

❦ 영적인 장애

전세계를 여행하면서 나는 건강과 질병의 일차적인 원인은 육체적인 것이 아니라 영적인 것이라고 믿는 치료사를 많이 만났다. 그들의 관심은 일상적인 감각의 세계 너머에 존재하는 것으로 믿어지는 '보이지 않는 세계'에 있었다. 이 영역에서 그들은 질병의 원인과 치료의 방법을 찾는다. 그들 가운데에는 질병이 과거 혹은 전생에 지은 업(카르마)에 의해 생긴다고 믿는 이들도 있었고, 죽은 조상이 살아 있는 후손의 생명과 건강에 영향을 미친다고 믿는 이들도 있었으며, 귀신이 붙어서 병을 일으킨다고 믿는 이들도 있었고, 사악한 주술사의 심령이 공격해서 병이 일어난다고 믿는 이들도 있었다. 과학자들과 '보이지 않는 세계'에 대한 이야기를 나누기란 거의 불가능하다. 유물론적인 과학은 물질적인 사건의 물질적인 원인만을 탐구하기 때문이다. 나는 대부분의 의사들에게는 물질적인 사건의 배후에 비물질적인 원인이 있을 수도 있다는 식의 얘기를 하려고 해서는 안 된다는 것을 알게 되었다. 그러나 몇몇 환자들과는 그런 문제를 놓고 토론하면서 많은 생각을 나누기도 한다. 따라서 나는 만일 이 책의 제2부에서 치유의 영적인 차원에 관한 어느 정도의 정보가 없다거나 영적인 수준에서 건강한 삶을 유지하기 위해 여러분이 할 수 있는 일에 대한 얘기가 없다면 이 책이 완전한 것이 아니라고 생각한다.

여기까지가 자연치유에 장애가 되는 것들을 나 나름대로 정리한 목록이며, 이로써 내가 여러분에게 주어야 하는 정보의 주제들을 확인한 셈이다. 이제 식이요법부터 시작하자.

9

치유를 돕는 식사

자연건강에 대한 최근의 강연회에서 한 남자가 '올바르게 먹고, 운동하고, 아무렇게나 죽어라.' 하는 문장이 새겨진 티셔츠를 입고 있었다. 이 표어에는 진실이 담겨 있다. 우리는 모두 죽을 것이고, 우리의 수명은 태어나면서부터 결정되어 있는지도 모른다. 그러나 한편, 어떻게 살 것인가 하는 문제와 관련한 우리의 선택이 유전적인 요인들과 상호작용하면서 우리 삶의 질을 결정할 수도 있다. 생활방식은 일반적인 질병에 걸릴 위험에 상당한 영향을 미치며, 치유력에도 분명히 영향을 미친다. 우리가 할 수 있는 모든 선택 중에서 음식과 관련된 선택은 특히 중요하다. 우리는 음식에 대해서만큼은 비교적 선택권이 폭넓기 때문이다. 그러나 여러분도 알고 있다시피, 무엇이 건강을 위해 좋은 식단인가에 대해서는 의견이 구구하다.

나는 음식이야말로 좋은 건강을 유지할 수 있게 해주는 유일한 혹은 가장 중요한 결정 요인이라는 믿음에 근거하여 '잘못된' 식이요법에 따라 평생을 살아온 사람들을 수도 없이 보았다. 음식은 단지 우리가 조절할 수 있는 하나의 영향 요인일 뿐이다. 요즘 식이요법과 건강에 관한 책들이 범람하고 있지만, 그 가운데 많은 책이 서로 모순된 주장을 하고 있다. 심지어 식이요법에서 지방의 유해성 여부와 같은 핵심적인 문제에 대해서도 전문가들 사이에는 이견이 크다. 건강과 장수의 비결로 저지방식을 권하는 의사들이 있는 반면, 식사에서 지방을 줄여봐야 수명을 몇 주 연장시킬 뿐이라고 말하는 의사들도 있다. 채식의 유익성에 대해서도 이견이 비슷하다. 채식주의자들이 심장병과 암에 걸릴 확률이 낮다는 사실을 보여주는 통계는 많지만, 의사들은 그 진짜 이유를 놓고 논쟁을 벌인다. 채식주의자들이 건강에 대해 많이 의식하고 대체로 자신을 잘 돌보는 경향이 있기 때문이라고 말하는 의사들이 있는 반면, 육식이 해롭다고 말하는 의사들도 있고, 또 만일 다른 사람들이 채식주의자들과 똑같은 양의 지방(적게)과 섬유질(많이)을 섭취한다고 하더라도 달라질 것은 없다고 말하는 이들도 있다.

나는 이런 종류의 논쟁에 끼어들 시간도 없고 끼어들 자리도 없으며, 또 여러분의 혼란을 가중시키고 싶지도 않다. 대신 나는 치유반응에 도움을 준다고 생각되는 식사조절 방식에 대해 간단하고도 실질적인 제안을 몇 가지 하고자 한다. 이 중에는 여러분이 이미 들어본 적이 있는 것도 있겠지만, 핵심적인 진리는 아무리 반복해도 지나치지 않다. 나는 영양학에 관한 일시적 유행에는 관심이 없으며, 식이요법과 건강에 관한 연구에서 도출된 여러 일치된 의견들 중 중요하다고 여겨지는 영역에 집중할 생각이다. 여기에는 총열량, 지방, 단백질원源, 과일과 야채, 섬유질의 다섯 가지 요소가 관련되어 있다.

총열량

매우 중요하면서 실질적인 의미가 있는 뜻밖의 연구 결과가 하나 있는데, 그것은 실험대상 동물들이 1일 섭취 권장량보다 열량을 적게 섭취했을 때 질병에 걸릴 확률이 낮아져 더 오래 산다는 것이다. '저영양'이 건강과 장수에 좋은 영향을 미친다는 것은 실험실의 쥐들에게는 이미 사실로 굳어졌고, 인간의 경우 아직 그 사실이 증명되지는 않았지만 충분히 개연성이 있다. 이것은 전혀 뜻밖의 발견이었다. 왜냐하면 그동안 우리는 '영양부족'하면 발육부진이나 건강 이상을 연상해왔고, 상식적으로 많은 영양 섭취가 몸에 좋다고 믿어왔기 때문이다. 사실 우리는 대부분 영양과잉일 수도 있고, 좋은 것이라도 너무 많이 먹으면 해가 될지 모른다.

만일 우리가 통제된 환경 속에 살면서 규칙적인 간격을 두고 제한된 양으로 배급되는 단조로운 식사만을 한다면 그 누구에게도 비만은 없을 것이다. 그렇게 되면 많은 사람들이 지금보다 더 오래 살면서 자연적인 치유를 더 자주 경험하게 될 것이다. 다행인지 불행인지 우리는 다양하고 풍부한 음식의 유혹을 받는 세상에서 살고 있고, 많은 사람들은 몸의 허기를 채우기 위해서가 아니라 근심, 우울, 권태를 달래고 정서적인 영양의 대체물로, 혹은 내면의 공허를 채우기 위해 음식을 먹고 있다. 자발적으로 저영양식 프로그램을 따를 사람은 그리 많지 않을 것이다. 앞서 소개한 연구 결과를 유익하게 이용할 수 있는 다른 방법이 있을지에 대해서는 그다지 확신이 없다.

두 가지 가능성은 있을 것 같다. 첫째는 음식의 양을 대폭 줄이거나 음식의 유혹을 애써 억누르지 않고 열량이 낮은 식단을 짜는 것이다. 둘째는 금식을 하거나 일정한 간격을 두고 제한된 식사를 함으로써(예를 들면 일주일에 하루 정도) 열량 섭취를 줄이는 것이다. 나는 이 두 가지 방법을 다 시험해 보았는데, 둘 다 쓸 만한 방법이라고 생각한다.

열량 섭취를 줄이는 가장 쉬운 방법은 지방이 들어 있는 식품을 끊는 것이다. 지방은 단백질이나 탄수화물에 비해 1그램당 거의 두 배나 되는 열량을 갖고 있어서, 우리 식단에서 주요한 열량 공급원이다. 집에서 만드는 음식에서 지방을 2분의 1이나 3분의 1, 또 그 이하로 줄이기는 아주 쉽다. 저지방 요리책이 나오고 감자튀김, 마요네즈, 우유발효식품 같은 대중적인 음식들이 저지방 혹은 무지방 제품으로 생산되어 나옴으로써 그 일은 점점 더 쉬워지고 있다. 물론 지방은 음식의 맛과 먹는 즐거움을 더해주기 때문에, 누구라도 식사에서 그런 요인들을 완전히 제거하고 싶지는 않을 것이다. 또한 저지방 식품을 너무 많이 먹어 전보다 더 많은 열량을 섭취하게 되는 것을 바라지도 않을 것이다. (전에는 어쩌다 한 번씩 아이스크림을 먹다가 이제는 매일 무지방 냉동 요구르트를 여러 개씩 먹는 사람들이 있다. 그들의 열량 섭취량은 전보다 더 늘어났을 것이다. 미국인의 식사에서 총지방이 줄었음에도 비만이 늘어나는 이유가 이런 식의 음식조절에 있는지도 모른다.) 요약하자면, 저지방 식품을 이용하면 열량 섭취를 줄이면서 계속 만족스러운 식사를 하는 것이 가능하고, 이것이 저영양의 이로움을 취할 수 있는 한 가지 방법이다.

그동안 나는 살아오면서 일주일에 하루, 대개는 월요일에 금식을 실천한 적이 여러 번 있다. 금식할 때에는 물이나 약초로 끓인 차만을 마시는데, 가끔 레몬을 섞기도 한다. 나는 이것이 육체적·정신적인 단련에 도움이 된다는 것을 알게 되었다. 이렇게 금식하고 나면 몸이 가뿐해진다. 몸이 아주 마르고 추위에 민감한 사람은 이런 식의 금식을 해서는 안 된다. 이런 사람은 대신 일주일에 하루 정도 과일 주스를 마시거나 맑은 유동식을 먹는 게 좋다. 이 방법은 당신의 소화기에 휴식을 제공할 뿐만 아니라, 열량 섭취를 줄여 먹는 즐거움을 포기하지 않고서도 저영양의 이로움을 얻을 수 있게 한다. 부수적으로 따라오는 이로움도 많은데, 예를 들어 금식 뒤의 식사는 대단히 고맙게 느껴지고, 이전처럼 무의식적으로 먹는 것이 아니라 의식적으로 식사할 수 있게 되는 것이다.

어떤 경우든, 저영양이 건강에 미치는 이로움에 관한 연구보고서 같은 것이 있으면 찾아보라. 그것이 인간에게도 적용될 수 있다고 판단되면 여러분의 신체가 지닌 치유력에 대해 더 많은 것을 깨닫기 위해 열량 섭취를 줄여보라.

✔ 지방

나는 식품과 관련해서는 그 어떤 다른 것보다도 지방에 관한 논의에 시간을 더 많이 할애할 것이다. 그 이유는 지방이 신체에 미치는 영향에 관해 연구한 결과들이 극히 중요한 사실을 암시하기 때문이다. 좋지 않은 종류의 지방을 과다하게 섭취하면 치유력에 심각한 손상을 입을 수 있으며, 이것은 여러분의 식단에서 가장 커다란 잘못이 될 수 있다.

지방은 지방산의 혼합물이다. 지방산은 탄소 원자가 사슬처럼 이어진 모습을 하고 있는데, 여기에 수소 원자들이 결합되어 있으며 한쪽 끝에는 뚜렷하게 산성을 띠고 있는 작용기가 붙어 있다. 지방산은 사슬의 길이에 의해, 또 화학 결합이 가능한 탄소 원자 상의 지점들이 수소 원자에 의해 모두 점유(포화)되었는지의 여부에 따라서 분류된다. 불포화지방산은 인접한 탄소 원자들이 이중 혹은 삼중으로 결합되어 있는 지점을 하나(단일불포화지방산) 또는 둘 이상(불포화도가 높은 지방산) 가지고 있다. 이때 불포화된 지점이 어디냐에 따라 분자의 모양이나 물리적·화학적인 성질이 바뀌게 된다.[30]

포화지방산만으로 구성된 지방은 실온에서 고체 상태이며, 포화지방을 많이 함유하면 할수록 녹는 온도는 더 높아진다. 동물성 지방은 두 가지 식물성 지방(코코넛 기름과 야자나무 열매 기름)과 마찬가지로 포화도가 높다. 이와 정반대쪽 끝에는 불포화도가 높은 식물성 기름이 있는데, 이들은 모두 낮은 온도에서도 액체 상태로 머물러 있다. 고형화하는 온도가 낮아지면 낮아질수록 불포화의 정도는 커진다. 옥수수, 콩, 참깨, 해바라기, 잇꽃 기름이 모두 불포화도가 높은 지방이다. 이 스펙트럼의 중간쯤에는 주로 단일불포화지방산으로 구성된 식물성 기름들이 있다. 단일불포화지방산은 탄소 원자의 사슬 안에 이중 혹은 삼중의 결합이 단 하나만 존재하는 지방산을 말하는데, 올리브, 카놀라, 땅콩, 아보카도 기름들이 이에 속한다.

영양에 관심이 많은 서양의학 의사들은 지방 섭취에 관해 두 가지를 조언한다. 섭취하는 지방의 총량을 줄이고, 포화지방의 양도 줄이라는 것이

---

30 **지방산의 표시 :** 이중결합의 위치를 표시하는 방법 중의 하나로 작용기에서 가장 멀리 떨어져 있는 탄소 원자를 ω-탄소 원자라 하고, 이 탄소 원자를 1번으로 하여 이중결합의 위치를 표시한다. 옆의 그림은 오메가-3 지방산이다.

$$CH_3 - CH_2 - \underset{\underset{\text{ω-탄소 원자}}{\downarrow}}{C} = C - \underset{\underset{\text{ω-3 이중결합}}{\downarrow}}{\overset{\overset{H \quad H}{|\quad|}}{C}} - CH_2 - R - \underset{\underset{\text{작용기(산성)}}{\downarrow}}{COO}$$

다. 내가 보기에 그것은 할 수 있는 이야기의 일부에 불과하다.

포화지방이 건강에 나쁘다는 것을 보여주는 증거는 헤아릴 수 없이 많다. 대부분의 사람들에게 있어서 음식 중에 포화지방의 비율이 높으면 간이 자극을 받아 신체가 순환계에서 제거하는 양보다 훨씬 많은 양의 LDL 콜레스테롤을 생산하게 된다. 그 결과 동맥벽이 손상을 입고(동맥경화), 심장혈관계가 약화되며, 관상동맥 질환과 심장병으로 인한 조기사망이나 신체적 무력화의 위협이 증가하고, 혈액의 흐름이 제약을 받아 치유력이 감퇴한다.

총지방이 건강에 미치는 위험에 대한 증거는 매우 불확실하다. 우리 사회에 널리 퍼진 지방에 대한 대중적 편견에 따라 저지방식이 수명을 연장시키고 암을 예방해주며 면역성을 증대시킬 것이라고 믿는 사람들이 많지만, 이런 생각을 뒷받침해줄 만한 확실한 자료는 없다. 지방이 매우 낮은 식사(미국인 평균 식사 때의 40%와 비교해서, 총열량 중 10% 안팎의 지방)는 만성 심장혈관 질환이 있는 사람들에게는 훌륭한 치료효과를 나타낸다. 그러나 이런 식사를 꾸준히 해나가는 것은 너무 어렵고, 나머지 사람들에게는 그다지 큰 효과가 없을지도 모른다. 나는 지방 섭취를 적절한 수준으로 줄이는 것이 건강을 위해 좋다고 믿는다(내가 말하는 저지방은 총열량의 20~30%이다). 그러나 포화지방과 건강에 도움이 안 되는 다른 지방을 줄이는 데 관심을 기울이는 것이 훨씬 더 중요하다. 잠시 뒤에 이 점에 대해서 얘기하겠다.

포화지방을 함유하고 있는 자연식품은 쇠고기, 돼지고기, 양고기, 껍질을 벗기지 않은 닭고기, 오리고기, 전유[31]와 그 유제품(특히 치즈, 버터, 크림), 열대유(야자와 코코넛)로 만든 가공식품 등이다. 이 중에서 쇠고기 지방이 건

---

31 **전유全乳** : 지방을 제거하지 않은 천연 상태의 우유.

강의 가장 큰 적이다. 여기에 덧붙여 포화지방이 함유된 비자연식품이 있는데, 마가린, 고형 식물성 쇼트닝, 그리고 수소처리된 기름으로 만든 모든 가공식품이 이에 속한다. 이런 식품들은 원래 액체 상태인 식물성 기름을 취급하기 쉬운 고체나 반고체 상태로 만들고 부패에 대한 저항력을 높이기 위해 인공적으로 수소로 포화시킨 것이다. 아무리 좋은 기름이라고 해도 이런 과정을 거치고 나면 포화지방이 되어 심장과 혈관에 좋지 않은 식품이 되어버린다.

식사에서 포화지방을 제거하는 가장 쉬운 방법은 특히 고기와 전유제품을 줄이는 것이다. 이것이 내가 추천하는 전략이다. 이와 함께 열대 유제품과 인위적으로 고형화한 기름을 추방해야 한다. 이런 식품들은 또다른 이유로 위험한데, 이 점에 대해선 다음에서 설명하겠다.

얼마 전 의사들은 버터 같은 포화지방 대신 옥수수나 잇꽃 기름처럼 고도로 불포화된 식물성 기름을 이용하라고 권했다. 이것은 그런 기름이 콜레스테롤을 줄이고 심장과 혈관에 도움을 주리라고 여겼기 때문이었다. 이 기간중에 사람들은 20세기 초반에는 오로지 값이 싸다는 이유 하나만으로 각광받던 마가린을 '버터를 대신할 값싼 식품'에서 '버터를 대신할 건강식품'으로 생각하게 되었다. 모든 식물성 기름 중에서 불포화도가 가장 높은 잇꽃 기름은 불티나게 팔렸다. 나는 이런 시기가 이미 끝났기를 바란다. 불포화도가 높은 지방은 다른 이유에서 우리에게 나쁘다. 이런 지방은 그 안에 포함된 지방산이 산소에 쉽게 반응하는 경향이 있는, 활동성 강한 이중·삼중의 결합으로 구성되어 있기 때문에 화학적으로 불안정해서 DNA와 세포막에 손상을 입힐 수 있는 독성물질을 만들어내거나 암, 염증, 조직의 퇴행적인 변화 등을 촉진한다. 나는 식사에서 이들을 제거할 것을 강력하게 권한다.

　더구나 불포화지방산이 가열되거나 화학 용매와 표백제로 처리될 때에는 자연스러운 곡선 모양에서 부자연스러운 마디진 모양으로 변하는 경향이 있다. [앞의 것을 '시스형(*cis-configuration*)', 뒤의 것을 '트랜스형(*trans-configuration*)'이라 부른다.] 의학 연구자들은 잘 인식하지 못하지만, 트랜스형 지방산의 독성은 대단하다. 이제 그들도 마가린이 버터보다 심장에 더 안 좋을 수도 있음을 인정하기 시작했지만, 아직도 그들은 마가린에 들어 있는 엄청난 양의 트랜스형 지방산보다는 포화지방 성분에만 관심을 기울인다. 우리의 몸은 시스형 지방산으로 세포막을 만들고, 호르몬을 합성하는 데에도 시스형 지방산을 이용한다. 이렇게 만들어진 세포막을 호르몬의 합성 통로로 이용한다. 우리의 몸이 트랜스형 지방산을 가지고 무슨 일을 하는지는 모른다. 만일 몸이 이런 지방산을 시스형과 똑같은 목적으로 이용하려 한다면, 그 결과는 결함을 지닌 세포막이나 호르몬의 생산으로 나타날 것이다. 나는 음식에 들어 있는 트랜스형 지방산이 신체의 호흡계에 손상을 입히고 치유체계에 심각한 위협을 초래할 수도 있다고 믿는다. 트랜스형 지방산은 자연 상태에서는 없고 특수한 화학적·물리적인 처리에 의해서만 생겨난다는 사실을 명심하기 바란다. 이런 지방산을 '재미있는 지방(funny fats)'이라고 부르는 연구자들도 있지만, 그것이 우리에게 미칠 영향을 생각하면 전혀 우습지 않다. 모든 위험을 피해가는 방법은 식사에서 마가린, 고형 식물성 쇼트닝과 그것들로 만들어진 제품, '부분 수소처리된' 기름을 사용했다고 명기된 모든 제품, '공장에서 생산된' 불포화도가 높은 모든 식물성 기름(옥수수, 콩, 참깨, 해바라기, 잇꽃)을 전부 제거하는 것이다. 식물성 기름들의 경우는 그것들이 트랜스형 지방산의 형성을 촉진하는 열과 용매를 이용해 추출되었기 때문이다. (나는 목화씨 기름도 식품으로 적합하지 않다고 본다. 그 안에는 다량의 포화지방산이 들어 있는데다가, 자연적으로 생성되는 독성을 포함할 수도 있으며 잔류 살충제에 오염되었을 가능성이 높기 때문이다.)

그렇다면 우리는 과연 무엇을 먹을 수 있는가? 전적으로 단일불포화된 지방(올리브, 카놀라, 땅콩, 아보카도 기름)은 포화지방이 일으키는 심장혈관의 위험이나 불포화도가 높은 지방이 일으키는 발암의 위험을 제기하지 않는다. 이 목록에 들어 있는 네 가지 기름은 성질이 매우 다르므로 각각의 좋은 점과 나쁜 점을 알아두는 것은 중요하다.

올리브 기름은 식용 지방 중에서 가장 질이 좋고 안전해 보인다. 신체는 올리브 기름에 가장 많이 들어 있는 지방산인 올레산을 다른 어떤 지방보다도 쉽게 다루는 것 같다. 식사에서 포화지방을 올리브 기름으로 바꾸면 나쁜 콜레스테롤을 감소시킬 수 있다. (반면에 불포화도가 높은 식물성 기름으로 대체하면 좋은 콜레스테롤이 낮아진다.) 올리브 기름은 맛도 좋고 수천 년 동안 식용유로 사용되어왔다. 그 중에서 '엑스트라버진extra-virgin'이라고 불리는 질이 가장 좋은 기름은 열을 가하거나 용매를 이용하지 않고 부드러운 압력을 가하여 뽑아낸다. 누구라도 상점에서 이 기름을 구할 수 있다. 올리브 나무는 수명이 극히 길고 모습도 아름다워서, 그 나무를 재배하는 문화권의 사람들은 일종의 경외심까지 지니고 있다. 이 나무는 살충제나 비료를 많이 사용하지 않아도 잘 자란다. 조리용 기름으로 올리브유를 주로 사용하는 사람들의 경우에 심장혈관 질환의 비율이 섭취된 지방의 총량에 비해서 매우 낮으며, 퇴행성 질병과 암의 발생률도 다른 사람들의 경우보다 낮다. 올리브 기름은 지중해 지역 사람들의 대표적인 식품으로 과거 몇 년간 많은 사람들의 연구 대상이 되었다. 지중해 지역 사람들은 많은 양의 과일과 야채, 전곡[32]으로 만든 빵, 다량의 생선과 적정량의 동물성 식품을 섭취한다. 그러나 이런 요인을 모두 분석해볼 때, 올리브 기름이 건강과 깊은 상관관계가 있음을 알 수 있다.

나름대로의 연구를 토대로 나는 식사에서 기초적인 지방 공급원으로 올리브 기름을 이용하게 되었고, 지방이 필요한 거의 모든 요리와 샐러드드레싱에도 이용하고 있으며, 가끔은 빵을 찍어먹기도 한다. (대개는 빵에 아무것도 얹지 않는다.) 올리브 기름 냄새를 좋아하지 않는다면, 올리브 특유의 향과 풍미를 제거한 다양한 '라이트light' 제품들도 나와 있다. 이런 기름들은 동양식의 튀김과 구운 고기 제품과 같은 일부 요리에서는 쓸모있을 수도 있지만, 이런 것들도 어차피 처리를 거친 것이기 때문에 건강에 별 도움이 되지 못할 공산이 크다. 식사에 버터와 마가린 대신 올리브 기름을 사용하는 변화만 주어도, 이미 더 나은 건강과 치유를 향한 위대한 도약을 이룬 셈이다.

카놀라유(이 이름은 '캐나다 기름'을 줄인 말로서, 이 제품은 원래 캐나다에서 만들어졌다)는 유채씨에서 추출한 것으로, 인도와 중국 남부지방에서 전통적으로 이용되어오던 식용 기름을 현대적으로 개량한 것이다. 유채는 겨자과 식물로서, 그 씨앗에는 미량의 포화지방과 다량의 단일불포화지방이 들어 있다. 유채씨에는 에루카산[33]이라는, 독성을 함유한 지방산도 들어 있다. 요즘의 재배자들은 유채씨 기름에 들어 있는 에루카산의 양을 줄이고 여러 가지 방법으로 품질을 개선한다. 그러나 최근의 대중적인 인기에도 불구하고 (카놀라유는 잇꽃 기름을 밀어내고 건강식품산업의 총아가 되었다) 나는 카놀라유

---

32 **전곡** : 현미, 통밀가루와 같이 도정 과정을 거치지 않은 곡식.

33 **에루카산**(erucic asid) : $CH_3(CH_2)_7CH=CH(CH_2)_{11}COOH$. 겨자유 속에 글리셀린염(중성지방)으로 존재한다.

에 올리브 기름만큼 큰 매력을 느끼지는 않는다. 카놀라유를 사용하는 사람들의 건강이 올리브유를 사용하는 사람들보다 낫다는 것을 암시해줄 만한 역학적인 자료는 없다. 상점에서 살 수 있는 카놀라유는 추출 과정에서 지방산이 변형된 것들이고, 유채 재배 과정에서도 살충제가 많이 사용된다. 건강식품점에 가면 유기농법으로 재배되고 압착기로 눌러 짠 상당히 고가의 카놀라유를 살 수 있는데, 나는 카놀라유 중에서 이런 것만 사용한다. 나는 특별한 향이 없는 요리를 하고 싶을 때 사용하려고 이 기름을 한 병 사다 냉장고에 넣어두었는데, 어느 날 보니 내가 이 기름을 꽤 더디게 소비하고 있다는 것을 알게 되었다. 내 의견으로는 카놀라유는 올리브 기름에 훨씬 못 미친다.

한때 중국요리에서 많이 쓰였던 땅콩 기름은 올리브유보다 불포화도가 높은 지방산을 훨씬 많이 포함하고 있고, 자연적 · 인공적인 독성도 많이 들어 있는 것 같다. 이 기름을 사용하는 이유를 모르겠다. 건강식품점에서만 구할 수 있는 아보카도 기름은 너무 비쌀 뿐만 아니라 요리용으로 추천할 만하지도 않다. 아보카도는 식사를 더욱 맛깔스럽게 하는 부식이긴 하지만, 그 지방 성분을 고려한다면 반드시 사용에 신중을 기해야 한다. 빵에다 기름을 발라 먹는다는 생각을 못 버리겠거든, 대신 으깨서 양념한 아보카도를 조금 이용해도 좋다. 이것이 고도의 포화지방을 단일불포화지방으로 대체하는 한 방법이다.

우리집 냉장고 안에는 향을 내고 싶을 때 소량씩 이용하는 세 가지 기름이 들어 있는데, 볶은 (검은) 참깨 기름, 호두 기름, 개암 기름이 그것이다. 이 기름들은 모두 불포화도가 높아서 반드시 차게 보관해야 하며 고온에서 가열되는 요리에 이용하면 안 된다. 이 기름들은 강렬한 향과 맛을 지니고 있어서, 나는 이것들을 수프나 샐러드드레싱, 마리네이드[34] 같은 데에 사용한다. 이런 기름들은 조금씩 이용하면 음식의 맛도 좋아지고 건강에도 나쁘지 않다.

지방에 관한 얘기를 끝내기 전에, 건강과 치유를 증진시키는 것으로 보이는 또다른 범주에 대해 언급하고자 한다. 그것은 일부 생선과 몇 가지 식물에서 발견된 오메가-3 지방산이다. 오메가-3 지방산은 독특한 성분을 지닌 불포화도가 높은 지방산이다. 이 지방산은 신체 내의 염증성 변화를 줄여주고 비정상적인 혈액응고를 방지하며, 암을 막아주고 세포와 조직의 퇴행성 변화를 방지하는 것으로 보인다. 이에 관한 수많은 연구가 보여주는 것은, 가장 바람직한 식사란 이런 희귀한 성분을 지닌 식품을 포함하는 것이라는 사실이다. 여러분이 선택할 수 있는 사항들은 다음과 같다.

여러분은 오메가-3 지방산을 함유하고 있는 생선을 먹을 수 있는데, 북쪽의 찬 바다에서 사는 정어리, 청어, 고등어, 전갱이, 연어와 같은 고지방 생선들과 그보다 적은 양이긴 하지만 날개다랑어(참치)와 같은 생선들이 그것이다(이 장의 다음 절에서 생선에 관해 더 이야기하겠다). 생선 기름을 캡슐에 담은 오메가-3 보조식품을 먹어도 된다. 카놀라유와 콩기름에는 약간의 오메가-3 지방산이 들어 있고, 흔치 않은 두 가지 식물성 기름인 아마와 대마 기름에는 많은 양의 오메가-3 지방산이 들어 있다. 아마와 대마의 씨앗에는 오메가-3 지방산이 다량 들어 있다. 마지막으로 쇠비름[35]에도 오메가-3 지

---

34 **마리네이드** : 보통 식초 또는 포도주에 기름, 식용 또는 약용식물, 향료 등을 섞어서 만든 절임즙. 고기, 생선, 야채 따위를 요리하기 전에 여기서 담근다.

35 **쇠비름** : 우리나라 전국의 산야와 길가에 분포하며 5~8월에 황색꽃이 핀다. 맛이 시고 차가운 성품이 있다. 한방에서는 대소변을 통하게 하고 외질과 임병淋病 및 회충 등을 다스리는 데 쓰며, 외용으로 종창 등에 붙여 사용한다. (한방)

방산이 들어 있다. 지중해 지역 주민들은 수프를 끓일 때 쇠비름을 넣기도 하는데, 정원에서도 쉽게 재배할 수 있다. 사실 쇠비름은 생명력이 아주 강하다.

생선 기름 캡슐을 먹으라고 권하진 않겠다. 그것들은 독성으로 오염되었을 수도 있고, 생선을 직접 먹는 것만큼의 효과도 없다. 내가 개인적으로 선호하는 방식은 연어, 정어리 혹은 청어를 일주일에 두세 번 먹는 것이다 (미국에서 고등어는 구하기가 어렵고[36] 전갱이는 수은에 오염되었을 수도 있으며 날개다랑어에는 오메가−3 지방산이 많이 들어 있지 않다). 생선을 먹기가 싫다면 최선의 선택은 대마나 아마 기름이다. 쇠비름은 쉽게 구할 수 없기 때문이다. 대마 기름은 푸르스름한 색으로 풍미가 좋으며, 샐러드드레싱을 만들 때 올리브유와 잘 섞인다. 아마 기름은 신선할 때에는 달콤하고 풍미가 좋으나, 빨리 부패하기 때문에 식탁에 오를 때쯤에 유성물감처럼(아마 기름은 이것의 주성분이다) 불쾌한 냄새가 나는 경우도 있다. 만일 맛이 좋은 아마 기름을 구할 수 있고 당신이 그 기름을 좋아한다면 무조건 그것을 이용하라. 아마 가루를 식사에 이용하는 방법도 있다. 가공하지 않은 아마씨를 사서 냉장고에 넣어두고는 한 번에 며칠 분 혹은 일주일치 정도를 커피분쇄기나 믹서에 넣고 갈아서 이용하라. 이 아마 가루를 시리얼이나 샐러드에 뿌려 먹거나 아니면 빵이나 과자와 함께 먹어보라. 맛이 괜찮을 것이다. 하루에 대마나 아마 기름을 한 술 마시거나 아마 가루를 두 숟가락 먹으면 귀중한 오메가−3 지방산이 주는 이익을 얻을 수 있다.

---

36 미국과 달리 우리나라는 세계 주요 고등어 어장 중의 하나이다. 고등어는 동서남 전 연해에 걸쳐 분포하여 싼 값에 쉽게 구할 수 있다.

다음은 지방 섭취와 관련하여 내가 권하는 사항이다.

─ 총지방 섭취량을 줄인다. 완전히 튀긴 음식을 삼가고, 감자튀김, 견과류, 아보카도, 버터, 치즈와 기타 고지방 식품의 섭취를 제한하고, 가장 좋아하는 음식에서 지방을 줄일 수 있는 조리법을 배운다. 상품 구입시 식품에 붙어 있는 상표를 잘 읽고 지방 함량을 기억해서, 지방 섭취를 하루 총열량의 20~30% 사이로 유지하도록 노력한다.

─ 식사에서 포화지방을 줄이기 위해 각별히 노력한다. 특히 육류, 껍질을 벗기지 않은 가금류(닭고기, 오리고기 따위), 전유와 전유로 만든 유제품, 버터, 마가린, 식물성 쇼트닝, 열대 기름을 이용한 모든 제품과 부분적으로 수소처리된 기름을 줄인다.

─ 식사에서 불포화도가 높은 식물성 기름을 제거한다. 잇꽃, 해바라기, 옥수수, 콩, 땅콩, 목화씨 기름과 이것들로 만든 모든 제품을 삼간다.

─ 지방의 주 공급원으로 올리브유를 이용한다. 향이 풍부한 엑스트라버진 제품이 가장 좋다.

─ 위험한 변형지방산의 모든 공급원을 확인해서 사용을 피한다. 마가린, 고형 식물성 쇼트닝, 종류에 관계없이 부분적으로 수소처리된 기름으로 만든 모든 제품을 피한다.

─ 오메가-3 지방산의 섭취를 늘린다. 이 지방산이 들어 있는 생선, 대마 혹은 아마 기름, 아마 가루를 규칙적으로 섭취한다.

단백질원

새로운 조직을 만들고, 자라게 하고, 조직을 유지하고 보수하기 위해 우리에게는 단백질이 필요하다. 단백질은 여러 종류의 아미노산으로 구성된 복잡한 분자로서, 그 중 일부는 우리 몸이 만들어낼 수 없기에 식사를 통해 공급해야만 하는 필수 영양소이다. 단백질이 부족하면 성장에 장애가 오고 치유력에 치명적인 손상이 생긴다. 그러나 미국에선 단백질 결핍이라는 문제는 존재하지 않는다. 오히려 단백질을 지나치게 섭취하여, 그로 인해 건강에 문제가 생기며, 또 많은 사람들이 근원이 '수상한' 단백질을 섭취하고 있다.

대부분의 사람들은 고기, 가금류, 생선, 우유, 유제품 등과 같은 동물성 식품에서 단백질을 얻는다. 단백질을 얻을 수 있는 식물성 식품은 콩류(豆類)와 곡류, 견과류이다. 동물성 단백질원과 식물성 단백질원 사이의 중요한 차이는, 식물성 단백질원이 훨씬 덜 농축되어 있다는 것이다. 예를 들자면, 콩류에 들어 있는 단백질은 녹말과 소화가 안 되는 섬유질에 의해 희석되어 있어서, 동물성 식품에서 얻는 양과 동일한 양의 식물성 단백질을 얻으려면 아주 많은 양의 식물성 식품을 섭취해야 한다.

신체가 조직을 만들고 보수하는 데 필요한 것보다 더 많은 양의 단백질을 섭취하면 그 여분은 에너지원, 곧 연료로 이용될 것이다. 그러나 단백질은 신체를 위한 이상적인 연료는 아니다. 단백질 분자는 크고 복잡하기 때문에 그것의 소화와 신진대사에는 탄수화물이나 지방의 소화와 신진대사에서보다 노동이 더 많이 필요하다. 그래서 단백질은 효율이 낮은 연료다. 즉,

노동에 대한 에너지 비율이 다른 영양소들의 경우처럼 그리 높지 않은 것이다. 더 중요한 것은 고단백 식사를 하게 되면 소화기가 일을 많이 하게 되고 치유를 위한 에너지는 감소하게 된다는 점이다.

단백질을 연료로 이용하는 데는 또다른 문제가 있다. 즉, 단백질은 깨끗하게 연소되지 않는다는 것이다. 탄수화물과 지방은 탄소와 수소, 산소로만 구성되어 있기 때문에 연소되면 이산화탄소와 물이 되어버린다. 단백질에는 질소가 포함되어 있어서, 신진대사 과정에서 상당한 독성을 함유한 질소 찌꺼기를 남긴다. 이런 찌꺼기를 처리하는 부담은 간이 떠맡게 되는데, 간은 이들을 처리해서 역시 독성이 매우 강한 복합물질인 요소를 만든다. 그러면 신장이 그 요소를 몸 밖으로 내보내는 역할을 떠맡게 된다. 간과 신장의 기능이 이런 일에 묶여버리면 이들 기관이 신체의 치유체계에 기여하는 작용을 줄이게 된다. 더구나, 단백질의 신진대사 과정에서 생기는 질소를 함유한 분해물질은 면역체계를 혼란시킬 수 있고, 알레르기와 자가면역 질병에 걸릴 위험을 증가시킨다. 알레르기와 자가면역 질병은 신체의 방어 기능이 혼란해져 있음을 의미한다. 이런 모든 이유로 해서 지나친 단백질 섭취는 좋지 않다. 여러분은 성장과 보수와 치유를 위해 충분한 단백질을 섭취하고자 하겠지만, 그 양이 지나치지 않아야 신진대사의 중요한 에너지원이 되는 것이다.

얼마만큼의 단백질이 지나친 양인가? 아주 놀랄 만큼 적은 양으로도 평균적인 성인의 최저 필요량을 만족시킬 수 있는데, 하루에 단백질을 60그램만 섭취하면 된다. 미국에서는 많은 사람들이 식사 때마다 아주 많은 양의 단백질을 섭취한다. 물론 120그램은 많은 양이다. 일반적으로 하루에 단백질 식사(즉, 고기, 생선, 닭고기, 달걀 혹은 두부를 주식으로 한 식사)를 한 끼만 하면 족하다. 탄수화물과 야채로 구성된 식사를 한 끼 준비해보라. 이를테면 밥 혹은 파스타[37]와 야채 혹은 샐러드와 빵으로 말이다. 단백질을 줄이면 소화기, 특히 간과 신장을 과도한 노동으로부터 놓여나게 하고 면역체계를 자극으로부터 보호할 수 있다.

단백질 일반에 대해, 그리고 그것을 줄이는 방법에 대해 생각하는 것과 아울러, 식사를 통해 접하는 단백질원들의 이로움과 해로움을 고려하는 것도 매우 중요한 문제이다. 어떤 종류의 단백질을 섭취하는가는 장기적인 건강과 치유 능력에 커다란 영향을 미친다.

한 가지 문제는 동물성 단백질이 풍부한 식사가 여러분을 먹이사슬의 맨 꼭대기라는 그다지 좋지 않은 자리에 올려놓는다는 것이다. 먹이사슬이란 더 높은 단계의 유기체가 더 낮은 단계의 유기체에 에너지를 의존하는 형식이다. 식물들은 태양에서 에너지를 만든다. 채식동물은 식물을 먹음으로써 그와 똑같은 에너지를 취한다. 육식동물은 채식동물의 살을 먹음으로써 근원으로부터 훨씬 먼 데서 에너지를 얻는다. 유기체가 크면 클수록 육식을 하는 경우가 많으며, 먹이사슬의 높은 곳에 존재한다. 먹이사슬의 높은 곳에 있는 것을 먹음으로써 얻어지는 결과는 더 많은 독소를 섭취하게 된다는 점이다. 그 이유는 환경 속에 존재하는 독성은 단계가 올라감에 따라 더 농축되기 때문이다. 예를 들어, 곡류에는 적은 양의 독성이 농축되어 있는 반면, 가정에서 키우는 동물의 지방에는 훨씬 더 많은 양의 독성이 농축되어 있다. 이와 별개로 단백질원이 되는 가축을 기르는 과정에서 건강에 해로운 물질을 가축에게 투여하고 있다는 점 역시 문제이다.

---

37 **파스타**pasta : 밀가루와 달걀로 만든 이탈리아에서 유래한 음식. 마카로니와 스파게티 류, 효모를 넣지 않은 밀가루 반죽을 얇게 해서 여러 가지 모양을 만든다.

식사를 통해 섭취하는 단백질원에 대해 짤막하게 요약해보겠다.

육류는 몇 가지 맹점을 지니고 있다. 그것은 식사시에 포화지방을 얻게 되는 원천일 뿐만 아니라, 상당히 응축된 단백질 형태이기 때문이다. 육류는 먹이사슬의 높은 곳에 존재하기 때문에 환경적인 독성을 축적하게 된다. 유기적인 방법으로 사육되지 않으면 부차적인 독성까지 가득 차게 된다. 복축업자들과 농부들이 사용하는 성장 촉진 호르몬과 항생제, 그 밖의 다른 화학물질의 잔유물들이 그것이다. 송아지고기는 암소고기보다 지방이 적고, 돼지고기 지방(lard)은 쇠고기 지방보다 인간의 심장혈관계에 덜 해로운 것 같다는 점 말고는 '흰 살코기'[38]가 붉은 고기[39]보다 나을 것이 없다. 육류는 잘 조리되지 않으면 병의 원인이 되는 바이러스와 세균을 옮긴다.

닭고기는 쇠고기나 돼지고기에 비해 한 가지 이점이 있다. 닭고기의 지방은 근육세포의 외부에 있어서 피부와 함께 제거될 수 있다는 것이다. 그렇지 않다면 닭고기는 소와 양, 돼지의 살과 마찬가지로 독성의 위험을 제기할 것이며, 호르몬 첨가제도 더 많이 포함하고 있을 것이다. 살모넬라와 같은 위험한 세균이 닭을 오염시키는 경우가 종종 생기기 때문에, 잘 조리하지 않으면 질병을 초래할 수 있다.

생선은 건강에 매우 좋은 단백질원으로 부상하고 있다. 여기서 내가 말하는 생선은 새우나 게 같은 갑각류나 조개가 아니라 비늘생선이다. 생선을 많이 먹는 사람들은 수명이 길고 질병에 걸리는 비율이 낮다. 그들 중에서도 가장 건강한 사람들은 거의 생선만 먹고 사는 사람이다. 생선이 왜 사람

---

38 **흰 살코기**(white meat) : 닭고기, 토끼고기, 송아지고기 등.
39 **붉은 고기**(red meat) : 쇠고기, 양고기 등.

에게 좋은지는 분명하지 않다. 오메가-3 지방산이 한 가지 설명이 될 수 있겠지만 그것은 일부 생선에만 있다. 이 물음에 대한 대답은 한 가지 성분만 관련이 있지는 않을 것이다. 생선을 먹는 사람들은 그들이 먹는 생선 때문에 건강한 것인가, 아니면 그들이 먹지 않는 다른 식품 때문에 건강한 것인가? 예를 들어, 그들은 대부분 육류를 덜 먹는다. 요즈음 생선을 먹을 때는 주의할 점이 많다. 많은 생선들이 강과 바다에 버려진 유독한 물질로 오염되어 있다. 육식성 어류와 해안에 사는 물고기들은 이런 점에서 가장 위험하다. 나는 황새치, 청새치, 상어를 먹지 말라고 권하는데, 그 이유는 그것들의 살에 독소가 포함되어 있을 가능성이 크기 때문이다. 전세계적으로 양식 생선의 양이 점점 늘어나고 있는데, 특히 연어, 송어, 메기가 그렇다. 양식된 생선은 자연산보다 건강에 덜 이로울 수 있고(양식 연어에는 오메가-3 지방산이 적다), 밀집된 환경에서 발생할지 모르는 질병을 억제하기 위해 투여한 약물이 그 살에 남아 있을 가능성이 높다. 그러나 이런 약점에도 불구하고 생선은 훌륭한 단백질원이다.

조개류는 독성을 함유하고 있을 가능성이 많아서 관심이 덜 간다. 조개류는 해안으로 방출되는 폐수 속에서 자라고 고농축 폐기물에 노출되어 있다. 날 조개류는 질병을 일으킬 가능성이 매우 높다.

유제품은 탈지유나 저지방 우유로 만들어진 것이 아니면 포화지방의 함량이 매우 높은 경향이 있다. 많은 사람들은 우유 속에 들어 있는 당(유당)을 소화하지 못하며, 더 많은 사람들은 우유 속의 단백질 때문에 면역체계가 혼란되기도 한다(이것은 소의 젖만이 지닌 특수한 문제다. 염소의 젖은 이 정도로 면역체계를 괴롭히진 않는다). 만일 알레르기, 자가면역 질병, 농양, 기관지염, 천식, 습진, 혹은 위장병이 있는 사람이라면, 최소한 두 달간 식사에서 우유나 유제품을 모두 제거해서 증세에 어떤 변화가 일어나는지 지켜볼 필요가 있다. 아주 많은 경우에 그런 증상은 극적으로 개선된다. 공장에서 나오는 유제품은 환경적인 독성·약물·호르몬의 또다른 원천이다.

달걀, 그 중에도 최소한 흰자는 고품질 단백질의 훌륭한 원천이지만, 노른자에는 대부분의 사람들이 일정량 이상 먹어서는 안 되는 지방과 콜레스테롤이 들어 있다. 영리 추구를 목적으로 생산되는 계란은 끔찍한 조건에서 만들어지는데, 독성이 있는 잔여 약물이나 호르몬을 포함하고 있을 수 있고, 살모넬라균에 오염되었을 수도 있다. 계란을 날로 먹거나 덜 익혀서는 안 되며, 약물이나 호르몬을 쓰지 않고 자유롭게 돌아다니며 자란 닭의 알을 구하도록 노력해야 한다.

곡류와 콩류는 단백질뿐만 아니라 탄수화물과 섬유질을 함유하고 있어서 단백질 과잉에 대한 걱정 없이 먹을 수 있다. 그러나 이런 농산물들도 농약에 오염되어 있는 경우가 많으므로 유기농법으로 생산된 것을 골라 먹어야 한다.

아몬드와 해바라기씨 같은 견과류와 씨앗은 식물성 단백질의 원천이기는 하지만 지방(대부분이 불포화도가 높은 지방)을 많이 포함하고 있기 때문에 신중을 기해서 섭취를 조절해야 한다.

대두는 다른 종류의 콩보다 훨씬 많은 단백질을 함유하고, 불포화도가 높은 지방을 상당량 포함하고 있다. 콩 단백질은 따로 분리해서 놀랄 만큼 다양한 형태로 변형시킬 수 있는데, 심지어 동물성 식품의 복제까지 가능하다. 이제는 여러 가지 형태의 두부와 템페[40]를 구할 수 있게 되었고, 햄버거

---

40 **템페**|tempeh : 콩을 쪄서 발화시켜 만든 인도네시아 음식(우리나라 된장과 비슷하다).

용 쇠고기와 비엔나 소시지, 런천미트[41] 등도 점점 나아져서 개중에는 훌륭한 저지방 혹은 무지방 제품들도 나와 있다. 대두를 이용한 식품에는 건강에 대단히 이로운 것이 많고, 이것들은 이제 막 세상에 알려지고 있다. 대두에는 식물 에스트로겐이라 불리는 일군의 화학물질이 들어 있는데, 이 성분은 남성들에게 생기는 전립선암을 예방해주고 유방암, 자궁 내막증, 섬유낭포성 유방 질환, 자궁 유섬유종類纖維腫과 갱년기장애를 포함하여 여성호르몬 때문에 생기는 질병으로부터 여성들을 보호해준다. 일본 여성들 중에이런 질병의 발병률이 낮은 것은 그들이 이 콩으로 만든 음식, 특히 두부를많이 먹기 때문으로 보인다. 콩에 들어 있는 식물 에스트로겐 중에 가장 잘알려진 제니스테인genistein과 다이드제인daidzein이 인간의 호르몬을 조절하는 능력에 관해서 현재 연구가 진행되고 있다.

식사를 통해 얻을 수 있는 주요 단백질원을 살펴보았으므로 이제 이런정보를 이용할 수 있는 아주 단순한 몇 가지 방법을 제안하고자 한다. 이를기초로 식단을 바꾸어본다면 자연치유에 도움이 될 것이다.

– 단백질의 섭취를 줄인다.
식사를 통해 얻는 단백질원이 무엇인지 파악하고 그것을 줄이는 방법을 배운다. 단백질 식품만으로 음식을 만들지 말고 다른 요리를 만들어본다.

– 동물성 단백질을 생선과 콩 단백질로 대체한다. 그렇게 함으로써 육류, 가금류, 우유 등에 들어 있는 독성과 유해한 요소에 덜 노출될 수 있으며, 생선과콩이 갖고 있는 건강에 이로운 성분들을 얻을 수 있다.

---

41 **런천미트**(lunch meats) : 일정한 틀에 넣어 조리하여 햄, 소시지처럼 포장해 바로 먹게 만든 고기.

ꕥ 과일과 야채

우리 어머니들이 야채를 많이 먹으라고 한 말씀은 옳았다. 야채와 과일은 암, 심장병, 그 밖의 흔한 질병으로부터 우리를 보호해줄 뿐만 아니라, 면역성과 치유력도 높여준다. 게다가 아주 잘 익은 과일과 질이 좋은 야채는 식사가 주는 커다란 기쁨 중의 하나다. 향기가 좋은 멜론이나 즙과 향내를 내는 복숭아, 혹은 크림색으로 잘 익은 망고를 잘라 먹는 것보다 더 좋은 것이 있을까? 여러 가지 야채를 섞어 올리브 기름과 방향성의 식초를 뿌린 갖가지 야채샐러드, 거의 조리하지 않고 설탕을 뿌린 바삭바삭한 완두콩, 제대로 여문 달콤한 옥수수알은 어떤가? 많은 사람들이 이러한 즐거움을 놓쳐버리고 마는데, 그 이유는 이윤을 목적으로 하는 재배자들이 맛이 좋은 것보다는 운송에 더 잘 견디는 품종을 선호하기 때문이거나, 혹은 작물들이 제대로 자라기 전에 수확하거나, 아니면 수송중에 상하는 일이 생기기 때문이다. 어떤 사람들은 야채를 어떻게 요리하는지도 모르고 제대로 된 야채를 먹어보지 못한 탓에 자신들이 야채를 좋아하지 않는다고 생각한다. 신선한 과일과 야채는 깡통에 든 것, 냉동된 것, 건조된 것보다 좋은 성분을 더 많이 포함한다.

연구를 통해 야채와 과일이 함유하는 유익한 성분들이 차츰 밝혀짐에 따라, 우리 사회에서는 그 성분들을 분리하여 보조식품의 형태로 이용하는 경향이 있다. 그것이 좋은 생각인지는 모르겠다. 예를 들어, 비타민 A의 수용성 전구체前驅體인 베타 카로틴(우리 몸은 이것을 이용해 비타민 A를 만든다)은 요즘 캡슐 형태로 수백만 명이 이용하고 있다. 사람들은 베타 카로틴이 노화를 방지하고 암을 예방한다고 알고 있다. 식사를 통해 섭취되는 베타카로틴은 암을 예방한다는 확실한 증거가 있다. 그러나 분리추출되어 보조제로 이용될 때에는 그 효과가 훨씬 떨어진다. 베타 카로틴은 카로틴 계열의 한 구성원으로, 많은 과일(복숭아, 멜론, 망고)과 야채(고구마, 호박, 토마토, 푸른 잎 채소)에서 발견되는 오렌지색 성분이다. 이들 식품에 들어 있는 알파카로틴과 리코펜(토마토에 들어 있음) 같은 다른 카로틴이 이들 식품의 항암효과에 더 중요할지도 모르며, 혹은 이런 성분들이 베타 카로틴과 결합해서 상승작용을 할지도 모른다. 야채와 과일을 적게 먹는 사람들은 여러 가지 카로틴이 섞여 있는 보조제가 시장에 나오기 전까지는 베타 카로틴 보충제를 섭취하는 것이 좋을 수도 있지만, 그보다는 카로틴이 풍부한 식품의 섭취를 늘리는 것이 더 현명할 것이다.

축소주의(전체의 성분은 단일 성분들의 효과로 축소될 수 있다는 믿음)는 서양 과학과 의학의 일반적인 경향이다. 자연 상태의 한 식물이 생물학적으로 흥미있는 효과를 발휘한다는 사실이 발견되면, 그것을 확인해서 그 식물의 '유효 성분'을 추출해내서는 순수한 형태로 환자들에게 공급하는 것이다. 중국 전통의학의 의사들은 다르게 생각한다. 그들 역시 치유효과가 있는 식물을 과학적으로 분석하는 것을 반대하지는 않지만, 추출된 성분만을 사용하는 것에는 믿음을 갖지 않는다. 약초의학의 바람직한 효과는, 개별 식물의 모든 성분과 전형적인 처방에 이용되는 모든 식물들(종종 12가지 이상이다)의 구성 성분이 상승적인 상호작용을 해서 이루어진다는 것이 그들의 관점이다.

최근에 과학자들은 브로콜리에서 설포라팬sulphoraphane이라는 성분을 발견했는데, 이 성분은 브로콜리가 갖고 있는 강력한 항암효과와 부분적으로 관련있는 것으로 추측되고 있다. 여러분은 브로콜리를 먹을 것인가, 아니면 설포라팬 캡슐이 건강식품점에 등장할 때까지 기다릴 것인가? 나라면 브로콜리를 먹겠다. 왜냐하면 부분은 전체와 같지 않기 때문이다. 만일 브로콜리를 좋아하지 않는다면, 새로운 조리법을 시도해보라. 여기 간단한 브로콜리 조리법을 소개하겠다. 나는 이렇게 요리된 음식이 너무 맛있어서 언제나 남김없이 먹어치운다.

큰 브로콜리 다발의 끝을 잘라내고 줄기를 자른 다음, 겉껍질을 벗겨 먹을 수 있을 만한 크기로 자른다. 브로콜리의 머리 부분을 한입 크기로 떼어내고, 더 부드럽게 하기 위해 뿌리에서부터 껍질을 살짝 벗긴다. 브로콜리를 씻어 차가운 물 1/4컵을 담은 냄비에 넣고, 엑스트라버진 올리브 기름을 큰 숟가락으로 한 술 넣은 다음 소금으로 간을 맞추고 얇게 저민 마늘 몇 조각 혹은 다진 마늘을 넣는다. 냄비 뚜껑을 꼭 닫아 불에 올려놓은 다음, 브로콜리가 엷은 녹색으로 변하면서 아작아작해질 때까지 끓인다(이때까지의 시간은 5분을 넘지 않는다). 뚜껑을 열고 남은 물이 거의 다 없어질 때까지 계속 끓인다. 그리고 즉시 접시에 담는다. 여기에다 요리된 파스타를 섞어도 좋고, 고춧가루와 파메산産 치즈를 뿌리거나 아니면 그대로 먹어보라. 보기에도 아름답고 맛도 정말 좋은데, 지방은 적고 비타민과 미네랄은 풍부하며 설포라팬이 가득 들어 있다.

브로콜리를 좀더 이국적인 요리로 만들고 싶으면 검정콩 소스를 곁들인 중국식 요리가 있는데, 이 요리에는 많은 중국 식당에서 사용하는 기름(목화씨 기름 같은)이 전혀 없다.

앞서와 마찬가지로 브로콜리를 다듬는다. 다음의 양념과 함께 브로콜리를 냄비에 넣는다. 소금에 절인 검정콩 두 큰술(찬물에 씻어 물기를 말린 것), 저민 마늘 두 조각 혹은 다진 마늘 약간, 곱게 썬 신선한 생강 두 작은술, 참기름 한 작은술, 간장 두 큰술, 설탕 두 작은술, 다진 부추 두 큰술, 달지 않은 세리포도주 1/4컵. 앞의 조리법처럼 불에 올려놓고 뚜껑을 닫은 다음 브로콜리가 아작아작해질 때까지 끓인다. 뚜껑을 열고 수분이 거의 없어질 때까지 계속 끓인 다음, 간장을 넣고 잘 섞어서 접시에 담아낸다(원하면 밥 위에 얹어낸다).

말할 것도 없이 슈퍼마켓에 나와 있는 브로콜리에는 주의할 점이 하나 있다. 자연산이 아니라 대량으로 재배되었기 때문에 독소에 오염되었을 수가 있는 것이다. 다음 장에서 이 점에 대해 상세하게 논할 것이며, 독성으로부터 자신을 보호하는 방법에 대해 이야기할 것이다. 화학약품을 이용하지 않고 재배된 것을 찾는 일과 어떤 작물이 가장 많이 오염되었는지를 아는 것은 중요하다.

섬유질

섬유질은 우리가 먹는 식물 중에서 소화되지 않고 몸에 남는 것이다. 그것을 구성하고 있는 함수탄소는 화학적으로 너무나 복잡해서 우리의 소화기가 소화시킬 수 없다. 식사에서 적절한 양의 섬유질을 섭취하면 소화기의 건강을 증진시키고 규칙적인 장 운동을 하게 하여 대장의 생화학적인 환경을 개선시킨다. 어떤 섬유질은 신체가 콜레스테롤을 제거하는 작업을 도와 심장혈관계에도 이득을 준다. 섬유질을 아주 적게 섭취하는 사람들은 장암에 걸리기 쉬우며, 거꾸로 대장암에 걸리는 사람들은 섬유질을 아주 적게 섭취하는 사람들일 확률이 높다. 섬유소를 충분히 섭취하지 않으면 소화기가 최고의 효율성으로 제 기능을 발휘하지 못하게 되는데, 이것은 여러 면에서 치유력을 위태롭게 만든다.

식이성 섬유의 주된 원천은 과일, 야채, 전곡이다. 밀기울 속에 들어 있는 것과 같은 불용성不溶性 섬유는 장 운동을 조절해주는 중요한 성분이다. 귀리의 왕겨 속에 들어 있는 것과 같은 가용성可溶性 섬유는 콜레스테롤을 제거하는 데 도움을 준다. 장 운동을 조절하기 위해 섬유질이 필요한 사람은 밀기울이나 실리움[42]과 같은 보조식품의 형태로 섬유질을 섭취하면 된다. 나는 과일과 야채, 전곡, 그리고 전곡으로 된 빵과 시리얼을 많이 먹는 것이 더 쉽다고 생각하는데, 이렇게 하면 다른 이로움도 얻을 수 있기 때문이다.

치유식에 관한 나의 권고사항을 간단히 요약해보겠다.

- 총열량을 줄이도록 노력한다. 고지방 식품을 삼가고, 가장 좋아하는 음식에서 지방 성분을 줄이는 조리법을 시도한다. 주기적인 금식과 제한된 식사를

---

42 **실리움**psyllium : 섬유소를 함유한 겉겨를 가진 씨앗. 건위제 또는 정장제로 쓰이며 알약이나 과립의 형태로 시판되고 있다.

시도해본다.

– 포화지방을 대폭 줄인다. 동물성 식품을 적게 먹고, 야자유[43]와 코코넛 기름을 포함한 음식, 마가린, 식물성 쇼트닝 혹은 부분적으로 수소처리된 기름을 줄인다.

– 조리에 불포화도가 높은 식물성 기름을 사용하지 않는다. 품질이 좋은 올리브유만 이용한다.

– 트랜스형 지방산을 포함한 식품을 분명히 알고 삼간다(마가린, 식물성 쇼트닝, 부분적으로 수소처리된 기름, 상품화된 식물성 액체기름의 대부분).

– 오메가-3 지방산의 섭취를 늘린다. 이 지방산이 들어 있는 생선을 잘 골라 먹고, 음식에 대마와 아마 기름을 첨가한다.

– 모든 종류의 단백질 섭취를 줄인다.

– 동물성 단백질 식품 대신 생선과 콩 제품을 이용한다.

– 모든 종류의 과일과 야채의 섭취를 늘린다.

– 전곡과 전곡으로 만든 식품을 더 많이 먹는다.

이런 당부는 구체적이고 이해하기도 쉬우며 친숙한 내용이다. 이런 사항들은 건강한 식사의 필수요소이기에, 아무리 강조해도 지나치지 않다. 식품을 까다롭게 고르는 사람이 될 필요도 없고, 좋아하는 음식 모두를 포기하게 하지도 않는다. 내가 알고 있는 것과 경험에 비추어보건대, 이런 사항들은 여러분의 치유체계가 좀더 효율적으로 작동하도록 도울 것이다.

---

43 야자유 : 커피를 탈 때 넣어서 먹는 프리마(커피메이트)의 주성분이 야자유이다.

10

독소로부터 자신을 보호하는 방법

자연적인 치유는 치유체계의 모든 구성 부분이 방해받지 않고 효율적으로 작용하는 것에 달려 있다. 그 구성 부분 중 어느 하나라도 손상을 입거나 다른 작업에 빠져 있으면 치유 과정은 손상을 입는다. 치유체계에 가장 커다란 위협이 되는 것 가운데 하나는 환경 속에 존재하는 많은 유해한 물질로부터 생겨나는 독소라는 무거운 짐이다. 독소(toxin)라는 말은 '활과 화살'이라고 할 때의 '활'이라는 뜻을 지닌 그리스어에서 유래했다. 그 말이 현재와 같은 뜻을 지니게 된 것은 헤아릴 수 없이 많은 독화살이 그리스 전사들의 몸을 꿰뚫었기 때문이다. 어떤 면에서 우리의 몸은 적으로부터 공격을 받고 있기 때문에, 전쟁의 이미지는 이 논의에 적절하다 할 것이다.

의학자들, 특히 정부와 산업체에 고용된 연구자들은 잔류 독성이 대중의 건강에 미치는 위협을 인정하는 데 극히 인색하고, 오히려 그것을 무시하기 일쑤다. 다음에 나오는 인용문은 식품과학과 영양을 다루는 잡지에 실린 유기농식품에 관한 논평의 일부로서, 소비자들이 식품의 생산 과정에 사용된 유독성 화학물질에 대해 갖는 공포심에 대한 관리들의 전형적인 반응을 보여준다.

식물을 재배할 때 '화학' 비료를 '유기' 비료로 대체하는 것은 식품의 영양학적인 면이나 화학적인 성질에 변화를 주지 않는다. 모든 식품은 '화학물질'로 구성된다. '유기식품'[44]과 기존의 화학비료를 사용하여 생산된 식품[45]은 공히 전체의 20~30%에서 살충제 성분이 검출된 것으로 보고되었다. 이 정도는 공식적으로 허용될 수 있을 만한 수준이며, 소비자들을 적절하게 보호할 수 있을 만큼 충분히 낮은 수치다. 강조해둘 것은, 식용 작물에 허용치의 살충제를 사용한 것 때문에 소비자에게 질환이 발생했다는 기록은 한 건도 없다는 사실이다.

얼마 전에 전국 규모로 발행되는 잡지에 한 유명한 농약회사의 광고가 전면 칼라로 실린 일이 있다. 그 광고에 등장한 오렌지에는 기다란 꼬리표가 붙어 있었는데, 그 꼬리표에는 수백 종의 화학물질 이름이 인쇄되어 있었다. 광고 문안의 내용은 이렇다. "자연은 행운아다 ― 자신의 생산물에 꼬리표를 붙일 필요가 없으므로." 광고 문구는 이어서 모든 과일과 야채는 무수한 화학물질로 구성되었기 때문에 거기에 몇 가지가 더 첨가된다고 해서 걱정할 필요는 아무것도 없다는 내용으로 이어졌다.

최근에는 자연의 독소(많은 작물에 함유된)는 인간이 만들어낸 독소보다

---

44 **유기식품**(organic foods): 유기농법에 의해 생산된 식품.
45 **화학비료식품**(conventional foods): 기존의 화학비료를 사용하여 생산된 식품.

건강에 더 큰 위협이 된다는 식의 한층 교활한 주장들이 나돌기 시작했다. 이러한 주장을 지지하는 사람들의 주된 관심거리는 살충제의 체내 흡수로 인해 나타나는, 즉각적으로 확인할 수 있는 '손상'이다. 사실 그런 일들은 실제로 일어난다.

수박에서 검출된 알디카브, 1985

알디카브는 식물의 구석구석까지 흡수되어 효과를 발휘하는 매우 독성이 강한 카르바민산염 살충제이다. 이 약품을 수박에 불법적으로 사용한 결과, 북미 지역에 식중독이 대유행하게 되었다. 대대적인 조사 결과 638건의 확실한 듯한 사례와 344건의 가능성 있는 사례가 확인되었다. 서부의 다른 주들과 캐나다의 여러 지역에서는 관련되었을 것으로 추정되는 333건의 사례와 관련 가능성이 있는 149건의 사례가 보고되었다. 증상은 가벼운 위경련에서부터 심각한 콜린성 중독에 이르기까지 다양하게 나타났다(이는 신경가스 중독이 일으키는 증상과 유사하다). 이러한 증상을 일으킨 수박에서는 0.07~3ppm에 이르는 알디카브 설폭사이드가 검출되었다. 이 유행병은 유통중이던 수박이 폐기처분되고 입출항 금지명령이 내려지고 검역 프로그램이 제정된 뒤에야 끝났다.

그러나 살충제나 그 밖의 환경적인 독소에 대한 나의 관심은 심각한 단기적 질환의 가능성보다는 장기간에 걸친 치유체계의 약화, 암 발생위험의 증가, 면역 기능 장애, 그 밖의 다양한 만성 질병(파킨슨병 같은) 등에 더 쏠려 있다. 이러한 질병들과 독소와의 인과관계는 제대로 조사되지 않고 있지만,

오랫동안 다양한 유형의 독에 누적되어 노출되면 얼마든지 그런 결과를 초래할 수 있다.

자연 속에 어떤 식으로든 해로운 성분들이 존재하기 때문에 그러한 기존 환경에 한두 가지 독성을 추가해도 아무 문제가 없다고 주장하는 것은 물론 잘못된 것이다. 후추, 나륵풀[46], 사철쑥류, 자주개자리[47]의 싹, 샐러리, 땅콩, 토마토, 감자, 화이트버튼 버섯 같은 식물들이 자연적인 독소를 함유하는 것은 사실이다. 그러나 우리의 육체는 그런 식물들과 더불어 진화해왔고, 그 과정에서 그것들이 지니고 있는 유해 성분으로부터 자신을 지키는 능력을 더 발달시켰을 것이다. 더욱이, 만일 우리의 치유체계가 이미 자연적인 독소를 중화하는 일에 몰두하고 있다면, 새로 부과된 인공 독소를 처리하는 능력은 위축되어 있을 것이다. 이와 유사하게, 지구상의 어떤 지역은 높은 고도로 인해, 혹은 지면의 암석에 의한 방사능 방출로 인해 자연 상태의 방사선 수치가 높은 곳이 있지만, 그렇다고 해서 핵폐기물이나 X선에 노출되는 것을 아무렇지 않게 생각할 수는 없는 일이다. 방사능에 의한 암 발생은 평생 동안 노출된 방사선의 총량과 관련이 있다. 자연환경으로부터 받는 방사선에 더해 인간이 만들어낸 방사선에까지 노출되면 그 해로운 효과는 신체의 방어 능력을 손쉽게 무력화시킬 수 있는 것이다.

요약하면, 독소에 노출되는 문제에 대한 여러분의 걱정을 진정시키려고 애쓰는 사람을 믿지 말라는 것이다. 독소는 실제적인 위협이며, 여러분은 그로부터 자신을 보호하는 방법을 알아야만 한다. 우리 몸에서 불필요한 물

---

46 **나륵풀** : 박하 비슷한 차조기과科의 일년초, 열대에 널리 분포하며 향미료, 해열제 따위로 쓰인다.

47 **자주개자리** : 사료, 목초로서 유용하게 쓰인다.

질을 제거하는 능력은 네 가지 체계의 원활한 기능에 달려 있는데, 그것은 비뇨기계, 위장계, 호흡계, 그리고 피부다. 우리의 몸은 소변, 대변, 날숨, 그리고 땀을 통해 찌꺼기를 배출한다. 간은 가장 생소한 화학적 성분을 처리하는데, 가능하다면 독소를 제거하고 아니면 그것이 네 가지 통로를 통해 몸 밖으로 배출될 수 있도록 더 작은 성분으로 분해한다. 신체의 배출 능력이 유지되기 위해서는 이러한 네 체계가 잘 작동하고 있어야 한다. 깨끗한 물을 충분히 마셔서 신장이 소변을 잘 만들어내도록 하고, 충분한 섬유소를 섭취해서 정상적인 대장의 기능을 유지해주고, 규칙적으로 호흡훈련을 하고, 에어로빅을 하거나(사우나나 한증욕같이) 몸을 열에 노출시킴으로써 정기적으로 땀을 배출시켜주면 그러한 체계들은 확실하게 작동한다.

일터에서 독소에 노출되는 사람들도 있다. 화학적으로 유해한 직장(가령 플라스틱, 고무, 가죽, 직물, 염색약품, 독약, 종이를 생산하는 공장, 광산이나 세탁공장, 혹은 화학비료를 사용하는 농장 등)에서 일한다면 반드시 접촉하는 제품의 위험에 관해 알아야 하며, 노출을 최소화할 수 있는 모든 조치를 취해야 한다. 나머지 사람들은 대부분 마시는 공기, 먹는 물, 식품과 기타 다른 경로를 통해 독소와 접촉한다. 이제 그런 독성의 주범들과 자신을 그런 독소로부터 보호하는 방법에 대해 다루고자 한다.

대기오염

20세기 말이 되자 깨끗한 공기는 정말 희귀품이 되었다. 북극지방에서조차 공장의 매연 때문에 대기가 어두워지고, 많은 사람들은 자신이 오랫동안 살아온 곳에서 공기의 질이 나빠지고 있는 것을 본다. 1968년부터 2년 동안 샌프란시스코에서 인턴으로 일할 때 나는 그 도시에서 스모그를 본 적이 없었다. 언덕 위에 서 있던 아파트에서, 샌프란시스코 만灣 건너편의 오클랜드 시 상공에 서쪽에서 불어오는 강한 바람의 영향으로 스모그가 정체되어 있는 것을 볼 수는 있었다. 10년 뒤 오염은 그 지역 전체 공기를 압도할 만한 수준으로 증가했고, 요즘에 샌프란시스코에서는 스모그가 일상적인 것이 되어버렸다. 오염이 너무 빈번해 공기의 질에 대한 사람들의 기준이 변해버린 지역도 있다. 최근에 나는 로스앤젤레스에 머문 일이 있었는데, 그 전날 강하게 불어온 바람의 영향으로 오염수치가 낮아진 것을 두고 라디오의 한 논평가가 '스모그가 사라졌다' 고 표현하는 것을 들었다.

대기오염은 화산폭발이나 산불, 먼지폭풍 같은 원인으로 생기기도 하지만, 인간의 활동은 그러한 배경에 엄청난 양의 산업폐기물과 자동차 배기가스를 더하는 결과를 가져왔다. 스모그 안의 여러 성분들은 호흡기관을 자극한다. 점점 악화되는 대기오염이 전세계적으로 발병률이 높아지고 있는 천식과 기관지염의 주요 원인일 뿐만 아니라 만성적인 부비강염, 호흡기 알레르기, 기종氣腫, 폐암 등의 발생률을 높이는 데에도 한몫 하고 있다는 점은 의심의 여지가 없다. 스모그의 일부 성분들은 발암물질로 알려져 있고, 그 밖의 성분들은 신체의 치유체계를 구성하는 세포막과 여타 구조들을 손상시킬 수도 있다. 연구자들은 또한 사무실, 상점, 열차, 비행기, 식당 등에서 발생하는 주요한 문제인 간접흡연이 건강에 유해하다는 증거를 수도 없이 제시하고 있다.

오염된 물과 식품으로부터 자신을 지키는 것보다 오염된 공기로부터 자신을 보호하는 것이 훨씬 어렵다. 만일 여러분이 스모그가 심각한 지역에 살고 있다면, 다른 곳으로 이사하는 것이 근본적인 해결책이다. 그러나 어느 지역이나 미세한 기후변동이라는 것이 있어서 스모그가 집중적으로 나타나는 지역이 있으므로, 여러분이 살고 있는 도시 내에서 비교적 오염이 덜 된 구역으로 이사하는 것도 고려해볼 수 있다. 세계적으로 대기오염이 심각한 편에 속하는 도시(멕시코시티가 그 최악의 예)에서 오염이 심한 날 사람들이 가슴 통증과 호흡곤란을 겪고, 시당국이 휴교령과 함께 어린이나 나이든 사람들은 외출을 삼가도록 하라는 경보를 발령하는 일은 다반사다. 만일 이것이 우리가 사는 도시의 미래상이라면 그야말로 가장 불안한 일이다. 그러나 여러분은 공기가 더러운 곳에 살고 있다 하더라도 공원이나 잡목이 많은 숲을 자주 찾음으로써 자신을 보호할 수 있다. 나무는 공기를 정화시키는 놀라운 능력이 있다. 아주 복잡한 도심에서조차 여러분은 그 사실을 느낄 수 있다. 나는 일본을 자주 방문하는데, 그때마다 며칠씩은 도쿄에서 머물러야 한다. 그럴 때면 나는 언제나 메이지 신사에서 피난처를 찾는다. 그곳은 강철과 콘크리트 사막 속에 존재하는 숲의 오아시스다. 신성한 공간의 경계를 표시하는 목조문인 '도리'를 넘어 몇 발짝 안으로 들어서면 나는 벌써 공기의 변화를 느낀다. 공기는 더 순수하고 더 건강하고 더 숨쉴 만하게 느껴진다. 공원 안을 한 시간만 걷고 나면 재충전이 되면서 도쿄의 짜증스런 스모그에 대처할 힘을 얻는다. 만일 여러분이 공기 나쁜 도시에 갇혀 산다면 이런 전략을 기억하라. 즉, 공원과 나무를 찾아나서는 것이다.

실내에서 여러분은 오염원을 제거하기 위해 모든 노력을 기울여야 한다. 예를 들어 휘발성 가스를 발생시키는 모든 화학제품을 치워야 한다. 스토브나 물 끓이는 기구 같은 가스기구가 실내의 공기오염에 기여하는 것과 마찬가지로(최신 가스스토브는 자동점화기가 있어서 점화를 위해 끄지 않고 두는 불씨를 없앨 수 있기 때문에 이런 위협을 줄인다), 깡통에 든 에어로졸 스프레이도 마찬가지다. 의료 전문가들은 '밀폐 건물 증후군'이나 '병든 빌딩 증후군' 같은 환경적 질병을 점점 더 많이 인식하고 있다. 이것은 밀폐된 건물 안에서 재순환된 공기를 마시며 일하는 사람들이 독소를 흡입한 결과 다양한 증상으로 고생하게 되는 것을 말한다. 흔한 범인 중의 하나는 새 카펫이다. 카펫 접착제에 이용되는 화학물질은 일부 예민한 사람들에게 면역 기능의 저하를 가져올 수 있다. 여객항공기 역시 건강에 해로운 실내환경을 만들어내는데, 특히 요즘은 비행사들이 연료를 절약하기 위해 기내에 덜 신선한 공기를 제공하고 있다(게다가 대부분의 국제선은 아직도 흡연을 허용한다).

집 안의 환기장치에 여과기를 달거나 시간을 가장 많이 보내는 방에 공기정화기를 설치함으로써 미립자에 의한 공기오염으로부터 스스로를 보호할 수 있다. 고성능 미립자 공기여과기는 쉽게 구입할 수 있고 값도 그다지 비싸지 않다. 난방기구나 환기 장치 설비업자에게 문의하면 그것에 관한 정보를 얻을 수 있다. 그 사람들이 호흡기 질환을 가진 사람들에게 놀라운 일을 해줄 수 있기 때문에 나는 환자들에게 그들을 만나보라고 자주 추천한다. 만일 오염이 심각한 지역에 살고 있거나, 흡연가와 함께 살거나 일해야 한다면 반드시 그런 업자 한 사람쯤은 알아두어야 한다.

여러분은 또한 여러 독성물질이 해를 일으키는 화학적 작용을 차단시켜 조직을 보호해주는 항抗산화제나 영양제를 섭취함으로써, 신체가 호흡을 통해 받아들인 오염물질을 중화하도록 도울 수 있다. 가장 간단한 방법은 신선한 과일과 야채의 섭취를 늘리는 것이다. 보조식품의 형식으로 항산화제를 섭취할 수도 있는데, 가장 안전하고 효과적인 것은 비타민 C, 비타민 E, 셀레늄, 베타 카로틴 등이다.

나도 따르고 있고 환자들에게도 권하는 간단한 항산화제 일일 이용방법이 있다.

　비타민 C를 하루에 2~3회, 한 번에 1,000~2,000밀리그램을 먹는다. 큰 덩어리로 압축된 정제보다는 물에 용해되는 가루 형태가 더 쉽게 흡수된다. 나는 비타민 C를 아침에 한 번, 저녁에 한 번, 그리고 생각나면 잠자기 전에 한 번씩 먹는다. 어떤 것이든 하루에 세 번을 먹는 것은 쉬운 일이 아니므로 나는 취침 전의 것은 반드시 고집하지는 않는다(만일 하루에 두 번씩만 먹는다면 1회분의 양을 늘려라). 순수 아스코르브산(비타민 C)은 예민한 위를 자극할 수 있으므로 음식과 함께 먹거나, 산도를 낮춘 것이나 산성을 중화시킨 것을 이용하는 것이 좋다. 배에 가스가 차거나 설사할 땐 양을 줄여라. 장에서 비타민 C를 받아들이는 정도는 사람마다 제각각이다. 신선한 과일과 야채를 많이 먹으면 이 중요한 비타민의 기본 필요량을 얻을 수 있다. 더 많은 양을 섭취하면 독소의 누적에 대한 방어력이 증가하고, 아스코르브산 자체가 비독성이기 때문에 식단에 그것을 보충할 이유는 충분하다. 신선한 과일과 야채를 많이 먹을 수 없는 사람들은 반드시 비타민 C를 보충해야 한다.

　비타민 E는 두 번째로 강력한 비독성 항산화제다. 곡식과 씨앗에는 비타민 E가 자연적으로 존재하긴 하지만, 우리가 숨쉬거나 그 밖의 경로로 몸 안에 받아들이는 독소에 대항하는 데 필요한 양을 식사를 통해 충분히 얻기란 불가능하다. 40세 이하인 사람은 하루에 400IU를 먹어야 하고, 40세 이상인 사람들은 800IU를 먹어야 한다. 비타민 E는 지방에 녹기 때문에, 체내에 흡수되기 위해서는 음식과 함께 먹어야 한다. 또한 자연적인 비타민 E(d-알파토코페롤)가 합성된 것(dl-알파토코페롤)보다 훨씬 좋은데, 특히 그것이 식물에 정상적으로 존재하는 다른 토코페롤과 결합되어 있을 때 더욱 좋다.

일반 약국이나 건강식품점에 가면 혼합 토코페롤과 함께 포장된 자연 비타민 E를 쉽게 구할 수 있다. 나는 점심식사 때 이것을 먹는다.

셀레늄은 산화방지와 항암 성분을 지닌 미량 원소이다. 셀레늄과 비타민 E는 서로의 흡수를 촉진하므로 두 가지를 함께 먹어야 하고, 반면에 비타민 C는 셀레늄 가운데 일부 형태의 흡수를 방해할 수 있으므로 따로 먹어야 한다(약국이나 건강식품점에서 볼 수 있는 많은 항산화제의 처방이 지닌 문제가 바로 이것이다. 동일한 캡슐에 셀레늄, 비타민 E, 비타민 C가 담겨 있는 것이다). 나는 하루에 셀레늄 50~100마이크로그램을 권장해왔으나, 셀레늄의 암 예방 효과에 대한 지속적인 연구 결과, 양을 늘리는 것이 더 효과적이라는 사실이 알려지게 되었다. 나는 하루에 200~300마이크로그램의 셀레늄을 권하고, 발암 가능성이 높은 사람들에겐 양을 더 늘려 권한다. 하루에 400마이크로그램 이상은 건강에 좋지 않다. 어느 약국에서든 셀레늄 보조제를 살 수 있다. 나는 이것을 점심식사 때 비타민 E와 함께 먹는다.

나는 앞 장에서 베타 카로틴에 대해 말하면서, 예방을 위한 영양소를 완전한 식품의 형태로 섭취하는 것과 분리 추출된 보조제의 형태로 섭취하는 것의 차이를 언급했다. 나는 조만간 자연 카로틴이 혼합되어 있는 보조제가 시판되기를 바란다. 그것이 베타 카로틴 한 가지보다는 훨씬 더 잘 작용할 것이기 때문이다. 그 전까지는 식사에 노란색과 주황색의 과일과 야채, 토마토, 짙은 녹색 야채를 첨가하라. 나는 아침식사 때 보조제의 형태로 25,000IU의 베타 카로틴을 먹는다. 제조된 것보다는 해조류와 같은 자연식품을 권한다.

요약하자면, 돈이나 수고를 많이 들이지 않으면서 여러분의 몸이 흡수하는 독소의 유해한 영향을 중화시킬 수 있는 간단한 공식은 다음과 같다.

– 아침식사 때 : 비타민 C 1,000~2,000밀리그램과 자연 상태의 베타 카로틴 25,000IU 섭취

– 점심식사 때 : 자연 상태의 비타민 E 400IU와 셀레늄 200~300마이크로그램 섭취

– 저녁식사 때 : 비타민 C 1,000~2,000밀리그램 섭취

– 잠들기 전(가능하다면) : 비타민 C 1,000~2,000밀리그램 추가 섭취

🌱 오염된 물

숨쉬는 공기보다 마시는 물을 통제하는 것이 쉽다. 생수는 어디서든 구할 수 있고, 집에서 사용할 수 있는 여과기도 비싸지 않다. 공중보건을 담당하는 기관은 전염병으로부터 우리를 보호하기 위해 물을 소독하는 데만 관심을 쏟는다. 그들은 대개 독성을 지닌 오염물질 문제를 간과하는데, 그 가운데 하나가 물을 살균할 때 흔히 이용하는 염소이다. 식수에 독소가 유입되는 경로는 여러 가지인데, 공장에서 흘러나오는 폐수, 산성비, 농약의 지하수면 침투, 송수관의 금속과 플라스틱 성분의 용해 등이 그것이다. 여러분이 마시는 물이 어디로부터 오며 그 안에 무엇이 들어 있는가를 아는 것은 중요한다. 이런 정보를 얻기 위해서는 수질검사를 받는 것이 좋으나, 그러기 위해서는 아마도 검사용 물을 개인 연구실로 가져가야만 할 것이다. 정부에서 운영하는 실험실에서는 세균의 함유량과 납, 비소 같은 주요 무기無機 독성물질만 검사하기 때문이다.

생수는 수원지가 어디냐 하는 것과 어떻게 다루어지느냐에 따라서 수돗

물보다 나을 수도 있고 못할 수도 있다. 생수를 이용하려면 그것의 성분 분석표를 확인하고, 맛이 이상한 것은 먹지 말아야 한다. 유리병이나 딱딱한 (투명한) 플라스틱 용기에 든 것만을 이용하라. 부드러운(반투명한) 플라스틱 병은 플라스틱 성분이 용해되어 물맛이 변질되기 쉽다.

그리 많지 않은 비용으로 정수기를 설치할 수 있기 때문에, 물을 걸러서 먹는 것이 생수를 이용하는 것보다 훨씬 경제적이다. 가장 좋은 정수 방식은 증기증류 방식이지만, 가정용 증류기는 값도 비싸고 전기를 이용해야 한다. 그 다음으로 좋은 것은 역삼투압 방식 정수기로서, 오염된 분자를 걸러내는 반투과성 막에 물을 통과시키는 방식이다. 역삼투압 방식의 정수기는 증류 방식 정수기의 5분의 1 값이다. 역삼투압 방식 정수기는 활성탄 여과기에 비해 이물질을 제거하는 기능이 뛰어나나, 적절한 물의 압력이 필요하고, 상당한 양의 물을 낭비하게 된다. 개수대 아래나 조리대 위에 설치할 수 있는데, 이런 역삼투압 방식의 정수기를 구입할 때에는 필터의 교체 주기와 그 방법, 그리고 교체하는 데 드는 비용을 알아두어야 한다.

활성탄 여과기는 식수에서 불쾌한 냄새, 색깔, 맛 등을 제거할 수는 있지만 물에 녹아 있는 광물질은 제거하지 못한다. 그러나 활성탄 여과기는 내가 건강의 주요 해악이라고 믿는 염소를 제거하는 데에는 편리하다. 염소는 강력한 산화제로서 반응력이 매우 높아서 물 속의 유기 오염물질과 결합하여 발암물질을 만들어내는 경향이 있다. 식수에 들어 있는 염소는 심장병을 유발할 수 있고, 치유체계의 구성 요소에 장기적인 손상을 입힐 수 있다. 염소 냄새가 나는 물은 마시지 마라. 여행할 때에는 값이 싼 휴대용 탄소여과기를 이용하라. 나는 호텔이나 식당에서 염소처리된 물을 여과할 때 이것을 이용한다.

식수에 대한 나의 권고는 단순하고 간결하다.

- 수원지가 어디인지, 그 안에 어떤 성분이 들어 있는지를 확인한다.
- 부엌에 역삼투압 방식의 정수기를 설치한다.
- 생수를 이용할 때에는 성분 분석표나 순도 확인증을 제시할 수 있는 업자의 것으로 유리병이나 투명한 플라스틱 용기에 든 것을 이용한다.
- 염소 냄새가 나는 물은 먹지 않는다. 여행할 때에는 생수를 이용하거나 휴대용 탄소여과기를 지니고 다닌다.

오염된 물에 대해 편집광처럼 되어서는 안 되지만 의식적인 주의는 기울여야 한다. 야채나 과일을 먹고, 항抗산화 보조제를 먹고, 또한 몸의 배출 기능이 잘 발휘되도록 함으로써 몸 안으로 들어오는 독성을 중화시키거나 방출할 수 있다는 것을 기억하라.

◁ 음식 속의 독소

독소로 오염되지 않은 식품을 구하는 것은 깨끗한 물을 얻는 것보다 훨씬 어렵다. 이것은 우리의 농사법에 관한 하나의 고발이기도 하다. 다시 말하지만, 나는 여러분이 쓸데없는 공포심에 사로잡히기를 바라지 않는다. 식사는 인생에서 누리는 중요한 즐거움 가운데 하나이며, 근심 없이 탐닉할 수 있도록 되어야 할 부분이다. 그러나 진정한 위험이 무엇인가에 대해서는 반드시 알아야 하고, 자신을 위험으로부터 보호하기 위해 어떤 단계를 밟아야 할지를 알아야 한다고 생각한다.

먹이사슬의 높은 위치에 존재하는 것이 농축된 환경적인 독소에 노출될 위험을 높인다는 앞 장의 경고를 다시 한번 반복해야겠다. 육류나 가금류를 먹을 때는 약물과 호르몬을 쓰지 않은 것인지를 확인하고 구입하라. 생선을 먹을 때는 덩치가 큰 육식성 물고기(황새치, 청새치)와 해안 근처 물이 유입되는 곳에 사는 종류(조개류 같은)는 피하라. 다음은 문제의 한 측면을 보여준다.

생선에서 검출된 DDT[48], 1985년. 남부 캘리포니아의 바다생선에서 DDT가 검출된 것은 지속적인 살충제 사용이 장기적으로 어떤 의미를 지니는가를 보여주는 예이다. 그 지역의 DDT 생산업자는 몇 년에 걸쳐 하수구를 이용해서 DDT가 포함된 산업폐기물을 방출해왔다. 하수 배출구가 있는 바다 밑바닥에는 수백만 파운드의 DDT가 퇴적되었다. 이런 폐기물 방출은 여러 해 전에 중단되었으나 최근에 이 지역에서 나는 생선을 분석한 결과 식용 생선에서 DDT의 수치가 (1ppm 이상으로) 늘어난 것이 밝혀졌다. 게다가, 일부 DDT는 폐기물 운반선을 이용해 바다 속에 버려졌으나 그 정확한 위치는 알려지지 않고 있다. 시간이 지남에 따라 DDT 수치가 낮아지고 있음이 밝혀졌지만, 그 수치는 건강에 문제를 일으킬 만한 정도이다. DDT는 잠재적으로 인간에게 암을 일으킬 수 있는 물질이기 때문이다. 생선에서는 DDT 허용치를 5ppm으로 한다는 미국식품의약국(FDA)의 규정은 오래전에 제정

---

48 **DDT**(dichloro-diphenyl-trichloroethane) : 방역·살충제의 일종으로 한때 엄청난 양을 사용했으나 자연적으로 분해되는 속도가 아주 느려 잔류 문제가 발생함에 따라 사용이 중지됨.

된 것으로, 노출과 관련한 발암 가능성은 고려되지 않았다.

먹이사슬의 아래 단계에 있는 농산물을 먹으면 이런 위험은 줄일 수 있으나, 농산물에 들어 있는 독소에 대해서는 여전히 경계해야 한다. 나는 앞에서 자연적으로 발생하는 독소에 대해 말했다. 이러한 계열의 물질에 대한 최선의 방어는 독소 함량이 높은 식품(후추, 땅콩, 샐러리, 자주개자리 싹 등)의 섭취를 줄이고 다양한 식품으로 식단을 꾸리는 것이다. 다양한 식사에는 두 가지 이점이 있다. 몸이 필요로 하는 모든 영양소를 골고루 얻게 해주고, 건강에 해로운 원소를 지나치게 섭취하는 위험을 줄여준다.

인간이 만들어내는 독소 또한 문제다. 야채와 과일에는 수도 없이 많은 농약이 뿌려지는데, 살충제, 살진균제, 성장촉진제, 훈증소독제, 그리고 그 밖의 여러 가지 화학물질이 잔류 '허용' 기준치의 규제 아래 사용되고 있다. 이들 화학물질 가운데 적지 않은 종류가 물로 씻어도 제거되지 않는데, 그 이유는 그 성분들이 채소의 조직에 달라붙거나 농산물의 내부로 침투하기 때문이다. 우리가 먹는 식품에 들어 있는 유독성 잔류 화학물질이 건강을 위협하는 중요한 요소이며, 현재의 의료 연구자들과 정부 정책이 미처 깨닫지 못하는 사이에 그 화학물질이 우리에게 심각한 영향을 미치고 있다는 사실은 아무리 강조해도 지나치지 않다. 이런 우려를 뒷받침하는 두 가지 사례를 소개하겠다.

일본을 여행하는 동안에 나는 이 나라에서 아토피성 피부염인 습진의 발병률이 매우 높다는 사실에 놀랐다. 일본에서는 전체의 50%나 되는 아기들이 이 피부병으로 고생하고 있으며, 청소년층과 젊은층의 사례들은 미국에 비해 훨씬 심각하고 광범위하다. 습진은 가려움증과 발진을 일으키기 때문에 정신적으로나 육체적으로 매우 성가시고 외관을 손상시키는 병으로, 얼굴이나 손에 발병하는 일도 심심찮게 있다. 일본에서 나는 거의 온몸에 발진이 생긴 아기를 자주 보았다. 이 경우 일반적인 의료 처방은 부적절하다. 그 이유는 병을 치유하는 것이 아니라 억제하기 위해 코르티코스테로이드를 연고로 (경구복용이나 주사로) 극소투여하거나 전신투여하는 방법에만 의존하기 때문이고, 환자들은 그 병과 관련된 모든 증상에 이 약을 사용할 것이기 때문이다. 일본에서 아토피성 피부염이 유행하게 된 것은 최근의 일이다. 일본 사람들에게 어떤 변화가 생겨서 이런 현상이 나타나는 것일까? 분명히 유전적인 것은 아니다. 습진은 유전되는 경우도 있으나(가계를 통해 전해지는 경우가 종종 있다) 지난 50년간 일본인들에게서 심각한 유전적인 변화는 일어나지 않았다. 변한 것은 식사다. 현재 일본인들은 과거보다 육류와 유제품을 더 많이 먹는다. 이들 동물성 단백질 식품은 면역체계를 자극해서 습진 같은 알레르기 반응의 소질을 만들어낸다. 그런 식품에는 전통적인 일본 식사인 야채와 생선보다 독성이 더 많이 들어 있다. 게다가 전후 일본에서는 농약과 식품첨가제의 사용량이 엄청나게 증가했다. 내과 전문의인 한 일본인 친구는 유기식품으로 식생활을 전환한 사람들 중에 습진이 극적으로 치유되는 사례들을 목격했다고 했다. 그 친구는 자신의 환자들이 더이상 스테로이드 치료를 받지 않아도 된다고 말한다. 이것이 암시하는 것은, 알레르기뿐만 아니라 면역 기능의 장애를 일으키는 다른 질병들도 화학물질로 오염된 식품을 먹음으로써 독성이 누적된 결과일지 모른다는 점이다.

중증 천식과 만성 부비강염, 그리고 흡입인자[49] 및 식품에 대한 복합 알레르기로 나를 찾아온 젊은 여자 환자도 화학물질이 들어 있지 않은 식품을 먹는 것이 대단한 차이를 낳는다는 사실을 알게 해준 경우다. 그녀는 극히 예민한데다 자신의 신체가 일으키는 반응을 너무나 잘 알고 있어서, 식사 후 몇 시간 안에 어떤 식품이 호흡기에 문제를 일으키는지를 구분할 정도였다. 그녀는 유기농법으로 재배된 과일과 야채를 먹는 것이 자신의 건강에 필요하다는 것을 알게 되었다.

유기농법으로 재배된 과일과 야채는 너무 비싸고 기존의 농작물처럼 쉽게 구할 수도 없으므로, 유해한 성분을 포함하고 있는 작물을 알아내는 것이 중요하다. 예를 들어, 어떤 기준으로 보더라도 사과는 오염된 식품 가운데 단연 1위다. 이 사실을 알게 된 뒤로 나는 유기농법 재배자의 농작물임이 확인된 것만을 산다. 그 다음으로 해로운 작물은 복숭아, 포도(건포도와 이러한 포도로 만든 포도주), 오렌지, 딸기다. 심한 오염 속에서 재배되는 야채 목록에는 감자, 당근, 상추, 완두콩, 땅콩, 밀이 들어간다. 나는 여러분에게 이들 식품과 이것들로 만들어진 제품(밀가루로 만든 것을 포함해서)은 유기농법이 확인된 것만을 구입하라고 강력하게 권한다.

유기농법 운동이 한창 번성하고 있다는 좋은 소식이 들리는데, 이것은 소비자들이 식품 속에 들어 있는 독성에 관해 지식을 더 많이 갖게 되어 유기농산물 시장이 급속하게 확대된 결과다. 얼마 전까지도 농업 전문가들은 이윤을 추구하는 대규모 농사에 유기농법은 가능하지 않다고 주장했다. 유기농법은 집의 텃밭에서나 가능하지 대규모 농장에서는 가능하지 않다는 것이었다. 이제는 시장의 수요에 고무되어 생산자들은 어떤 규모에서건 과일과 야채를 유기농법으로 재배할 수 있다. 나아가 그들이 생각했던 것보다

---

49 **흡입인자 :** 공기중으로부터 흡입되는 여러 가지 인자.

이윤을 더 많이 올리게 되었는데, 그 이유는 값비싼 농약을 사지 않아도 되고, 유기농 작물임이 확인된 농산물은 높은 값을 받을 수 있기 때문이다. 캘리포니아의 생산자 절반이 유기농법으로 전환했거나 하고 있는 중인데, 이것은 소비자에게뿐만 아니라 토지에게도 다행한 일이다. 조만간 일반 상점에서도 유기농 농작물을 쉽게 구할 수 있게 될 것이고, 가격도 좀더 경쟁력이 생길 것이다. 이것은 소비자들이 유도한 결과다. 여러분은 상인들에게 여러분이 원하는 것이 무엇인지를 알게 함으로써 경쟁력에 가속을 붙일 수 있다.

가공식품에 이용되는 첨가제는 독소의 또 한 범주를 이룬다. 화학 색소(상표에 '사용이 허가된 색소' '인공 색소' '적색 3호' 따위로 표기된 것들)와 사카린이나 아스파탐 같은 인공 감미료는 가급적 사용하지 않는 것이 좋다. 일반적으로 가공식품에는 다른 식품들보다 지방과 소금의 함유량이 많으며, 방부제, 향좀 강화제, 그 밖에 자연적인 치유를 간섭하는 다른 첨가제들이 많이 들어 있다. 따라서 식사에 가공식품의 이용을 줄이고 인공적인 첨가제가 들어 있지 않은 식품을 선택하는 것이 현명하다.

요약하면, 식품 속의 독소에 노출되는 것을 최소화하기 위한 권고사항은 다음과 같다.

- 동물성 식품의 섭취를 줄이고, 약물과 호르몬제를 쓰지 않은 것이 확인된 육류와 가금류를 선택한다.
- 자연적인 독성을 함유하고 있다고 알려진 식품의 섭취를 최소화한다. 예를 들어 후추, 샐러리, 자주개자리 뿌리, 땅콩, 화이트버튼 버섯 같은 것이다.
- 매일 똑같은 식사를 하지 말고 다양한 식품을 섭취한다.

- 과일과 야채는 언제나 씻는다(물론 그런다고 해서 오염물질이 완전히 제거되는 것은 아니다).
- 가능하면 과일과 야채는 껍질을 벗긴다. 유기농법으로 재배된 것이 아닐 때는 반드시 껍질을 벗겨 먹는다.
- 유기농법으로 생산된 사과, 복숭아, 포도, 건포도, 오렌지, 딸기, 상추, 샐러리, 당근, 완두콩, 감자, 밀가루만을 구입해서 쓰려고 노력한다.
- 유기농산물이 나오는 곳을 알아보고, 그런 것을 보급하는 협동조합과 구매단체에 가입하고, 상인들에게 당신이 원하는 것을 말한다.
- 가공식품의 섭취를 줄이고 화학 색소와 인공 감미료가 들어 있는 식품의 섭취를 삼간다.

약물, 화장품, 기타 독성의 원천

나는 약물 독성을 화학적 오염의 하부 범주로 본다. 사람들은 의학적인 이유에서, 또는 사교적인 목적이나 기분전환을 위해서 약물을 복용하는데, 처방을 통해 얻기도 하고 약국에서 구하기도 하며, 혹은 불법적으로 구입하기도 한다. 약물과 독약의 근본적인 차이는 투여량뿐임을 이해하는 일은 중요하다. 모든 약물은 양이 지나치면 독성을 띠고, 어떤 독약은 적은 양을 이용하면 쓸모있는 약이 되기도 한다. 약물이 질병에 대한 최선의 치료법일 때에는 그것을 이용하는 것에 반대하지 않으나, 약물 독성의 가능성을 줄이거나 제거할 수 있는 대안적인 치료법을 찾아볼 것을 권한다. 약물의 독성은 오늘날 서양의학이 저지르는 가장 흔한 죄악이다. 약초를 이용한 약물은 자연 약물을 희석한 형식이다. 희석되었기 때문에 그만큼 인체에 독성을 적게 전달하지만, 그렇다고 아무 이유 없이 먹어서는 안 된다. 무슨 이유에서, 또 어떤 형태로 약을 먹든지 그것은 간에 부담을 주는 일이 된다. 대부분의 생소한 물질을 대사시키는 것은 간의 임무이기 때문이다. 간에 약물에 대한 부담을 주지 않는 것이 간으로 하여금 다른 독성물질들을 처리할 수 있도록 돕는 길이다.

우리 사회에서 이용되고 있는 기분전환용 약물 중에서 독성이 가장 강한 것은 담배와 알코올이다. 알코올[50]은 간과 신경세포에 직접적인 독이 되며, 상부 소화기 내벽에 강한 자극제가 된다. 알코올은 이로운 효과를 내기도 하는데, 기분전환을 해주기도 하고(사교적인 교류를 증대시키고) 심장혈관에 강장제로도 작용하며 HDL(좋은) 콜레스테롤을 생산하게 하는 자극제가 되기도 한다. 따라서 알코올이 건강에 미치는 영향에 관한 평가에는 반드시 개개인의 이용 정도에 따른 이해득실 분석이 따라야 한다. 건강한 간, 위, 신경계를 지닌 사람은 알코올을 '적당히' 섭취하면 건강과 치유가 증진된다. 신체기관에 질병이 있는 사람에게는 적당한 음주라도 해로울 수 있고, 누구에게나 과음은 몸에 해롭다.

담배[51]의 경우는 알코올보다는 덜 미묘하다. 담배가 집중력과 기분전환을 촉진할 수 있음에도 불구하고, 니코틴은 중독성이 강하며, 특히 깊이 들

---

50 **알코올(酒)** : 열이 많은 음료로 맛이 쓰면서도 달다. 혈맥血脈을 통하고 위로 올라 약효를 나타내고 걱정을 없애며 말을 트이게 한다. 적게 마시면 장신壯神하나 많이 마시면 명命을 줄인다. 아랫배나 장이 찬 사람에게는 맥주와 같이 찬 음료는 좋지 않다. (한방)

51 **담배(烟草)** : 열이 많으며 맵다. 추위(寒), 습한 기운(濕)을 몰아내고 벌레(蟲)를 죽인다. 냉수 먹고 체한 데 신효하다. 그러므로 건조하고 화火가 많거나 기氣가 허하며 땀이 많은 사람에게는 마땅치 않다. (한방)

이마셨을 때에는 더하다. 니코틴은 또한 신체 전반의 동맥을 수축시키는 자극제인데, 그렇게 해서 혈액순환을 간섭하고 결국에는 치유력까지 방해하게 된다. 나아가 니코틴중독은 흡연가를 담배연기가 지닌 또다른 유해한 영향에 노출시킨다. 담배연기에는 여러 가지 발암 성분이 포함되어 있다. 흡연은 치유체계의 중요한 요소인 호흡기에도 해를 미친다. 만일 여러분이 담배를 중독이 안 될 정도로만 즐기는 소수의 흡연가라면, 내가 여러분의 간접흡연권에 들지 않는 한 굳이 담배를 끊으라고 말하고 싶지는 않다. 그러나 그런 경우가 아니라면 나는 여러분에게 모든 방법을 다 동원해서 금연할 것을 권고한다.

의약품은 그것들의 고유 성분에 덧붙여 식품을 착색할 때 이용되는 색소와 동일한 합성물질로 염색되는 경우가 많다. 만일 당신이 화려하게 채색된 알약과 캡슐을 많이 먹는다면, 그 약품들은 당신에게 아무런 이로움을 못 주는 그러한 화학물질들의 주요 원천이 될 수 있다. 대안적인 치료법을 찾아야 할 또 한 가지 이유가 여기 있는 것이다.

별로 문제시되지 않고 있는 독소의 또 한 가지 원천은 화장품인데, 특히 샴푸, 린스, 피부로 흡수되는 로션이 문제다. 나는 화학 색소가 들어 있는 모든 화장품을 사용하지 말 것을 권한다(상표를 읽어보면 색소의 사용 여부를 알 수 있다). 화장품가게나 건강식품점에서 무색, 흰색 혹은 야채에서 추출한 물질로 색을 낸 제품을 찾기는 어렵지 않다.

모든 종류의 독약, 특히 살충제와 제초제는 환경에 존재하는 가장 해로운 독성물질이다. 이런 것은 손으로 다루지 말고, 집 안에 놔두지도 말며, 집 안팎에다 사용하지도 마라. 염색제, 용해제, 기타 가스와 냄새가 강한 모든 화학제품에 대해서도 동일한 주의를 기울여라. 만일 이런 물질에 노출되었다면 물로 잘 씻고, 신선한 공기를 많이 마시고, 물을 많이 마시고, 사우나나 한증탕에 들어가 앉아 있어라. 그리고 항산화제[52]를 반드시 먹어라.

독성을 띤 에너지

DNA에 손상을 입힐 수 있는 방사선이 빈번히 출현했음에도 불구하고 지구상에서 생명이 진화해온 것은 분명하다. 외계로부터, 태양으로부터, 지구 자체로부터 우리를 공격해오는 자연 방사선에다가, 인간의 활동은 장기적인 생물학적 영향도 잘 알지 못하는 엄청난 양의 전자기적인 오염을 더했다. 전자기의 영향에 대한 정보가 부족하긴 하지만 예민한 주의를 기울이는 것은 필요하다.

전자기 영역의 한쪽 끝에는 핵에너지와 X선같이 파장이 짧은(고에너지) 형태의 방사선이 들어 있는데, 이런 방사선들은 원자핵 주변의 궤도로부터 전자를 분리해내서 전하를 띤 입자(이온)를 만들어낸다. 이러한 전리電離 방사선의 위험은 잘 알려져 있다. 즉, 과량過量이면 생명을 죽일 수 있고, DNA에 돌연변이를 일으켜 방사선에 노출되고도 수년이 지나도록 드러나지 않는, 면역체계의 손상과 암을 발생시킬 수 있다. 여러분은 방사선에 노출되는 직업(우라늄 채굴, 핵발전소 유지, X선 촬영)을 피하고, 자연적인 것이건 인공적인 것(핵폐기장)이건 근처에 살지 않고, 적절한 이유 없이는 의사에게 X선 투사를 하지 못하게 함으로써 전리 방사선으로부터 자신을 보호할 수

---

52 항산화제 : 본문 248~251 참고.

있다. 전리 방사선의 안전한 양이란 있을 수 없다는 것을 기억하라. 왜냐하면 아무리 적은 양이라도 당신이 평생 동안 받아들이는 총량에 축적되며, DNA의 손상과 관계되는 것은 바로 그 총량이기 때문이다. 과일과 야채를 먹고 항산화제를 섭취하는 또 한 가지 이유는, 그런 식품들이 유전자에 대한 방사선 피해를 매개하는 화학적 작용을 막을 수 있기 때문이다.

태양으로부터 나오는 자외선은 전리 방사선이 아니다. 그것의 파장은 길고 에너지는 적으며,[53] 우리가 눈으로 볼 수 있는 전자기 에너지(가시광선)의 최고 에너지 영역(보라색)의 바로 옆에 위치하고 있을 뿐이다. 그럼에도 여전히 자외선은 피부세포의 DNA를 손상시킬 만큼 강력하며, 이것이 피부암의 주요 원인이 된다. 자외선에 의한 피부암 발병사례는 놀라운 속도로 증가하고 있다. 피부암 증가의 원인으로 추정되는 또 한 가지는, 대기오염의 결과로 대기의 오존층이 약해져 지구 표면에 도달하는 태양 방사선의 강도가 최근에 더 강렬해졌다는 것이다. 그러므로 더욱 자신을 보호하기 위해서는, 태양이 정수리 위에 걸려 있을 때에는 외출을 삼가고, 보호복을 입으며, 자외선 차단제를 이용하고, '자외선으로 건강하게 태운다'는 믿음을 가지고 일광욕을 하러 가는 실수를 범해서는 안 된다. '모든' 자외선은 해롭다. 자외선은 피부를 자극하는 것 외에도 백내장과 홍반의 퇴화를 일으키는데, 이 두 가지는 노인층 시력 상실의 주요 요인이다. 밖에 있을 때에는 자외선 차단 안경을 착용하고 항산화제를 먹음으로써 이런 재앙으로부터 자신을 보호할 수 있다.

가시광선 스펙트럼의 다른 쪽(붉은 쪽) 바깥으로는 군사용 통신에 많이

---

53 태양으로부터 나오는 자외선은 파장이 가시광선보다 짧고, 그 에너지는 가시광선보다 많다.

쓰이는 극초단파와 극저주파와 같은 긴 파장의 형태가 존재한다.[54] 극초단파는 식물의 분자와 동물의 조직 속 분자들을 자극하여 열을 발생시키는데, 이 열을 이용한 것이 전자레인지이다. 그러나 집중된 광선을 받고 서 있을 경우 우리들 자신이 요리될 위험이 있다는 점을 차치한다면, 이제까지 극초단파와 극저주파 방사선은 생물학적으로 위험한 것으로 여겨지지 않았다. 이제 그 생각은 변하고 있다. 수많은 과학자들이, 이런 형태의 에너지가 미세 전류와 약한 전기장에 의존하고 있는 예민한 생물학적 조절체계를 와해시킬 수 있다고 경고하고 있다. 앞에서 나는 이러한 조절체계가 상처와 골절된 뼈의 치유에 어떤 역할을 하는지 설명했다(133~134쪽을 보라). 조직과 기관의 치유라는 복잡한 과정은 대부분 이러한 체계가 기본이 되어 일어나는지도 모른다.

전자레인지는 제품에 하자가 없다면 방사선이 거의 새어나오지 않기 때문에 거의 문제가 되지 않는다(그러나 단백질이 함유된 식품을 그 안에서 오랫동안 요리하면 그 화학적인 성질이 변할 수 있으며, 플라스틱으로 포장된 식품을 데우거나 음식을 플라스틱 용기에 담아 요리하면 식품 안으로 이질적인 분자가 침투할 수도 있다. 전자레인지에서는 유리나 세라믹 용기 외에 다른 그릇은 절대로 이용해서는 안 되고, 요리중에는 절대로 플라스틱 랩을 씌워서도 안 된다. 전자레인지는 장시간 요리하는 주요리에는 사용하지 말고 빠른 시간에 해동시키거나 음식을 데울 때만 이용하라). 하지만 극초단파 송신 장치 근처나 군사 통신시설 부근에 사는 것

---

54 파장의 형태

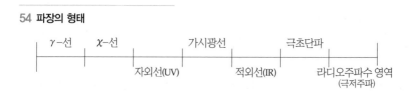

은 건강에 해로울 수 있다.

가정에서 흔히 사용하는 수많은 전기제품들도 치유를 방해하는 전자기적인 피해를 부를 위험이 있다. 가장 피해야 할 것은 전기담요와 전기장판이다. 이런 제품들은 전기장을 많이 발생시키고 몸에 바로 붙여 사용하기 때문에 가장 좋지 않다. 전기시계가 붙은 라디오 역시 같은 이유로 위험하다. 잠잘 때 이런 물건을 머리맡에 두어서는 안 된다. 만일 당신이 컴퓨터 비디오 단말기 앞에서 일한다면, 전자파와 전자기장을 제거할 수 있는 보호막을 사서 이용하라. 이런 것은 컴퓨터 공급자에게서 구할 수 있다.

이 모든 얘기가 절망적으로 들릴 수 있을지는 모르지만, 유감스럽게도 현실이 그렇다. 화학물질에 의한 것이든 에너지에 의한 것이든 독소는 산업화된 세계에서 점점 더 삶의 현실이 되어가고 있고, 여러분은 그 위험을 알아야만 한다. 자기방어에 대한 나의 제안은 합리적이고 실질적이다. 여러분이 그 가운데 일부만이라도 실천할 수 있다면 당신의 치유체계가 손상되는 것을 막을 수 있을 것이다. 다행스럽게도 자연은 우리의 치유 능력을 강화시켜주고 우리 몸의 회복력과 저항력을 길러주는 산물들을 우리에게 제공하고 있다. 다음 장에서는 이와 같은 좀더 유쾌한 주제를 다룰 것이다.

11

강장식품

치유체계의 효율성을 증가시키거나 유해한 영향을 무력화할 수 있도록 도움을 주는 물질이라면 무엇이든지 자연치유의 가능성을 높여줄 것이다. 강장强壯제란 바로 이런 일을 하는 자연의 산물이며, 내가 특별한 관심을 갖는 것 중의 하나이다. 강하게 하거나 활력을 주는 약이라는 의미를 지닌 '토닉tonic'이라는 말은 '신체·수족 따위를 펴다'라는 뜻을 가진 그리스어에서 유래된 낱말이다. 운동이 우리의 근육을 건강하게 유지해주는 것과 마찬가지로 강장제는 몸의 여러 체계의 기능을 펴준다. 곧 건강하게 유지해준다. 운동(몸을 반복적으로 긴장시켰다가 이완시키는 일)은 건강의 필수적인 요소인 자연 회복력을 증가시키는데, 자연 회복력이 이토록 건강에 중요한 이유는, 그것이 환경에서 오는 스트레스에 대한 우리의 반응력을 결정하기 때문이다. 회복력이 크면 클수록 모든 종류의 스트레스와 상해로부터 빨리 그리고 쉽게 회복할 수 있다.

오늘날 현대 서양의학을 시행하는 의료인들은 대부분 강장제를 대수롭지 않게 평가하고 있다. 그들은 뱀기름 장수가 엉터리약을 팔기 위해 알록달록한 수레 위에서 열변을 토하는 모습과, 아편과 알코올을 섞어 만든 특허 주류를 선전하는 옛날 벽보를 떠올린다. 요즘의 의사들은 '마법의 탄환'(이미 알려진 생화학적 메커니즘에 의해 구체적인 질병에 구체적인 효과를 발휘하는 약물)을 선호한다. 그들은 만병통치약(매우 광범위한 효과를 내고 어떤 질병에든 좋다고 얘기되며, 그 작용 메커니즘은 불분명한 치료약)을 좋아하지 않는다. 동양에서 전통 의학을 시행하는 의사들의 태도는 매우 다르다. 동양에서는 강장제가 매우 존중되고, 의사와 환자 모두 내적인 회복력과 저항력을 강화시켜 준다고 믿어지는 자연의 산물을 구하기 위해 기꺼이 큰돈을 지불한다.

이런 산물의 대표적인 예는 파낙스 속屬의 한 종種인 인삼이다. 파낙스 Panax라는 말은 '만병통치'라는 뜻을 지닌 '파나시아panacea'와 같은 어원에서 나왔다(우연하게도 파나시아는 그리스 신화에 나오는 의술의 신 아스클레피오스의 또 한 명의 딸이다). 인삼의 수요는 언제나 공급을 크게 초과하여 가짜가 시장에 많이 나오며, 품질이 우수한 최상품의 가격은 놀랄 만큼 비싸다. 많은 아시아인들은 인삼을 활력을 주는 강장제로 존중하며, 노후를 위해 미리 준비해두어야 한다고 말하는 이들도 있다. 인삼은 규칙적으로 복용하면 원기, 생명력, 성적 활력을 증대시키고, 피부와 근육의 조절력을 개선해주며, 모든 종류의 스트레스에 대한 저항력을 키워준다. 인삼은 대개 독성이 없기 때문에 유용한 강장제의 조건에 부합한다. 나는 만성 질환자들과 쇠약해져서 활기가 없는 사람들에게 종종 인삼을 권한다.[55]

🌱 마늘

마늘[56]은 파 과科 식물 중 가장 자극이 강하며, 전세계적으로 많은 요리에 이용되는 대표적인 조미료다. 많은 문화권에서 마늘은 약용식물로 존중되어왔고 최근의 연구는 민간요법에서 말하는 마늘의 치유 성분이 실재함을 증명했다. 마늘은 생물학적인 작용을 하는 유황 화합물들의 보고다. 수많은 엄격한 실험을 통해 마늘이 건강에 이롭다는 사실이 알려지고 있지만, 구체적으로 어떤 성분이 그런 작용을 하는지는 아직 모른다. 마늘의 효과는 많기도 하고 워낙 다양해서, 치유에 관여하고 있는 신체의 여러 체계에 영향을 미친다. 마늘의 광범위한 작용으로 미루어, 마늘은 진정한 강장제의 범주에 속해 마땅하다.

마늘의 효능 가운데 가장 극적인 것은 심장혈관계에 미치는 효과이다. 마늘은 최신 항고혈압제가 유발하기 쉬운 성적 무기력증, 두통, 그리고 그밖의 부작용 없이 한 가지 이상의 메커니즘에 의해 혈압을 낮추어준다. 나

---

55 마늘, 인삼을 비롯한 약용식물의 성분은 같은 종자라고 할지라도 우리나라의 토양과 일교차 조건에서 생산된 것이 중국이나 일본 산지의 것보다 월등히 우수하다. 조선시대 세종 때 편찬된 〈향약집성방鄕藥集成方〉에는 신토불이의 원칙을 강조하여 '이땅에서 발생한 질병은 이땅의 약제로 다스려야 한다'고 쓰여 있다.

56 **마늘**(*Allium sativum*, 大蒜 – 한): 성품이 온溫하며 맵다. 육류와 곡식을 소화시키고 해독하며 종양을 풀고 냉습冷濕을 제하며 비위를 튼튼하게 하여 곽란, 역병, 충독蟲毒을 다스린다. 뱀에 물린 데 쓰이나 많이 먹으면 눈이 흐려진다. (한방)
마늘의 자극적인 성분으로 인해 날 것으로 마늘을 먹는 것은 위장에도 자극될 뿐만 아니라 다른 기관에도 해를 줄 수 있다. 따라서 발효시켜서 먹거나 식초에 절여서 먹는 것이 더 바람직하다. 마늘의 냄새를 제거하고 약용으로 먹는 방법으로 생마늘을 말랑거릴 정도로 쪄서 같은 양의 꿀을 넣어 크림 상태로 만든 것을 냉장고에 보관했다가 아침저녁으로 한 숟가락씩 복용한다. 이렇게 먹는 마늘은 정력 강장효과가 뛰어나고 면역 기능이 강화되어 항암효과도 있다.

는 매일 마늘을 먹는 것만으로 적절한 혈압을 유지하고 있는 사람들을 알고 있다. 나아가 마늘은 콜레스테롤과 혈액 내의 지방을 낮춤과 동시에 총 콜레스테롤 가운데 보호적(HDL) 요소를 증가시키고 LDL 콜레스테롤의 산화 경향을 감소시킨다(LDL 콜레스테롤의 산화는 동맥벽에 손상을 입히는 첫 단계다). 마지막으로, 동맥경화로 손상된 울퉁불퉁한 동맥벽에 혈소판이 응집하게 되면 심장마비와 발작을 일으키는 혈액 덩어리가 형성되기 시작하는데, 마늘은 혈소판이 서로 엉겨붙는 것을 방지함으로써 혈액의 응고 경향을 감소시킨다. 이 모든 이유로, 마늘은 우리 몸을 심장혈 관계 질병으로부터 지켜주는 중요한 보호수단으로 보이는 것이다(역학 전문가들은 스페인과 이탈리아의 일부 지역에서 사람들이 일상적으로 마늘을 먹는 것이 그 지방의 동맥경화 발병률이 예상치보다 낮은 현상을 설명해준다고 생각한다).

마늘은 또한 강력한 방부작용과 항생작용이 있어서, 우리 몸 안에서 질병을 일으키는 많은 종류의 세균과 곰팡이의 성장을 방해한다. 나아가 마늘은 면역체계의 작용을 향상시키고, 암의 확산을 억제하는 자연적인 대항세포의 수를 증가시킨다. 마늘의 몇 가지 작용 메커니즘을 설명하면서 마늘이 항암물질임을 증명한 연구도 몇 건 있다. 마늘은 면역활동을 자극하는 것 이외에도 내장에서 형성되는 몇 종의 발암물질을 억제하고 그 밖의 발암물질에 의해 DNA가 손상되는 것을 예방해준다. 마늘이 지닌 수많은 효과 중에는 간과 뇌세포를 퇴행성 변화로부터 막아주고(산화방지 성분 때문일 것으로 보인다) 혈당을 낮추는 역할도 들어 있다.

마늘의 이런 이로움을 전부 얻으려면 어떤 음식이든 마늘을 첨가하기만 하면 된다. 마늘 보조제는 아주 다양한 종류가 나와 있는데, 마늘기름을 담은 캡슐, '탈취脫臭한' 마늘기름 캡슐, 그리고 정제가 있다. 요리에 쓰이는 식물로서 마늘의 안정성은 분명한데도 불구하고, 그것의 농축된 추출물을 장기간 복용하는 것의 안전성에 대한 자료는 전혀 없다. 한 가지 주의할 점은 마늘이 아스피린을 포함해서 항응고제 약물치료를 받는 사람에게는 출혈을 야기할 수 있다는 점이다. 마늘 보조제의 효과도 알려져 있지 않다. 생산자들은 경쟁 상품을 비방하면서 자사 상품의 효과를 강력히 주장하고 있지만 우리는 마늘이 건강에 미치는 좋은 점 가운데 몇 가지가 마늘 특유의 냄새를 지닌 성분과 관련있는지는 아직 모르고 있으며, 따라서 냄새를 제거한 제품이 더 좋게 작용하는지의 여부는 말하기 어렵다.

내가 개인적으로 권하고 싶은 사항은 신선한 마늘을 많이 먹으라는 것이다. 샐러드드레싱에 마늘을 날로 찧어 넣고, 향이 풍부한 파스타를 위해서는 올리브 기름을 가볍게 두르고 요리하라. 그리고 마늘의 향을 즐기려면 요리가 끝날 무렵에 마늘을 넣어라. 나는 정원에다 마늘을 재배하는데, 9월에 쪽마늘을 묻어두었다가 5월에 알이 굵은 마늘을 수확한다. 마늘 없는 인생은 상상할 수도 없으며, 마늘이 치유체계를 위한 가장 보편적인 강장제의 하나라고 나는 생각한다.

🌱 생강

마늘과 마찬가지로 생강[57]도 치료효과가 있는 식물로 오랜 세월 동안 각광받아온 친숙한 조미료다(식물의 학명에 'officinale'이라는 특별한 형용사가 들어 있으면 그것이 과거의 의학에서 공식적인 지위를 누렸음을 나타낸다). 오랜 옛날부터 중국과 인도의 의사들은 생강을 최고로 우수한 약품으로 여겨왔고, 심신의 균형을 잡아주고 영혼을 고양시키는 성질 때문에 약을 조제할 때 생강을 첨가했다. 오늘날에는 세계 곳곳에서 많은 사람들이 생강이 몸을 따뜻하게 하고 소화를 촉진하며 뒤집어진 속을 진정시키고 통증을 완화시켜준다는 이유로 가치 있게 여긴다. 최근에 일본과 유럽을 중심으로 이루어진 많은 연구들은 생강과 그 안의 성분들이 놀라운 치유효과를 지니고 있음을 증명한다. 미국의 의사들은 이런 연구성과들에 대해 잘 모르고 있다. 생강의 화학적 구성은 너무나 복잡하여, 400가지 이상의 성분이 생강의 맛과 향, 그리고 생물학적인 작용에 기여하는 것으로 알려져 있다. 많은 연구의 초점은 생강 특유의 매운 맛을 내는 두 가지 성분 계열(진저롤gingerol과 쇼가올shogaol)에 맞추어져 있다. 그 밖에도 생강에는 여러 가지 효소와 항산화제가 들어 있는데, 이들 역시 매우 중요한 성분이다.

생강이 소화기에 강장작용을 하는 것은 분명하다. 생강은 단백질의 소화를 돕고 구토와 멀미의 치료에 효과가 있으며, 상부 위장관의 점막을 강화시켜 궤양의 발생을 방지하며 장내 기생충에 대항하는 광범위한 작용을 한다. 중국의 요리사들은 소화불량을 일으킬 수도 있는 성분, 특히 육류와 생선의 해로운 성질을 생강이 중화시킨다고 믿기 때문에 수많은 요리에 신선한 생강을 넣는다.

생강의 작용에 대한 깊이 있는 연구에 따르면, 생강은 치유와 면역을 촉진하는 에이코사노이드eicosanoid라는 한 무리의 생물학적 반응 조절물질의

---

57 **생강生薑**(*Zingiber officinale*): 생강과에 속하는 생강의 뿌리줄기. 담痰을 없애고 기氣를 내리며 구토를 그치게 하고 한기와 습기를 없애며 위를 열어 딸꾹질과 기침·해소를 다스린다. 성품이 따스하나 껍질은 차기 때문에 열熱함이 필요할 때는 껍질을 버리고, 냉冷함을 필요로 할 때는 그대로 쓴다. (한방)

생산과 배치에 영향을 미친다. 신체는 필수지방산으로부터 이런 중요한 성분들을 합성해서 중요한 세포 기능을 통제하는 데 이용한다. 에이코사노이드의 주요한 세 가지 종류(프로스타글란딘, 트롬복산, 류코트리엔)는 계속되는 연구 주제로서 뉴스에 수없이 등장하고 있다. 에이코사노이드의 합성과 분비 사이의 불균형은 관절염과 소화성 궤양에서부터 심장마비와 심장발작을 일으킬 수 있는 혈소판 응고의 증가에 이르기까지, 수많은 일반적 질병의 근원이 된다. 생강은 이러한 체계를 조절해서 비정상적인 염증과 혈액응고를 감소시킨다. 이것은 요즘 매우 큰 인기를 얻고 있는 비非스테로이드 계열의 항염증성 약물과 같은 효과를 내지만, 위의 내벽을 손상시키지 않고 보호하기 때문에 독성이 훨씬 덜하다. 에이코사노이드 합성의 조절자라는 점이 아마도 생강이 치유체계에 미치는 가장 이로운 효과일 것이다.

그 밖에도 생강은 일부 발암물질이 DNA에 돌연변이를 일으키는 경향을 차단함으로써 항암효과를 발휘할 뿐만 아니라 순환계의 건강을 지켜준다.

생강을 먹는 방법에는 그대로 먹거나 사탕조각처럼 만든 것을 먹는 방법, 꿀을 넣어 달여먹거나 추출물 캡슐을 먹는 방법이 있다. 생강차는 만들기도 쉽고 먹기에도 좋다. 한 사람이 마실 차를 준비하려면, 신선한 생강을 갈아 작은술로 한 술 반을 끓는 물에 넣고 주전자의 뚜껑을 덮은 다음 10분에서 15분 정도 끓인다. 물을 잔에 따라 꿀을 조금 넣은 다음 뜨겁게 혹은 차게 해서 먹는다. 백화점의 건강식품 코너에 가면 꿀을 첨가한 생강시럽을 구할 수 있는데, 이것을 뜨거운 물이나 찬물에 타서 마신다. 신선한 생강을 갈아 생꿀과 1대 3의 비율로 섞어서 시럽을 만들어도 된다. 이것을 냉장고에 넣어 보관하라.

생강을 말리면 화학 성분이 변한다. 특히 신선한 생강에 많이 들어 있는 진저롤은 냄새가 더 독한 쇼가올로 변한다. 이들 두 가지 계열의 성분은 각각 다른 성질을 갖는데, 쇼가올은 조금 더 강력한 항염증효과와 진통효과를 낸다. 따라서 생강은 한 가지 형태 이상의 상태로 이용하는 것이 현명하다. 관절염과 그 밖의 염증성 질환이 있는 사람들은 마른 생강을 캡슐에 담은 제품과 생강가루를 이용하면 더 큰 효과를 볼 수 있다. 생강은 독성이 없지만 빈 속에 많은 양을 먹으면 가슴앓이가 생길 수도 있으므로 음식과 함께 먹을 것을 권한다.

녹차

일본의 국가적인 음료인 녹차[58]는 카멜리아 시넨시스*Camellia sinensis*라는 차나무 생잎으로 만든다. 이 생잎을 무더기로 쌓아 수분을 빼면 서양인들에게 더 친숙한 홍차가 되는데, 이러한 자연발효 과정에서 잎이 검게 되고 향과 맛이 변한다. 최근에 의학 연구자들은 녹차가 여러 가지로 건강에 유익하다는 사실을 알아냈다. 그것은 카테킨catechin이라는 성분과 관계가 있는데, 이 성분은 홍차로 변환되는 발효 과정에서 대부분 파괴된다(우롱차는 이 둘의 중간 상태. 짧은 시간 동안 잎의 수분을 빼면 색과 맛, 카테킨 성분이 녹차와

---

58 **녹차(茶茗, 작설차)** : 약간 차며 쓴 맛이 있다. 머리와 눈을 맑게 하고 소변을 잘 통하게 하며 갈증을 그치게 하고 음식이 잘 소화되고 잠이 적어지게 한다. (한방)
녹차의 품질은 우리나라 남부지방에서 나는 찻잎으로 만든 것이 최고이다. 일본 침략 당시 일본인들이 우리나라의 녹차를 '눈에 불을 켜고' 착취해간 사실로도 알 수 있다. '녹차'라는 말도 일본 사람들이 찻잎이 푸르다고 해서 부른 말이나 우리나라에서는 그냥 '차'라고 불렀다 한다.

홍차의 중간 상태로 변한다). 카테킨은 콜레스테롤을 낮추어주고 지질脂質의 신진대사를 전반적으로 향상시킨다. 항암효과와 항세균효과도 빠뜨릴 수 없는 카테킨의 기능이다.

모든 차(녹차, 홍차, 우롱차)에는 카페인의 가까운 친척뻘 되는 테오필린 theophylline이라는 성분이 들어 있는데, 그 함량이 많으면 매우 자극적이 되며, 커피에 중독되듯이 중독될 수도 있다. 약간 쌉쌀한 맛과 은은한 향을 지닌 적당한 농도의 녹차는 식사에 즐거움과 건강을 더해준다. 녹차는 내가 가장 좋아하는 카페인 음료로서, 휴식을 취할 때나 좋은 사람들과 있을 때 이 차를 마신다. 녹차를 보조제의 형태로 먹는다는 것이 내게는 우스운 일로 보이지만, 건강식품 취급소에 가면 녹차 추출물을 정제와 그 밖의 형태로 만들어놓은 많은 제품을 볼 수 있다. 카테킨이 심장병과 암에 효과가 있다는 사실이 널리 알려진 데서 이윤을 얻으려는 생각으로 만들어진 것들이다. 녹차잎의 항세균 성질을 이용한 겨드랑이 탈취제까지 나와 있다.

다양한 녹차 제품 중에서 내가 가장 좋아하는 것은 말차抹茶다. 이것은 일본의 차례茶禮에서 이용되는 연두색 가루로, 비공식적인 접대를 할 때에도 이용된다. 이것은 아주 어린 찻잎을 엄선하여 찐 다음 말려서 곱게 간 것이다. 이것으로 차를 내리면, 가루를 찻숟갈로 한 술 도자기 차주전자에 담고 끓는 물을 조금 부은 다음 대나무 거품기로 거품이 일 때까지 젓는다. 말차는 보통 작은 사탕과 함께 먹는다. 그것은 정말 자극적이어서, 선사禪師들은 장시간 좌선할 때 정신을 깨어 있도록 하기 위해 이 방법을 이용했다. 말차와 보통 녹차(전차)는 일본 식품을 파는 곳에서 살 수 있는데, 녹차는 여느 상점에서 티백으로도 살 수 있다.

만일 당신이 현재 커피, 홍차, 콜라 애음가라면 녹차로 바꾸는 문제를 고려해보는 것이 어떨까. 녹차는 그 안에 든 카페인도 비교적 순할 뿐만 아니라, 일반 강장제로서도 아주 유용하다.

✄ 마리아엉겅퀴

유럽에서 전통적으로 내려오는 민간요법 중에서 가장 흥미로운 강장 약초는 마리아엉겅퀴(*Silybum marianum*)이다. 간세포의 신진대사를 증가시키고 간세포를 독성의 손상으로부터 보호하는 실리마린silymarin이라는 추출물이 바로 이 식물의 씨앗으로부터 얻어진다. 제약산업이 지금까지 간을 손상시키는 약물은 많이 만들어냈지만, 마리아엉겅퀴의 보호효과에 상응할 만한 것은 아무것도 만들어내지 못했다. 마리아엉겅퀴는 독성이 없다.

화학요법 치료를 받는 암 환자를 포함해서 간에 부담을 주는 약물을 이용하는 환자들뿐만 아니라 과음하는 사람들은 규칙적으로 마리아엉겅퀴를 복용해야 한다. 나는 만성 간염과 비정상적인 간 기능 환자 모두에게 이 약초를 추천하며, 이것을 몇 달에 걸쳐 매일 복용하면서 식사법과 생활방식을 개선하기 위해 노력한 사람들이 정상적인 간 기능을 회복하는 사례들을 보았다. 만일 여러분이 유독성 화학물질을 다루는 일을 하거나 어떤 종류든 독성에 노출되어 괴로움을 겪는 일이 있다고 생각되면 마리아엉겅퀴를 먹으라. 그러면 여러분의 몸이 어떤 해를 입었든 회복을 도와줄 것이다. 나는 정제나 캡슐 형태로 되어 있는 표준화된 추출물을 선호한다. 여러분이 구입하는 제품에 적혀 있는 용법을 따르거나, 아니면 하루에 두 번씩 두 알 혹은 두 캡슐씩 먹으라. 죽을 때까지 먹어도 좋다.

🌱 황기黃耆

만일 여러분이 동양인이라면 이 강장 약초를 단번에 알아보았을 것이다. 황기[59]는 감기와 유행성 독감의 치료를 위해 단독으로 혹은 여러 가지 약초와 섞어 조제한 형태로 널리 팔리고 있다. 콩과科 식물의 큰 속屬으로, 그 가운데 몇 가지 종種은 가축에게 해를 미칠 수도 있다(양, 말, 소 따위의 로코병을 일으키는 로코풀도 황기의 일종이다). 그러나 독성은 땅위로 올라온 부분에만 있고 뿌리에는 없으며, 약으로 쓰이는 것은 독성이 없는 중국산 종의 뿌리이다. 이 중국산 황기는 다년생 약초로 섬유질의 긴 뿌리를 지녔으며, 중국 북부와 몽고 내륙지방이 원산지다. 야생과 재배종 모두 판매되며, 의사들이 환자의 혀를 누를 때 사용하는 나무로 된 기구(압설자 또는 설압자)처럼 생긴 얇은 조각을 다발로 묶어서 파는데, 달콤한 맛이 난다. 이 조각은 너무 질겨서 씹을 수가 없기 때문에 한의韓醫들은 이것을 수프를 만들 때 넣었다가 식탁에 놓기 전에 건져내라고 권한다. 약재상에 가면 말린 황기를 살 수 있고, 아니면 건강식품점에서 황기 팅크제[60]와 캡슐을 구할 수 있다. 건강식품점에 가면 황기를 주성분으로 하는 동양식 약초 제품이 여러 가지 있다.[61]

---

59 **황기**(*Astragalus membranaceus*, **단너삼뿌리**) : 보약의 으뜸으로 성품이 미온하고 미감하다. 완화 강장제로서 심장 기능을 항진시키고 비위를 보하며, 이뇨, 발한을 그치게 하고, 혈당을 억제한다. 주로 심장쇠약, 호흡곤란, 식은땀 등과 만성 궤양에 세포의 생활력을 촉진하여 육아肉芽를 돕는다. 무한無汗에는 능히 발發하게 하고 유한有汗에는 그치게 하여 종창에 농을 배출하고 회복을 돕는 성약이다. (한방)

60 **팅크제**(tinctures) : 생약을 알코올 또는 알코올수로 침출하거나 용해한 것으로 일반적으로는 10% 정도의 농도를 갖는다.

한의들은 이 식물을 쇠약해진 환자들을 건강하게 하고 다양한 질환에 대한 저항력을 증진시킬 수 있는 진정한 강장제로 여긴다. 그들은 에너지를 증가시키고 소화를 도우며 피의 생산과 순환을 자극하는 것으로 알려진 다른 약초의 작용 촉진제로도 황기를 이용한다. 현대 중국의학에서 황기는 부정扶正요법[62]의 주요 재료이기도 한데, 이것은 화학요법과 방사선치료를 받는 암 환자의 면역 기능을 회복시키기 위한 복합 약초치료법이다. 중국에서 행해진 연구는, 약초치료가 서구식 치료법의 면역 기능 저하 효과를 완화시켜주는 작용을 한다는 사실뿐만 아니라, 약초치료와 서구식 치료를 겸해서 받은 환자들의 생존율이 증가했다는 사실도 보여주었다.

서구에서 행해진 약리학적인 연구 역시 황기가 면역 기능을 향상시킨다는 사실을 확인해준다. 황기는 항체와 인터페론의 생산을 증대시킬 뿐만 아니라 여러 종에 이르는 백혈구세포의 활동을 촉진한다. 이러한 성질들은 황기 뿌리가 함유하고 있는 다당류와 관련있다. 다당류란 당의 하위 단위(단당류)의 사슬로 이루어진 거대한 분자로, 많은 유기체의 구조물질이다. 최근까지도 다당류는 마법의 탄환 같은 역할을 하는 분자 형태도 아닌데다가 내장에서 흡수되지도 않는다는 기존의 생각 때문에 서양의 약리학자들 사이에서 별다른 흥미를 끌지 못했다. 그러나 다당류는 면역성을 증가시키는 수많은 약초들이 지닌 공통적인 성분이고, 우리는 아직 그것들의 성질을 충분히 이해하지 못하고 있다.

---

61 우리나라에서는 황기 팅크제는 아직 시판되고 있지 않고, 밀구蜜灸한 황기를 일반 약재상에서 구입할 수 있다.

62 **부정Fu zheng요법** : 쇠약해진 정기를 북돋워서 질병을 치료한다는 한방의 원리를 일컫는 말. 이에 대해 거사祛邪요법은 나쁜 것을 없애서 질병을 치료한다는 원리를 일컫는다.

황기는 안전하고 효과적이어서 나는 그것을 많은 환자들에게 권한다. 특히 기관지염, 부비강염, 에이즈 같은 만성 전염성 질환을 앓는 환자들에게 권하고 있다. 서양식으로 치료받고 있는 암 환자와 암 치료를 끝낸 환자들에게도 황기를 권한다. 몸이 쇠약해져서 원기와 활력이 부족한 사람이나 스트레스를 잘 받는 사람들이 황기를 규칙적으로 복용하면 도움을 받을 수 있으리라고 생각한다. 일반 약재상에 가면 황기 제품을 쉽게 구할 수 있다. 상품에 적힌 복용법을 따르면 된다.

시베리아인삼

시베리아인삼(*Eleutherococcus senticosus*)은 중국 북부와 시베리아가 원산지로, 가시가 많고 넓게 퍼진 관목의 뿌리이다. 세계적으로 가장 널리 이용되는 강장 약초 중의 하나이며, 수요가 너무 많아 정품을 구하기가 어려울 때도 있다. 이 약초는 인삼이라는 이름은 붙었지만 진짜 인삼이 소속된 파낙스 종과는 전혀 다른 종이다. 옛 소련의 과학자들은 인삼의 대체물질을 찾는 과정에서 이 시베리아인삼이 지닌 놀라운 스트레스 예방효과를 발견했다. 그 뒤로 이 약초가 많은 효과를 지니고 있다는 소식이 널리 알려지면서 소련의 수많은 체육인과 군인들이 신체적 능력과 지구력을 향상시키기 위해 시베리아인삼을 복용하기 시작했다.

동물과 인간을 대상으로 한 수많은 연구들은 시베리아인삼이 면역 기능을 강화해줄 뿐만 아니라 질병 예방효과도 지니고 있음을 증명했다. 이러한 기능을 하는 성분에는 다당류 외에도 엘류테로사이드eleutheroside라는 일군의 독특한 화합물이 포함된다. 시베리아인삼 제품을 구입할 때에는 엘류테로사이드 성분에 맞춰 표준화된 알코올 추출물이나 건조 추출물(정제 혹은 캡슐에 든 것)을 고르는 것이 좋다. 이것이 확실하게 진짜 제품을 살 수 있는 유일한 방법이다.

이 장에서 언급된 대부분의 다른 강장 약초와 달리, 시베리아인삼은 민간요법으로서 역사적으로 광범위하게 사용된 적은 없다. 그 약효의 발견이 최근의 일이기 때문이다. 이 약초에 지대한 관심을 가지고 있던 현대의 중국 의사들은 현재 여러 가지 만성 질환에 시베리아인삼을 단일 약재로 처방에 사용하고 있다. 시베리아인삼은 건강 일반을 증진시키는 믿을 만한 강장제로 원기와 활력이 부족한 사람들에게 특히 유용하며, 장기간 복용해도 아무 문제가 없는 안전한 약초이다. 만일 구입한 제품에 특별한 규정이 적혀 있지 않다면 정제나 캡슐로 된 것을 하루에 두 개씩 먹으라.

🌱 인삼

파낙스 가운데에서 두 가지 종이 가장 귀하고 유명한 강장제인데, 중국 북동부가 원산지인 고려인삼(*Panax ginseng*)[63]과 북아메리카 북동부가 원산지인 아메리카인삼(*Panax quinquefolium*)이 그것이다. 두 가지 종류 모두 현재 상업적으로 널리 재배되고 있다. 둘 다 비슷한 강장효과를 가지고 있으나, 동

---

63 **고려인삼** : 인삼은 중국·한국·일본에서 생산되지만 고려인삼의 원산지는 한국이며, 한국에서 재배된 인삼의 약효가 가장 뛰어나다. 우리나라에서 아메리카인삼의 약효는 그다지 인정되고 있지 않다.

양의 인삼은 좀더 자극이 강한 정력제의 성격이 강하고, 아메리카 인삼은 스트레스 예방물질의 성격이 강하다. 인삼은 성장속도가 매우 느린데, 오래된 뿌리가 어린 것보다 치유효과가 높은 것으로 여겨지고 있다. 인삼 애호가는 오래된 산삼 뿌리를 거액을 주고 사들이며, 재배된 어린 인삼은 그에 비하면 값이 비교도 되지 않을 만큼 싸다. 인삼은 여러 가지 형태로 시장에 나와 있는데, 건삼乾蔘에서부터 인삼주, 인삼차, 인삼사탕, 그리고 정제와 캡슐 형태로 된 다양한 인삼 추출물이 있다. 주의할 것은 이들 제품 중에는 인삼이 아주 소량 들었거나 전혀 들어 있지 않은 것도 있다는 점이다. 약용식물이 희귀하고 값이 비싸면 언제나 모조품이나 유사품이 나오게 마련이다. 고려인삼의 유익한 효과는 다른 종에서는 발견되지 않는 진세노사이드 ginsenoside라는 일군의 특이한 화합물에서 나온다. 인삼 제품이 진짜라면 거기엔 반드시 진세노사이드가 들어 있어야 하는데, 이 성분이 많으면 많을수록 좋은 제품이다. 따라서 인삼을 뿌리째로 사는 경우가 아니라면(인삼은 한 번 보기만 하면 엉뚱한 것을 사는 경우란 없다), 진세노사이드 성분이 기준 이상 들어 있는 표준화된 제품을 사라.

　중국 사람들과 한국 사람들 사이에서는 인삼이 노인들의 강장제로 특히 높게 평가되는데, 그 이유는 인삼이 식욕과 소화력을 증가시키고 피부와 근육을 매끄럽게 해주며, 고갈된 성에너지를 회복시키기 때문이다. 중국 남자들은 인삼이 여자들에게 맞지 않는다고 말하는데, 이것은 아마도 그 구하기 어려운 인삼을 나눠먹고 싶지 않아서 하는 소리인 듯싶다. 그러나 인삼은 여성호르몬의 작용을 할 수도 있기 때문에, 호르몬 불균형을 겪고 있는 여성이나 자궁 유섬유종, 섬유낭포성 유방 질환, 유방암 등과 같은 여성호르몬 관련 질환을 앓고 있는 여성은 먹지 않는 것이 좋을 수 있다. 한 중국 남자가 나에게 젊어서 인삼을 너무 많이 먹지 말고 늙었을 때를 대비해서 아껴먹으라고 충고한 일이 있다. 그러면 인삼의 효능을 알 수 있을 것이라는 얘기였다.

인삼은 대체로 안전하나, 동양산은 일부 사람들에게 혈압을 상승시키거나 과민반응을 일으킬 수도 있다. 이런 부작용이 있는 사람들은 복용량을 줄이거나 아메리카인삼으로 바꿔야 한다(아메리카산을 더 좋아하는 동양인들도 많다). 기력이 떨어진 사람이나 만성 질환 혹은 고령으로 인해 쇠약해진 사람들에게 인삼을 자주 권한다. 인삼을 먹는 사람들 중에는 인삼의 효과에 매우 만족하고 있으며 앞으로도 계속 먹을 생각이라고 말하는 이들이 많다. 전세계 어느 건강식품점에서나 스위스 공법으로 만들어진 표준화된 인삼제품을 살 수 있다.

당귀當歸

당근과 함께 미나리과에 속한 식물인 승검초(*Angelica sinensis*)의 뿌리인 당귀[64]는 한방에서 혈액순환을 개선시키는 보혈 강장제로 알려져 있다. 금세기 들어와 서양에서 여성들의 일반 강장제로 널리 이용되기 시작했으며, 서양의 많은 약초 전문가와 자연요법가들은 여성의 생식계가 비정상일 때, 특히 생리불순에 당귀를 처방한다. 한의들은 여성의 자궁을 정상으로 만들

---

64 **당귀(승검초 뿌리) :** 대표적인 보혈제. 조혈기관을 활발하게 하여 빈혈과 재생불량성 빈혈, 산후 출혈, 외상 출혈에 현저한 효과가 있다. 심장 허혈성으로 인한 가슴 두근거림, 건망증, 불면, 정신불안증에 보혈, 진정효과가 있고, 여성들의 생리장애와 타박상, 어혈, 내출혈로 인한 동통도 다스리고 혈액순환을 개선시킨다. 무엇보다 피를 맑게 한다. (한방)

어주고 여성호르몬 작용의 균형을 잡아주는 당귀의 약효를 인식하고 있으나, 당귀가 또한 남녀 모두에게 도움이 된다고 생각하여 종종 인삼과 하수오(다음 항목 참조)와 섞어서 남성의 강장제로 처방한다. 당귀는 근육과 혈액 생성에 도움을 주는 것으로 여겨지고 있다.

당귀는 독성이 없으며, 많은 사람들이 생각하는 것과 달리 발정發情작용은 없다. 나는 이것을 생리가 불순한 여성이나 폐경기 증세를 보이는 여성에게 종종 권하는데, 결과는 언제나 좋다. 당귀는 희귀 약초도 아니고 값이 비싸지도 않기 때문에, 건강식품점에 가면 팅크제와 캡슐 제품을 언제나 구할 수 있으며, 질도 우수하다.[65] 당귀의 효능을 직접 경험해보고 싶으면, 하루에 당귀로 만든 캡슐을 두 알씩 두 번 먹거나 혹은 팅크제를 약간의 물에 조금 타서 하루에 두 번 먹으라. 이렇게 6~8주 동안 복용하면 효과가 나타날 것이다.

하수오何首烏

이 강장 식물의 이름은 '하씨何氏의 머리카락이 검다'는 뜻으로, 이 약초의 회춘 능력과 젊음을 유지시켜주는 힘을 얘기하고 있다. 하수오[66]는 한방에서 피를 맑게 하고 원기를 북돋을 뿐만 아니라 머리카락과 치아에 영양을 공급하는 보혈제로 잘 알려져 있다. 이것을 정기적으로 복용하면 강력한 성 강장제로 작용하며, 남성의 경우에는 정자의 생산을 늘려주고 여성에겐

---

65 우리나라에서 당귀 팅크제와 당귀 캡슐은 시판되고 있지 않으며 일반 약재상에서 주로 생약재 제로 사용되고 있다.

가임 능력을 증가시켜주는 것으로 믿어지고 있다. 중국에서 행해진 연구는 이 약초가 상승된 콜레스테롤 수치를 낮춘다는 사실을 보여주었다. 서양에서는 이에 관한 연구가 거의 없으며, 한방 약초 공급자들을 통해서나 구할 수 있다.

이 약초의 효과를 경험해볼 수 있는 한 가지 방법은 액체 형태로 만든 '슈우치(首烏劑)'나 '슈퍼 슈우Super Shou Wu'로 알려진 조제약을 먹는 것인데, 다른 강장 약초와 향을 첨가한 이 약은 색이 매우 진한 액체로 향기로운 냄새가 나며, 물을 희석해서 먹어야 한다. 희석하기 위해서는 뜨거운 물이나 찬 물 한 컵에 큰술 두 개 분량을 넣으면 된다. 이 정도의 양을 하루에 한두 차례씩 최소한 한 달 정도 먹어보면 원기와 정력이 좋아지는지의 여부를 알 수 있다(흰 머리카락을 검게 바꾸려면 아마도 이것을 몇 년 동안 매일 먹어야 할 것이고, 그런 경우 나는 전후의 사진을 보고 싶다).

🌱 무이舞茸

무이[67]는 미국의 버섯 채취자들에게는 '숲 속의 암탉'이라고 알려진, 그

---

66 **하수오** : 하수오에는 적하수오(붉은 조롱, Polygonum multiflorum)와 백하수오(은조롱, Cynanchum wilfordii)가 있다. 둘 다 보약재로 쓰이며 맛은 쓰고 달며 깔깔하다. 백白은 기氣로, 적赤은 혈血로 들어가며, 성품이 중화中和하여 음기를 보하되 막히지도 차지지도 않고 건조하지도 덥지도 않다. 종양을 다스리고 복중腹中의 일체 냉기들을 치료한다. (한방)

67 **무이(まいたけ)** : 말굽버섯과의 버섯. 썩은 나무에서 자라고, 여러 갈래로 갈라져 나온 평평한 잎이 겹쳐 큰 덩이를 이루어 마치 춤추고 있는 듯 보인다. 표면은 회백색이나 암갈색을 띠고 있고 식용과 약용으로 쓰인다.

리폴라 프론도사*Grifola frondosa*라는 맛있는 식용 버섯의 일본식 이름으로, 나무나 그루터기 아랫부분과 땅이 맞닿는 곳에서 커다란 덩어리를 이루며 자라는데, 그 덩어리가 마치 알을 품고 있는 암탉의 부푼 꼬리깃을 닮았다고 해서 그렇게 부른다. 일본식 이름은 '춤추는 버섯'이라는 뜻으로, 사람들이 희귀하고 값비싼 이 버섯을 발견하고 기분이 좋아 춤을 춘 데서 유래했는지도 모르겠다. 커다란 '숲 속의 암탉'(개중에는 50킬로그램 가까이 나가는 것도 있다)을 발견하는 것은 정말로 축하할 만한 일인데, 그 이유는 그 야생 버섯이 크기 때문만이 아니라 1킬로그램에 40달러 이상을 받을 수 있는 매우 훌륭한 상품이 되기 때문이다. 이탈리아 사람들은 이 버섯을 파스타 소스에 넣거나 아니면 살짝 데쳐서 올리브유와 식초로 만든 마리네이드에 절여 먹는 것을 좋아한다. 무이는 한 장소에서 여러 해에 걸쳐 계속 자라나기는 하지만, 불행히도 야생 상태의 무이는 흔하지 않다.

1965년 버섯 채취의 대가인 한 일본인은 이렇게 썼다. "최고 수준의 채취자들은 무이를 찾으러 다니는 사람들이다. 그들은 일확천금의 꿈을 안고 자기들만이 아는 비밀 장소로 가서 무이를 찾아 며칠씩 헤맨다. 무이 채취자들은 자기의 비밀 지점은 남에게 알려주지 않는다. 만일 그가 10킬로그램 이상의 무이를 딸 수 있는 장소를 발견했다면, 그는 '보물섬'을 찾은 것이나 매한가지다. 그는 죽을 때까지 아무에게도 그 장소를 알려주지 않는다. 그러다가 죽기 직전에야 장자에게 유언으로 그 장소를 일러준다. 심지어는 자신의 아들이나 다른 가족에게 알려주지 않고 그냥 죽는 이들도 있다."

1980년대 초반에 일본 과학자들이 톱밥을 이용해 무이를 재배하는 법을 발견한 뒤로 상황은 전혀 달라졌다. 지금은 재배된 무이가 전 일본의 식료품점에서 적당한 가격에 판매되고 있다. 미국의 버섯 재배자들은 이제 막 그 재배법을 실험하기 시작했다. 재배한 무이는 회색과 회갈색의 그늘에 덮인 꽃다발처럼 보이는데, 그것은 실은 꽃이 아니고 부채 모양의 갓이 여러 겹으로 겹쳐 있는 것이다. 아래쪽은 색깔이 흰데, 여기에 주름 대신 작은 구멍들이 나 있다. 그리폴라는 다공류多孔類 버섯에 속하는데, 이러한 분류는 포자를 만들어내는 조직의 종류에 의한 것이다. 일반적으로 다공류 버섯은 독성이 없으나, 먹을 수 있는 것은 몇 가지 안 된다. 고사목이나 생나무 표면에서 받침대나 선반 모양으로 자라 대부분이 질기고 딱딱하기 때문이다. 서양에서 다공류 버섯은 산림 병리학자들의 주된 관심거리가 되어왔는데, 그것들이 살아 있는 나무의 속을 썩게 만드는 중요한 요인일 뿐만 아니라 죽었거나 죽어가는 나무를 부패시키는 주범이기 때문이다. 그러나 극동지방에서는 많은 다공류 버섯이 약초로서 높이 평가되며, 저항력을 증가시키고 수명을 늘려주는 강장제 겸 만병통치약으로 최상급 약재에 속한다.

한의들은 전통적으로 무이를 쓰지 않으나, 그것과 매우 비슷한 종류인 저령[68]을 비롯한 많은 종류의 버섯을 이용해왔다. 현대적인 실험 결과 저령에 함유된 다당류는 항암효과와 면역 기능 향상 효과를 지닌 것으로 밝혀졌다. 일본의 연구자들도 무이를 실험해서 유사한 효과를 찾아냈는데, 그 결과는 인상적이었다. 무이 추출물은 이제까지 실험한 그 어떤 약용 버섯보다도 강력한 항암효과와 면역 기능 향상 효과를 지니고 있다는 사실이 밝혀진 것이다. 무이를 화학요법과 결합하여 처방하면 서양식 약물을 적게 투여해도 효과를 증대시키며, 나아가 독성으로 인한 손상으로부터 면역체계를 보

---

68 **저령猪苓**(Polyporus umbellatus) : 버섯의 일종으로 색이 검고 돼지 똥덩이처럼 생겼다. 흔히 단풍나무의 뿌리에서 나며 임질, 부종, 습증에 약초로 쓰이고 한방에서는 이뇨제로 많이 사용된다. 참고로 한국산 송이버섯은 무이보다 풍미와 약효가 뛰어나고, 특히 항암효과가 있어 일본 등지로 수출되고 있다. 인공재배는 불가능하다.

호해준다. 머지않아 한의들도 이 버섯을 자신들의 부정요법에 수용하게 될 것이다. 무이 추출물은 에이즈 바이러스와 간염에 저항하는 작용도 하며, 항고혈압효과도 있다.

재배된 무이가 미국의 식료품점에 등장할 때까지는(버섯은 성장이 빠를 뿐만 아니라 신선도도 아주 잘 유지되고 조직이 튼튼하며 맛이 좋기 때문에 충분히 가능한 일이다) 건강식품점에서 무이 추출물 정제와 캡슐을 구해야 할 것이다. 몇몇 회사가 일본에서 수입한 재료를 이용해서 이런 제품을 생산하고 있다. 아직 비싸지만 미국에서 재배되기 시작하기만 하면 가격은 금방 내려갈 것이다.

나는 암, 에이즈, 그 밖의 면역체계 질환에 걸린 사람들과 만성 피로증세, 만성 간염, 그리고 누적된 독성물질로 인한 환경적 질병을 앓고 있는 사람들에게 이 보조제를 권한다. 신선한 무이를 구할 수 있다면 나는 즉시 그것을 나의 식단에 정기적으로 이용할 것이다.

동충하초冬蟲夏草

나는 무이보다 더 생소한 버섯을 또 한 가지 소개하면서 자연 강장제 소개를 마감하려 한다. 동충하초[69]는 나무가 아니라 살아 있는 나방의 애벌레

---

69 **동충하초**(*Cordyceps sinensis*) : 자낭균류(버섯의 한 종류)에 속하는 미생물인 동충하초 균이 곤충의 애벌레에 침입하여 생긴 포자체와 벌레를 말린 것으로, 여름에는 풀이 되고 겨울에는 벌레가 된다 하여 명명된 것이다. 폐와 신을 보호하고 정精을 보호하며 피나는 것을 멈추게 하고 담을 삭이는 작용을 한다. 한방에서는 일반적으로 만성 해소, 병후 허약 등에 보양약으로 쓰이고 있다. (한방)

의 몸 위에서 자란다. 가느다란 실 모양의 버섯 유기체는 애벌레를 뚫고 들어가 결국은 그것을 죽여서 미라를 만들어버린다. 그런 다음에는 꼭대기에 둥근 자실체가 달린 가느다란 줄기가 솟아나오는데, 이 자실체에서 포자가 방출된다. 동충하초는 중국 티베트의 산악 지역에서 자라며, 요즈음은 신체의 활력과 정신의 에너지, 정력을 증대시키는 효능을 지닌 최고의 강장제로 수요가 늘어나서 재배하기도 한다. 중국 의사들은 이 버섯이 활력을 주면서도 차분하게 해주고 수명을 연장시켜준다고 말한다. 중국 사람들은 대개 말라비틀어진 애벌레와 버섯의 자실체를 통째로 말린 것을 사서 오리나 닭고기로 끓인 탕과 죽에 넣어 먹는다. 그 밖에도 여러 가지 강장제를 조제할 때에 추출물을 첨가한다. 중국 의사들은 이 버섯을 안전하고 부드러운 것으로 여겨서 허약체질의 환자뿐 아니라 남녀노소 누구에게나 건강 상태와 질병의 유무를 가리지 않고 처방한다.

이 이색적인 약품은 1993년 중국의 전국체전이 끝난 뒤부터 세계적으로 관심을 끌게 되었다. 이 대회에서 여자 육상선수 아홉 명이 세계신기록 아홉 개를 수립했는데, 그 가운데에는 기록을 42초나 갱신한 사상 유례가 없는 사건도 있었다. 그 선수들이 스테로이드를 복용했다는 비난이 일었으나, 코치는 그런 비난에 대응하기 위해 기자회견을 열어 자기 선수들이 이룬 성과를 설명해주리라고 판단한 중국 약초 상자와 함께 그 약초들이 안전한 자연식품이라는 내용의 실험보고서를 공개했다. 그때 그 상자 안의 주 내용물이 동충하초였다. 육상계는 이런 주장을 믿지 않았다. 미국의 한 장거리 선수는 깨진 기록을 '비극적'이라고 표현했고, 또다른 선수는 중국인들이 여자 육상을 몇 년 뒤처지게 했다고 말했다. 한 논평가는 다음과 같이 말했다.

이런 의심은 이해할 만하다. 중국 장거리 육상선수들의 기록 향상은 갑작스럽고 충격적으로 이루어졌다. 1,500미터의 새 기록 보유자는 지난해에는 같은 종목에서 세계 73위였고, 1만 미터에서 세계기록을 42초나 단축하는 것은 불가능해 보였다. 그리고 언론과 선수들이 잘 알고 있듯이, 많은 동독 코치들이 베를린 장벽이 무너진 이후에 중국으로 건너갔다. 그들의 옛 조국은 오랫동안 스테로이드 복용과 관련 있었다. 더욱이 이번에 중국인들이 거둔 성공은 스테로이드 복용의 효력이 더 빠르게 나타나는 여자 선수들에 의한 것이다.

그러나 그 기록이 깨끗하다는 강력한 증거도 있었다. 중국 선수들은 약물검사를 이상 없이 통과했다. 스테로이드를 복용했을 때 나타나는 여드름, 가라앉은 목소리, 특정적인 근육조직의 변형 같은 표시가 없었던 것이다. 그 중국인 코치가 선수들에게 혹독한 훈련을 시켰다는 데에는 의심의 여지가 없다(비록 그들만 그런 것은 아니지만).*

어쨌든 동충하초에 관한 관심은 높아졌고, 판매는 붐을 이루었다. 여러분이 먹는 닭고기 수프에 균류에 감염된 유충의 미라를 넣고 싶지 않다면, 팅크제 형태도 있고 추출물도 구할 수 있다. 두 가지 형태 모두 다른 중국 약초와 혼합된 것과 단독 성분으로 된 것이 있다. 몸이 허약한 사람은 상품에 표시된 용법에 따라 하루에 한 번 먹고, 별다른 문제가 없는 사람이 건강 유지를 위해 먹는다면 일주일에 한 번으로 족하다.

---

* 이와 관련한 논문은 아직도 끝나지 않았다. 중국 선수들이 실제로 자낭균 버섯과 함께 스테로이드를 복용했을지도 모른다. — 저자 주

여러분을 정보의 홍수 속에 빠뜨리는 것은 내가 의도했던 것이 아니다. 나는 오히려 독소, 스트레스, 노화가 여러분의 치유체계에 미치는 영향을 감소시킬 수 있는 물질들에 관해 알려주고자 했다. 현실 속에 존재하는 이런저런 유해한 영향을 생각하며 좌절하지 말고, 여러분 스스로 자신을 보호할 수 있을 뿐만 아니라 안전하고 효과적인 제품을 이용해서 여러분의 치유력을 증대시킬 수 있다는 사실을 알기 바란다. 이 장에서 소개한 정보를 간단히 요약해보겠다.

- 마늘과 생강을 많이 섭취한다. 이 식품들은 맛도 좋을뿐더러, 그 이로운 점은 일일이 헤아릴 수가 없다.
- 만일 카페인 음료를 마시고 있다면, 항상 혹은 가끔이라도 녹차로 바꾼다. 녹차는 카페인이 들어 있는 음료 중에서 건강에 가장 좋기 때문이다.
- 독소에 노출된 것이 염려스럽거나 독소가 몸 안에 누적되었다고 느껴지면, 몸의 회복을 돕기 위해 마리아엉겅퀴를 먹는다.
- 몸이 늘 허약하거나 기력이 부족하면, 시베리아인삼이나 동충하초를 먹는다.
- 면역 기능이 떨어져 잔병치레가 많은 사람은 황기나 무이를 이용한다.
- 나이로 인해 무력감을 느끼거나 정력이 결핍된 것 같으면 인삼과 하수오를 써본다. 인삼은 남자들에게 좋은 광범위 강장제이고, 당귀는 여성에게 좋은 광범위 강장제이다.

강장 약초는 전세계적으로 언제나 대단한 인기를 누려왔다. 예상컨대, 의료 연구자들이 이런 약초들의 안정성과 효능을 증명해감에 따라 미국의 의사들도 점점 더 많이 처방에 이용할 것이다.

12

낮에는 걷고 밤에는 쉬어라

적당한 운동을 하고 충분한 휴식을 취하면 자연발생적인 치유 능력이 향상된다.

　육체의 운동은 여러 면에서 치유체계에 이롭다. 운동은 혈액순환을 증가시켜 심장의 펌프작용을 효과적으로 만들고 동맥의 탄력성이 유지되도록 돕는다. 동시에 호흡기를 정상적으로 작용하게 하여 산소와 이산화탄소의 교환량을 증가시킴으로써 신체가 신진대사를 하고 남은 찌꺼기를 제거하도록 돕는다. 운동은 또한 땀을 흐르게 만들고 내장의 운동을 증가시켜서 불순물의 제거를 촉진한다. 또한 두뇌에서 엔돌핀의 방출을 자극하여, 우울을 퇴치하고 기분전환을 돕는다. 운동은 신진대사와 신체의 에너지 체계를 조절해준다. 또한 스트레스를 중화시켜 더 큰 휴식과 깊은 수면을 가능하게 한다. 운동은 면역 기능까지 증대시킨다. 몸의 치유력을 극대화하기 위한 프로그램이라면 그 안에 반드시 규칙적인 운동이 들어 있어야 한다.

그런데 이런 효과를 얻을 수 있는 최상의, 그리고 가장 단순한 방법은 무엇일까? 요즘은 젊은 사람이건 나이든 사람이건 운동이라면 질색하는 사람이 아주 많다. 반대로 어떤 사람들은 광적으로 운동에 집착해서, 체중을 줄이겠다는 생각으로 몇 시간씩 에어로빅을 하거나 기계에 매달리기도 한다. 격렬한 운동에 취한 것처럼 중독되는 사람들도 있는데, 아마도 엔돌핀 방출의 결과인 듯하다. 운동생리학자들과 스포츠의학 전문가들은 운동이라는 개념 전체를 너무 복잡한 것으로 만들어버렸다. 내가 보기에 이런 사람들(운동기피증 환자들, 광적인 운동가들과 운동중독가들, 전문가들)은 대부분 중요한 것을 놓치고 있는 것 같다.

미국이나 아프리카, 아시아 등지의 전통문화를 접하고 집으로 돌아올 때마다 나는 운동과 관련한 우리의 이상한 습관에 놀라곤 한다. 산업화되지 않은 사회에서 일상생활은 그 자체가 육체가 필요로 하는 운동이다. 거기에서 사는 사람들은 짐을 들고 나르고, 끊임없이 걸어다니는 덕택에 탄탄한 근육을 가지고 있다. 물과 나무를 구해오기 위해 걷고, 들에 나가기 위해 걸으며, 시장에 가기 위해 걷고, 친구와 친척을 만나러 가기 위해 걷는다. 우리의 활동양식을 좋지 않은 쪽으로 변화시킨 과학기술의 발명품 가운데 최악의 것을 꼽는다면 단연 자동차일 것이다. 나는 자동차가 우리의 건강에 심각한 악영향을 미쳤다고 믿는데, 그 이유는 이 기계가 배기가스로 도시의 공기를 더럽혔을 뿐만 아니라 우리에게서 걸어다닐 기회를 박탈했기 때문이다.

인간은 걷도록 만들어졌다. 인간은 두 발 동물로서, 보행하도록 고안된 신체를 지닌 직립 생물체다. 보행은 수많은 감각적 · 운동적 경험의 기능적 통합을 요구하는 복잡한 행위이다. 보행은 우리의 근골筋骨체계뿐만 아니라 두뇌도 훈련시킨다. 보행의 한 요소에 불과한 균형을 생각해보라. 중력이 작용하고 있는 울퉁불퉁한 지면 위에서 자세를 바꾸며 움직이는 과정에서 신체가 무의식적으로, 그리고 아무런 힘도 들이지 않고 균형을 유지하기 위해서는 두뇌에 많은 정보가 필요하다. 이러한 두뇌의 작용은 3차원 공간 속에서 방향을 감지하는 책임을 맡은 내이內耳의 메커니즘에 부분적으로 의존하고 있다. 만일 이 메커니즘이 제 기능을 발휘하지 못하면 사람들은 균형을 유지할 수 없다. 그러나 두뇌가 우리의 균형을 유지해주기 위해서는 귀를 통해 얻어지는 정보 이외에도 시각적인 정보는 물론 다른 감각기관을 통해 얻어진 정보가 필요하다. 즉 촉각수용기를 통해서 신체의 어떤 부분이 지면과 접촉하고 있는지를 알게 되고, 근육과 힘줄, 관절 속의 자기수용기 自己受容器(체내의 자극을 전달하는 수용기)를 통해서 신체 각 부위의 공간 내 정확한 위치에 관한 정보를 끊임없이 받아들이고 있는 것이다. 이런 통로 중에 어느 한 군데라도 방해를 받으면 몸이 흔들리거나 넘어지게 된다. 두뇌 안에서 이 모든 과정은 소뇌가 담당하는데, 소뇌는 이런 정보들을 이용해서 끊임없이 변하는 보행의 요구 조건에 근육의 반응을 조화시킨다.

보행을 하면 팔다리의 움직임이 서로 엇갈리게 된다. 오른쪽 다리와 왼쪽 팔이 동시에 앞으로 나가면 다음엔 왼쪽 다리와 오른쪽 팔이 앞으로 나간다. 이러한 유형의 운동은 뇌 속에서 전체 중앙신경계를 조화시키는 작용을 하는 전기電氣활동을 일으키는데, 이것은 다른 종류의 운동에서는 얻기 힘든 보행만의 특별한 이로움이다. 내게 처음으로 치유의 기본 원칙을 가르쳐준 노령의 정골요법의인 풀포드 박사는 이러한 교차운동이 신경계의 정상적인 발달과 최적의 작용에 필수적이라고 믿고 있다. 아기들이 처음으로 기어다니기 시작할 때, 이런 운동은 두뇌의 발달을 자극한다. 나는 풀포드 박사가 성인 환자들에게 회복을 앞당기기 위한 한 방법으로 기어다니라고 얘기하는 것을 자주 들었다. "그 단순한 운동으로 돌아가십시오. 그러면 당신의 신경계는 어떤 장애든 극복할 수 있습니다." 그는 이렇게 말하곤 했다. 풀포드 박사는 현재 90대의 나이임에도 건강이 아주 좋은데, 그는 에어로빅을 하러 가지도 않고 운동기구를 사용하지도 않는다. 그는 걷는다.

내가 만난 사람들 중에서 가장 건강했던 사람들은 대개가 열심히 걷는 이들이었다. 전이성 신장암에서 완전히 회복된 신이치로 테라야마는 가능하면 언제나 아침식사 전에 걷는데, 그 걸음걸이에는 언제나 기운이 넘치며, 그 코스에는 항상 오르막길이 들어 있다. 최근에 내가 몬타나에서 주최한 모임에 참석했던 76세 된 한 여성은, 산을 오를 때 엄청난 활력을 보여주어 나를 놀라게 했다. 그녀는 건강도 매우 좋았고, 나이보다 훨씬 젊어 보였다. 그녀는 자신의 부모가 모두 50대에 사망했고 자신도 중년에 들어서면부터 건강이 나빠져 걷기를 시작했다고 말해서 나를 더욱 감동시켰다. 당시 그녀는 식사조절도 시작했고 각종 약물을 모두 끊고 비타민을 먹기 시작했으나, 걷는 운동을 하기로 마음먹은 것이 건강해진 결정적인 요인이었다. 그녀는 기회가 있을 때마다 걸었고, 휴가 때는 도보 여행에 참가했다. "걷는 건 제 생활이에요." 그녀는 로키산맥 분수령 꼭대기에서 나에게 이렇게 말했고, 나는 그 말을 믿었다.

따라서 나는 운동에 관한 나의 조언을 단 한마디로 줄이겠다. 걸어라! 내가 보기에 보행은 신체활동 중에서 건강에 가장 큰 도움이 되는 운동이다. 보행은 치유체계가 정상적으로 작동하도록 도울 뿐만 아니라 질병에 걸렸을 때에는 자연적인 치유의 가능성을 높이는 가장 훌륭한 운동이다.

보행이 다른 모든 형태의 운동보다 뛰어난 점은 헤아릴 수 없이 많다.

보행은 배울 필요가 없다. 편안한 신발 한 켤레 외에는 장비도 필요 없다. 돈이 들지도 않고, 어디서든 할 수 있다. 도시에서도 공원에서도, 날씨가 너무 추울 때는 쇼핑센터 안에서도 가능하다. 달리기나 경쟁적인 운동에 비해 부상을 입을 염려도 적다. 사이클링머신을 타거나 러닝머신 위를 달리는 것보다 훨씬 덜 지루하다. 야외를 걸으며 자연의 아름다움을 즐길 수도 있다. 친구들과 함께 걸으면서 친분을 나눌 수도 있다.

보행은 심장박동과 호흡을 충분히 증가시키는 방법으로 행해진다면 신체에 필요한 모든 달리기나 수영 등을 통한 순환촉진 효과를 만족시킨다. 이상적인 에어로빅 운동 효과를 내려면 보행시간은 45분 정도가 되어야 하고, 이 시간 동안 3마일(약 5킬로미터)을 걸어야 한다. 45분을 걷고 나서도 심장박동과 호흡이 증가하지 않으면 부분적으로 속도를 좀더 내거나 아니면 길고 완만한 오르막길을 찾아보는 것이 좋다. 그러나 명심할 것은, 단지 에어로빅 운동 효과를 얻기 위해 걷는 것이 아니라는 점이다. 보행의 목적에는 시각·촉각·자기수용기의 자극과 결합된 교차운동이 주는 신경학적인 이로움을 얻기 위한 것도 있다. 이런 이로움은 장시간에 걸친 에어로빅 보행[70]을 통해서뿐만 아니라 매일의 단시간 보행을 통해서도 얻을 수 있는데, 가끔씩 팔을 힘차게 흔들어주면 더 큰 효과를 얻을 수 있다. 팔을 흔드는 동작과 호흡을 조화시키면 더욱 좋다.

나는 지금껏 살아오면서 여러 가지 운동을 해보았지만, 결국은 보행이 최고의 운동이라는 결론으로 돌아오게 되었다. 나이가 들수록 걷는 것이 나의 신체와 정신, 그리고 치유체계를 바르게 유지할 수 있게 해주는 요소라

---

70 산소를 공급하여 심장과 폐의 순환 기능을 활발히 할 목적으로 이루어지는 보행.

는 생각이 든다.

운동은 반드시 휴식과 균형을 이루어야 한다. 누구나 피로와 불면이 주는 괴로움을 경험한 적이 있을 것이다. 충분한 휴식의 결핍은 병을 부르는 가장 흔한 요인의 하나이며, 하룻밤의 편안한 휴식은 초기 단계에 있는 병을 없애주는 효과적인 치유기술이다. 따라서 휴식과 수면의 질을 개선하는 일은 치유 능력의 향상을 목적으로 하는 프로그램에서 우선순위를 차지해야 하는 또 하나의 요소이다.

휴식을 방해하는 일반적인 요인들을 생각해보자. 많은 사람들은 낮에 먹은 약물이 주는 지나친 자극으로 밤잠을 이루지 못한다. 소음이나 통증 때문에 잠을 이루지 못하는 사람들도 있다. 또 어떤 사람들은 마음을 진정시키지 못해 잠을 설친다. 이 모든 문제에 대한 간단한 해결책이 있다.

수면을 방해하는 자극적인 식품에는 커피, 차, 콜라, 그 밖의 카페인 음료가 포함된다. 약국과 건강식품점에서 판매되는 많은 약초 제품의 주성분인 에페드린, 약국에서 판매되는 감기약에 들어 있는 항출혈제인 슈도에페드린, 식욕억제제에 들어 있는 페닐프로파놀라민 등의 약물은 낮에 일찌감치 복용했어도 야간의 수면 패턴을 간섭할 수 있다. 만일 편안한 수면을 취하는 데 어려움이 느껴지거든, 여러분의 생활에서 이러한 물질들을 전부 제거하도록 노력하라.

약물에 대해 한 가지 더 하고 싶은 얘기는, 진정제는 특별한 스트레스를 단기간에 다룰 때 이외에는 복용해서는 안 된다는 점이다. 가족 중에 누가 사망했다거나 자신이 실직했을 때 며칠 진정제를 먹으면 수면에 도움을 얻을 수 있지만, 매일 밤 이용하는 것은 현명한 일이 못 된다. 모든 종류의 진정제는 중앙신경계의 기능을 둔화시키고 중독성이 있으며, 꿈을 꾸는 수면 상태인 렘REM 수면을 억압한다. 꿈꾸는 일은 두뇌와 정신의 건강과 안녕에 필수적이다. 만일 꿈을 꾸지 않았다면 수면양이 충분하다고 하더라도 질 좋은 수면을 한 것이 아니다.

내가 알고 있는 가장 안전한 진정제는 길초근吉草根으로서, 이것은 쥐오줌풀(Valeriana officinalis)의 뿌리로 만든 자연 처방약이다. 건강식품점에 가면 길초근 팅크제를 구할 수 있는데, 잠자기 전에 한 찻술을 소량의 온수에 타서 마시면 된다.[71] 그러나 이것도 신체의 기능을 억제하는 진정제이므로 장기간 복용해서는 안 된다. 최근에는 비중독성인데다 억제 기능도 없는 수면 주기 조절제가 나왔다. 이 약물은 뇌 속의 송과선松果線에서 분비되는 호르몬인 멜라토닌으로, 이 호르몬은 특히 낮과 밤의 주기와 관련된 생체시계를 조절하는 물질이다. 건강식품점에서 구할 수 있는 멜라토닌은 1밀리그램짜리와 3밀리그램짜리 정제가 있는데, 잠자기 전에 1~2밀리그램을 먹으면 된다(합성된 제품만을 이용하라. 동물에서 추출한 것은 위험한 오염물질이 들어 있을 수 있기 때문에 피하는 것이 좋다). 해외 여행을 하는 사람들은 멜라토닌이야말로 시차를 극복하는 데 가장 효과적인 처방이라고 말한다. 특히 대부분의 사람들이 더 힘들어하는, 서쪽에서 동쪽으로 하는 여행에 좋다는 것이다. 멜라토닌은 또한 안전하고 효과적인 방법으로 불규칙한 생체시계를 정상으로 되돌려준다. 만일 여러분이 저녁 7시경에 피곤이 몰려오는 것을 느꼈다가 10시나 11시경에 잠자리에 들려고 할 때에는 정신이 말짱해져 있다면, 멜라토닌은 깊은 수면을 충분히 즐길 수 있도록 해주는 이상적인 방법을 통

---

71 **길초근** : 생약제제로 팅크제로는 나와 있지 않고 조제약으로 판매된다.

해 졸음과 각성의 주기를 변화시켜줄 수도 있다.

신체적인 불편 때문에 잠을 못 이루거나 깊은 잠을 자지 못한다면, 여기 몇 가지 해결방법을 제안한다. 한 가지는 매트리스를 바꿔보는 것이다. 매트리스는 종류가 수없이 많은데, 푸톤futon이나 에어 매트리스같이 단추 하나만 눌러서 탄력을 조절할 수 있는 제품도 있다. 또다른 방법은, 정골요법 전문의(혹은 카이로프락틱 시술자)에게 한두 차례 진찰을 받는 것이다. 이런 종류의 치료가 당신에게 편안한 수면자세를 찾아줄 수도 있다. 잠들기 전에 더운 물 목욕을 하거나, 근육이완제인 홉(맥주의 향미료로 쓰이는 뽕나무과의 덩굴식물)을 먹는 것도 좋다.

시골의 개 짖는 소리에서부터 도시의 자동차 소리에 이르기까지, 소음은 쾌적한 수면을 방해하는 주요인이다. 귀마개를 하는 것보다 좋은 간단한 방법은, 편안한 소리를 만들어내는 전기기구인 백색 잡음 발생기(white-noise generator)를 이용하는 것이다. 백색 광선이 가시광선의 모든 주파수를 담고 있는 것처럼, 백색 잡음에는 주파수가 다른 여러 가지 음파가 골고루 포함되어 있다. 마치 샤워기 꼭지에서 물이 흐르는 것 같은 소리가 나는데, 모든 제품에는 다양한 조절장치가 달려 있어서 기본적인 소리를 폭우 소리에서부터 리듬이 있는 파도 소리까지 바꿀 수 있다. 백색 잡음은 마음을 가라앉혀주며, 불쾌한 소리를 차단해준다. 시장에 곧 선보이게 될 좀더 흥미 있는 제품이 있는데, 이 기계는 불쾌한 음파를 분석해서 그것을 소멸시킬 수 있는 좌우 대칭 파장을 만들어냄으로써 실제로 소음을 제거한다. 이런 종류의 휴대용 장치가 이미 나와 있어서, 비행기 안에서 엔진의 소음을 제거하기 위해 착용하는 헤드폰으로 이용되고 있다.

침대가 아무리 편안하고 방이 아무리 조용하더라도 마음이 산란하면 잠이 오지 않거나 잠을 자더라도 중간에 깨어나기가 쉽다. 그리고 아침에 일어나서는 필요한 휴식을 취하지 못했다는 것을 알게 된다. 하루의 근심을 떨쳐버리는 방법을 배우는 것이 알약을 먹거나 잡음기를 켜놓는 것만큼 쉽지는 않지만, 그것이야말로 당신이 습득해야 할 가장 유용한 기술 중의 하나다. 나의 경우에는 잠을 자기 위해 책을 읽는 경우가 종종 있다. 잠을 부르는 책은 한두 권이 아니고, 그런 책들을 읽다보면 내 마음은 정처 없는 사념으로부터 빠져나오게 된다. 나는 또한 다음 장에서 소개할 간단한 숨쉬기 운동을 하는데, 호흡에 집중하는 것이 상념으로부터 빠져나올 수 있는 매우 효과적인 방법이라는 것을 알고 있기 때문이다. 또다른 방법은 몸에 관심을 집중시킴으로써 산란한 마음으로부터 빠져나오는 것으로, 예를 들면 근육들을 차례로 긴장시켰다가 이완시키는 것과 같은 방법이다. 마음이 산란할 때 잠들 수 있게 하는 간단한 운동이 있다. 팔을 옆으로 뻗고 누운 다음, 눈을 감고 심호흡을 천천히 다섯 번 한다. 그런 다음 눈을 힘주어 감으면서 몇 초 동안 이마의 근육을 긴장시켰다가 다시 몇 초간 이완시킨다. 그 다음엔 똑같은 방법으로 얼굴 근육을 긴장시켰다가 풀어준다. 그 다음엔 턱과 목 근육을 그렇게 하고 두 팔, 가슴과 배, 발과 발가락까지 순서대로 내려간다. 이때 발가락을 오므리면서 힘을 준다. 그런 다음 다시 처음으로 돌아가서 머리를 몇 초 동안 침대에 눌렀다가 이완시킨다. 그리고 등을 거쳐 발까지 내려가는데, 이번에는 발가락을 쭉 뻗는다. 마지막으로, 몸을 완전히 이완시킨 다음 심호흡을 길게 다섯 번 한다. 이 모든 과정은 몇 분밖에 걸리지 않는다. 이것은 아주 효과적인 이완방법으로, 특히 정신적인 불안으로 잠들기 어려울 때 유용하다.

조금 다른 얘기가 되겠지만, 내 정신을 불안하게 만드는 주 원인은 뉴스다. 뉴스 중에서 나를 기분좋게 만드는 이야기는 전체의 극히 일부분밖에 되지 않는다. 언론이 갈수록 살인과 폭행, 비참한 모습에 초점을 맞추고 있기 때문에, 나를 근심하게 만들고 분노하게 하는 뉴스는 아주 많고 점점 늘어나고 있다. 우리가 이런 정보를 머릿속에 담아두고 있을 것인지 말 것인지에 대해서 선택권이 있다는 사실은 잊히기 십상이다. 이런 뉴스로부터 마음을 돌리는 것이 나에게 매우 유용했기 때문에, 나는 치유력 증진을 위한 8주간의 프로그램(14장에 나온다)에 '뉴스 금식' 항목을 포함시켰다. 나는 이런 식의 뉴스 끊기가 여러분에게 더 나은 휴식과 수면을 제공하리라고 생각한다.

이 장을 요약하면 다음과 같다. 당신의 치유체계를 위해 낮에는 걷고 밤에는 깊은 휴식을 취하라. 그러면 치유체계는 어떤 도전에라도 맞설 수 있는 능력이 생길 것이다.

13

정신과 영혼

미국 심신상관의학협회의 로고는 뱀 한 마리가 친친 감겨 있는 지 팡이 위에 동그라미 세 개가 서로 겹쳐진 모양이다. 뱀지팡이는 아스클레피 오스의 지팡이로서 의료인의 상징이며, 세 원은 온전한 인간의 세 가지 구 성 요소인 육체, 정신, 영혼을 상징한다. 심신상관 의학에 종사하는 의사들 은 서양의학이 정신과 영혼을 무시하고 오로지 인간의 육체에만 관심을 갖 고 있다고 공통적으로 믿고 있다. 나는 정신이 자연적인 치유를 가능케 하 는 열쇠를 갖고 있는 경우가 종종 있다고 기술해왔고, 질병의 원인을 영혼 의 문제에서 찾는 문화적 관념에 대해서도 언급했다. 그러나 이들의 구체적 인 상호작용에 대해서 우리가 알고 있는 것은 너무나 적다. 우리는 정신에 대해, 그리고 그것이 어떻게 육체에 영향을 미치는지에 대해 아는 것이 거 의 없으며, 일반적인 언어감각으로 이해될 수 있는 것인지 모르겠으나, 영 혼에 관해서는 더더욱 아는 것이 없다. 유물론적인 편향이 있는 과학은 별 도움이 되지 않는다. 과학은 물질적인 사건의 배후에 비물질적인 원인이 있을 수 있다는 점을 부정하기 때문이다. 건강과 의학에 관해 심신상관학적 철학을 지니는 것은 매우 바람직한 일인데, 그렇다면 과연 심신상관 의학 의사는 환자들에게 정신과 영혼을 이용하여 치유력을 극대화하는 방법에 대해서 어떤 실질적인 조언을 해줄 수 있을까?

🌱 정신

먼저 정신의 네 가지 활동에 대해, 그리고 그런 활동들이 치유체계와 어떻게 상호작용하는지에 대해 함께 생각해보자. 그 네 가지란 신념, 생각, 마음속에 그려지는 상, 그리고 감정이다.

• 신념

치료사, 기적의 성지, 약품, 이 세 가지에 대한 믿음은 내가 자연적인 치유의 고전적인 예로 생각하는 플라시보 효과의 기초임이 분명하다. 신념은 또한 우리의 자각작용에도 커다란 영향을 미쳐서, 우리가 세상을 살아가면서 보게 되는 것과 보지 않게 되는 것을 결정해준다. 몇 해 전에 나는 토끼풀밭에 가면 언제나 네잎클로버를 찾아내던 여자를 만난 일이 있다. 그녀는 사람들과 일 분 안에 네잎클로버를 찾는 내기를 좋아했는데, 언제나 내기에서 이겼다. 한 번도 네잎클로버를 찾아본 적이 없었던 나로서는 그녀의 능력이 완전히 수수께끼로만 여겨졌다. 시야가 흐려질 때까지 두 눈을 부릅뜨고 토끼풀밭을 헤집었지만 언제나 헛수고로 끝났고, 네 잎이 달린 놈을 찾앉다 싶어서 자세히 살펴보면 인접한 두 줄기에 붙어 있는 두 잎짜리이기가 일쑤였다. 그러나 그 여자를 만나고 그녀가 네잎클로버를 찾는 것을 지켜보고 나서, 나에게 어떤 변화가 일어났다. 나는 그녀의 성공 비결이, 토끼풀이 무리지어 있는 곳에는 언제나 발견되기를 기다리는 네잎클로버가 있다는 그녀의 믿음임을 알았다. 그런 믿음이 있으면 발견할 수 있고, 그런 믿음이 없으면 발견의 기회는 없다. 그녀를 만난 뒤로 나는 다시 찾기 시작했고, 그러자 곧 네잎클로버가 눈에 띄기 시작했다. 나는 한 곳에서 네잎클로버를 대여섯 개나 찾아내기도 했고, 어떤 때는 잎이 다섯 개 혹은 여섯 개나 붙은 것도 찾아냈다(그런 것이 행운을 더 많이 가져다주는지는 모르겠지만).

최근에 나는 몬타나에 있는 피정避靜 센터에서 강의를 맡은 적이 있었는데, 이전에는 사냥꾼들의 오두막이었던 그곳에는 토끼풀이 가득한 넓은 풀밭이 있었다. 할 일이 아무것도 없었던 어느 날 오후, 나는 풀밭에 나가 네잎클로버를 찾아보기로 했다. 풀밭으로 내려가 눈을 두리번거리기 시작했을 때, 내 강의를 수강하고 있던 여자가 다가오며 말했다.

"뭘 잃어버리셨나보죠? 함께 찾아봐드릴까요?"

"전 네잎클로버를 찾고 있는 겁니다."

"정말요? 난 그게 그냥 이야기인 줄 알았는데……? 잎사귀 하나를 더 붙여서 비닐로 코팅하는 게 아닌가요?"

"아닙니다. 정말 있습니다. 여기도 분명히 있을 겁니다."

우리는 함께 네잎클로버를 찾기 시작했다. 내가 설명했다.

"어느 정도 집중해야 할 겁니다. 하지만 눈과 뇌에는 좋은 훈련이죠. 시간을 때우는 데는 괜찮은 방법입니다."

5분쯤 뒤에 나는 여섯 잎 클로버를 찾아냈고, 곧 네 잎짜리도 찾았다.

그 여자가 놀란 얼굴로 말했다.

"우리집 앞 잔디밭에도 토끼풀이 많은데, 집에 가면 바로 찾아봐야겠는데요."

그녀는 이제 네잎클로버가 있다는 것을 믿으니까 곧 찾을 수 있을 것이다. 이전에는 한 번도 본 적이 없을 테지만.

자연적인 치유는 네잎클로버와 같은 것이다. 행운을 주고, 신비로우며, 때론 이해하기 어렵다. 만일 당신이 그런 치유가 일어나리라는 믿음을 갖고 있지 않으면 그런 경험을 할 기회는 적어질 것이다. 나는 치유에 대한 신념을 키우기 위해 사람들이 할 수 있는 일에 관심이 많다. 많은 뉴에이지 치료사들이 권하는 한 가지 기술은 긍정적인 생각을 반복하라는 것인데, 예를 들어 '내 몸이 저절로 치유될 수 있다.' 혹은 '나는 치유에너지로 꽉 차 있다.' '내 담석은 점점 작아지고 있다.' 하고 생각하는 것이다. 나는 이런 기술이 효과가 있다는 증거를 갖고 있지 않기 때문에 이런 방법을 권하지는 않는다. 이 방법은 그런 말을 반복하다보면 신념체계에 변화를 가져올 수 있다는 가정을 토대로 하지만, 나의 경험상 인간의 관념을 형성하고 치유체계에 영향을 미치는 것과 같은 종류의 신념은 사람들이 자기 자신이나 타인에게 무엇을 말하느냐 하는 것과 일치하지 않을 때가 종종 있다. 나는 내가 '나는 네잎클로버의 존재를 믿는다'는 말을 반복했기 때문에 그것을 찾아내는 능력을 발견하게 되었다고는 생각하지 않는다. 그 발견은 내가 다른 사람의 눈을 통해 현실을 다르게 보자 갑자기 이루어진 것이다. 내가 몬타나의 잔디밭에서 그 여자를 위해 했던 것처럼, 이제 나는 다른 사람을 위해 그 경험을 제공할 수 있다. 그러므로 내가 권하는 전략은, 치유를 경험한 사람을 찾아보고 그들의 현실이 여러분 자신의 현실이 되도록 하라는 것이다.

나는 자궁에 거의 왕귤만한 유섬유종이 생겨 나를 찾아왔던 한 환자를 기억한다. 나이는 49세였고, 남편은 부인과婦人科의사였다. 그녀를 담당하던 부인과의사(남편의 동료)는 자궁절제수술을 받으라고 권했고, 그녀의 남편은 동료의 견해를 지지했다. 환자는 그 종양으로 상당히 고생하고 있었고, 생리 기간엔 통증으로 시달렸으며, 생리혈도 다량이었다. 자궁을 들어내고 싶지 않았던 환자는 내가 수술이 아닌 다른 방안을 갖고 있지 않을까 하는 기대를 가지고 나를 찾아온 것이었다. 나는 그녀에게 폐경기가 다가오고 있으니 에스트로겐의 분비량이 감소할 때까지 그냥 기다려보자고 말했다. 자궁의 유섬유종은 에스트로겐을 양분으로 해서 자라고 대개는 폐경기에 줄어드는데, 그러다가 완전히 사라지는 경우도 있다. 나는 그녀에게 약초(블루 코호쉬, 학명 *Caulophyllum thallictroides*)를 처방하고 에스트로겐 같은 작용을 나타낼 수 있는 물질을 함유하는 음식의 섭취를 최소한으로 줄이는 쪽으로 식단을 바꾸도록 했으며, 에스트로겐 수치를 줄이기 위한 에어로빅 운동과 정신력을 통해 종양에 대한 내성을 기르기 위한 이미지(心象)요법을 권했다. 그녀는 그 프로그램에 따를 마음이 있다고 했지만, 나는 종양의 위축 가능성에 대한 그녀의 믿음이 그녀가 의사로부터 들은 이야기를 물리칠 수 있을 만큼 강하지는 않다고 생각했다. 그러면 수술은 피할 수 없는 것이 된다.

그러다가 나는, 다음으로 진료하기로 한 환자가 그 여자보다 훨씬 더 큰(멜론만했다) 자궁 유섬유종을 몇 해 전에 성공적으로 극복했던 사실을 떠올렸다. 그 환자는 자신의 의사가 틀렸다는 것을 보기좋게 증명해 보였다는 얘기를 신이 나서 털어놓았는데, 그녀는 의사가 권했던 자궁절제수술을 받지 않았으며, 폐경기가 지난 지금은 아무 문제도 없었다. 나는 그녀가 이 환자에게 기꺼이 자신의 이야기를 해주리라는 생각이 들었다. 양쪽의 양해를 구한 다음 나는 두 사람을 서로 만나게 해주었다. 그런데 그들은 이웃이었고, 이미 서로 아는 사이였다. 나의 두 번째 환자는, 단지 자신의 존재를 보여줌으로써 첫 번째 환자가 수술을 거절할 수 있도록 확신을 심어주는 데 있어서 나보다도 더 큰 역할을 할 수 있었다. 그녀는 자궁절제수술을 거절했고, 내가 증상에 대처하기 위해 일러준 사항들을 따랐으며, 1년 뒤에 폐경기를 맞았고, 지금은 모든 증상이 사라졌다. 치유를 방해하는 것이 아니라 촉진하는 쪽으로 신념을 바꿀 수 있는 가장 좋은 방법은, 동일한 질병을 극복한 사람들을 찾아보라는 것이라고 생각한다. 네잎클로버가 매일 눈앞에 나타나는 사람들, 그런 사람을 만나기 전까지 내 현실에 네잎클로버는 없었다. 그들의 존재로 인해 지금 나의 세계는 한층 풍요롭다. 더 많은 사람들이 자연발생적인 치유에 대해 믿음을 갖게 되면 더 많은 사람들이 그런 치유를 경험하게 될 것이다. 그리고 그것은 모든 이를 이롭게 할 것이다.

• 생각

불가佛家의 심리학에서는 사유에 대한 집착을 깨달음으로 나아가는 길을 막는 주요 장애로 본다. 우리의 주의注意가 생각에 집중되어 있을 때, 우리는 실재를 경험할 수 없기 때문이다. 생각은 우리를 지금 여기로부터 과거, 미래, 환상 등 모든 비현실의 영역으로 인도한다. 현실적으로도 생각은 근심, 죄의식, 공포, 비애 따위의 정서를 낳는 주된 요인으로서, 이런 감정들은 치유에 장애가 될 수 있을뿐더러 우리에게 커다란 고뇌를 안겨주기도 한다. 고도로 훈련된 정신 상태를 제외하고 생각을 중단하기란 불가능하다 (그래서 금을 만드는 확실한 방법에 관한 우스갯소리가 만들어진 것이 아닐까. 즉, 이러저러한 재료들을 냄비에 담아 불 위에 올려놓고, '악어'라는 단어를 생각하지 말고 30분 동안 저으라는). 그러나 생각으로부터 주의를 돌리는 것은 가능하다. 그 한 가지 방법은 신체의 감각에 집중하는 것이다. 불교의 가르침에 의하면 육체가 있다는 것은 대단히 이점이 많은 일인데, 왜냐하면 정신이 과거와 미래를 넘나드는 동안 육체는 나로 하여금 지금 이곳에 정박해 있을 수 있게 해주기 때문이다. 우리가 신체의 감각작용에 주의를 기울이면 우리의 주의는 지금의 현실에 머물러 있게 된다. 앞 장에서 나는 잠들기 전에 할 수 있는 간단한 이완훈련으로 몸 전체의 근육을 차례로 긴장시키고 이완시키는 방법을 제안했었다. 정신이 지나치게 활동하고 있는 상황에서 이런 운동이 잠을 부를 수 있는 이유는, 생각에 향해 있던 주의를 지금, 여기로 돌려주기 때문이다.

주의를 집중시켜볼 만한 것 중에 또 한 가지 쓸 만한 것은 호흡이다. 호흡에 대해서는 이 장의 뒷부분에서 더 자세히 얘기할 기회가 있을 것이므로, 여기서는 단지 호흡은 가장 자연스러운 명상의 대상이며 일반적으로 '생각'에 비해 훨씬 더 안전한 주의의 대상이라는 얘기만 하겠다. 만일 당신이 혼란스러운 생각에 빠져 있다면, 그 생각을 중단하려고 애쓰지 말고 주의를 당신의 호흡으로 돌려보라.

이런저런 생각으로부터 주의를 돌리는 방법 이외에, 원치 않는 생각을 다루는 또 한 가지 전략이 있다. 그것은 바로 주의를 그 생각과 정반대되는 것에 기울이는 것이다. 암에 걸릴 거라는 두려운 생각이 자꾸 들면, 당신의 면역체계가 끊임없이 비정상적인 세포를 제거하고 있다고 생각하라. 만일 브로콜리, 녹차 또는 항산화 보조제를 먹고 있다면, 그럼으로써 당신이 암에 대항하는 신체의 방어 기능을 강화시키고 있다고 생각하라. 신新기술에서 반대 음파를 이용해 소음을 제거하는 것과 마찬가지로, 반대되는 생각은 서로를 소멸시킬 것이다.

명상은 생각에 대한 집착을 깨뜨리는 기술로, 그 핵심은 한 곳에 집중하는 것이다. 조용히 앉아 어떤 대상(호흡, 신체의 감각, 혹은 시각적인 상)에 정신을 집중하기 위해 노력함으로써 당신은 주의를 통제하는 방법과 그것을 한 곳에 유지하는 방법을 배운다. 명상 수련은 쉬우면서도 어렵다. 쉬운 이유는 그것이 주의를 집중하는 것 이외에 다른 것이 아니기 때문이고, 어려운 이유는 정신을 그것이 가고자 하는 곳, 특히 생각의 늪을 방황하도록 방치했던 평생의 습관을 변화시켜야 하기 때문이다. 만일 당신이 30분을 꼼짝 않고 앉아서 그 대부분의 시간 동안 명상의 대상으로 선택한 것에 주의를 집중할 수 있게 되었다 하더라도, 당신이 성취한 그 고요한 집중 상태를 인생의 나머지 시간까지 확대할 수는 없을 것이다. 명상을 하는 진정한 목적은 끊임없이 그것을 하는 것이며, 세상을 살아가면서 그것을 실천하는 것이다. 비록 당신이 이런 종류의 훈련을 시도할 마음이 없더라도, 기억날 때마다 자신의 몸이나 호흡에 관심을 집중하는 연습을 통해 명상을 시작할 수 있다. 이런 연습은 특히 당신의 정신이 현란하게 전개되는 끊임없는 생각 때문에 지금 여기로부터 벗어나 있을 때 더욱 좋다.

• 심상心象

마음의 눈은 치유체계와 특별한 관계가 있다. 대뇌피질 가운데 상당 부분은 시각에 종사하고 있다. 머리 뒤쪽에 위치한 이 부분은 주로 눈의 망막으로부터 전해지는 정보를 처리하는 일을 맡고 있으나, 이러한 임무로부터 자유로워져서 내부로 향하게 되면 정신과 육체의 상호소통을 위한 가장 중요한 통로 가운데 하나가 만들어지게 된다.

우리는 누구나 마음의 눈에 비친 상을 관찰하며 시간을 보내고 있으나, 이런 과정을 훈련받은 사람은 거의 없으며(예를 들면 상을 더 예리하게, 더 밝게, 혹은 세부적으로 좀더 정확하게 만드는 훈련 같은) 사회는 그런 훈련에 아무런 가치도 부여하지 않는다. 몽상할 때 우리는 대개 내면의 시각적인 상에 몰두한다. 외부지향적인 우리 문화는 공상을 도피로 여긴다. 학교에서 공상에 빠져 있는 어린이들은 집중하라는 지시를 받는다(이런 어린이들이야말로 사실 집중하고 있는 것이다. 흔히 생각하는 외부의 현실이 아니라 내면의 시각적 현실에). 언젠가 한 초등학교 교사가 자기 학급의 한 문제아와 관련해 내게 조언을 청한 적이 있었다. 그 소년은 그 교사가 만났던 아이들 중에 '최악의' 몽상가였다. "수업시간에 그애는 거의 교실에 없는 거나 마찬가지예요. 제가 집중하라고 좀 심하게 나무라면, 그애는 자기 체온을 높여버려요. 그러면 전 그애를 양호실로 보내죠. 그러면 대개 양호실에서 귀가조치를 해요. 아무 문제가 없는데도요." 그 교사는 그녀가 만난 그 최악의 몽상가가 자신의 체온을 자유롭게 조절해서 마음대로 몸에 열을 만들어낼 수 있는, 그녀가 아는 유일한 어린이라는 사실은 미처 생각하지 못하고 있었다. 소년이 지닌 두 가지 재능이 서로 연관되어 있다고 판단한 나는, 그 소년을 최악의 몽상가가 아니라 최고의 몽상가로 불러야 할 거라고 말해주었다. 대뇌피질이 시각정보를 처리하는 일을 하지 않을 때, 그것은 정신과 의지를 자율신경계의 조절과 연결시킬 수 있다. 이런 방식으로 대뇌피질은 자연적인 치유를 유도할 수도 있다.

심상에 집중하기 좋은 또 한 가지는 성적性的 환상으로, 이것 역시 자율신경계와 연결된 강력한 통로이다. 성적인 환상은 심상들의 상호작용, 격렬한 감정, 신체적 반응 등을 포괄한다. 만일 여러분이 육체에 대한 정신의 영향력에 대해 조금이라도 의심이 든다면, 이런 환상에 몰입해서 여러분의 몸에 어떤 변화가 일어나는지 살펴보라. 대부분의 사람들에게 성적인 환상의 자세한 영상은 대단히 사적인 것이다. 오랫동안 사귀어온 연인들조차 이런 환상의 구체적인 내용은 자기만의 비밀로 둔다. 성적 환상의 또 다른 특징은, 그 내용이 극히 고정적이라서 잘 변하지 않는다는 점이다. 같은 영화가 끊임없이 반복되며, 내용을 바꾸기란 대단히 어렵다. 확신하건대, 만일 우리가 이런 과정에 좀더 통제력을 발휘해서 거기에 따르는 강렬한 감정의 에너지를 치유를 위한 심상으로 돌릴 수 있다면, 우리는 치유체계를 의지에 따라 작동시킬 수 있을 뿐만 아니라 우리의 유전자에 잠재되어 있는 재생능력에 접근시킬 수 있을 것이다.

우리는 대개 심상을 아무 목적 없이 무의식적으로 보기 때문에, 나는 심상이 지닌 엄청난 잠재력을 자연적인 치유에 이용하고자 할 때에는 최소한 시작할 때만이라도 치료사의 도움을 받는 것이 좋다고 생각한다. 최면치료사, 이미지요법사, 이미지유도 치료사들은 당신에게 시각적인 상상이라는 중개사를 통해 신체와 정신을 관련시킬 수 있는 방법을 가르쳐줄 것이다. 일단 이 기술을 습득하고 나면 혼자서도 실천할 수 있다. 나의 경험으로 보면 심상은 성적 환상의 경우에서처럼 강렬한 정서를 동반한 경우에 가장 큰 효과를 발휘한다. 훌륭한 심상치료사라면 환자와 함께 모든 가능한 심상을 검토해서 가장 강력한 정서적 반응을 촉발하는 심상을 찾아내려 할 것이다.

나는 이런 저런 방법으로 사마귀가 사라지는 상상을 함으로써 실제로 사마귀를 제거한 사람을 많이 보았다(이런 상상은 성인보다 어린이들이 더 잘 하며, 사마귀가 저절로 사라지는 비율도 어린이들이 더 높다). 왼손에 난 커다란 사마귀 때문에 나를 찾아온 남자가 있었다. 의사들은 사마귀를 한두 차례 이상씩 지져 없앴으나, 언제나 다시 자라났다. 나는 그에게 매일 취침 전과 기상 후 몇 분간 하얀 빛이 사마귀 둘레를 감싸고 있는 상상을 하라고 했다. 그는 내 말을 따라 한 달간 열심히 해보았으나 사마귀는 아무런 변화가 없었다. 그래서 나는 그를 이미지요법사에게 보냈는데, 치료사는 이 남자와의 첫 면담에서 그가 토목공사용 증기삽에 대단히 관심이 많다는 것을 알았다. 그는 어릴 적부터 증기삽과 불도저 같은, 땅을 파고 고르는 장비들만 보면 가슴이 뛰었다. 이미지요법사는 그에게 매일 조석으로 증기삽이 자신의 사마귀를 긁어내는 것을 상상해보라고 했고, 그가 시키는 대로 하자 일주일 만에 효과가 나타나기 시작했다. 2주가 지나자 사마귀는 거의 흔적이 없을 만큼 줄어들었고, 얼마 지나지 않아 완전히 사라져서 다시는 재발하지 않았다.

앞에서 나는 면역체계가 적혈구와 혈소판을 파괴하는 증세가 있었던 한 젊은 남자의 사례를 언급했었다(164쪽을 보라). 그 젊은이는 여러 해 동안 스테로이드계 항염증제인 프레드니손을 비롯해서 각종 면역반응 억제제를 이용한 억제 치료를 받아왔고, 증상을 다스리기 위해 비장절제수술을 받기도 했으나 모두 효과가 없었다. 나는 그가 건전한 생활방식을 설계하는 것을 도와주고 증상을 자연스러운 방법으로 다스려나갈 수 있도록 함으로써 마침내 과도한 자가면역성을 진정시킬 수 있었다. 내가 권한 자연스러운 방법 중의 한 가지는 이미지요법이었는데, 그는 내가 소개해준 여자 전문가와 함께 치료를 시도해보았지만 처음에는 아무런 성과가 없었다. 그는 내게 이렇게 말했다. "전 그분을 좋아합니다. 하지만 그분은 제게 받아들이기 힘든 폭력적인 이미지를 계속 유도했습니다. 가령 레이저 광선을 이용해서 적혈구와 혈소판을 파괴하고 있는 백혈구에 대항하라는 것이었죠. 저는 제 몸이 이미 의학적인 폭력을 충분히 받았다고 생각합니다. 저한테는 좀더 평화적인 이미지가 필요합니다." 결국 그는 다른 치료사를 만나 치료를 계속하게 되었다. 그는 다른 백혈구(억제 T세포 ; B세포나 다른 T세포의 활동을 억제하는 세포)들을 모터사이클을 탄 경찰관으로 상상하고, 그의 적혈구와 혈소판들이 사이드카를 타고 혈관을 흘러갈 때 이들을 경호하여 공격적인 백혈구로부터 보호하는 상상을 했다. 이런 심상훈련은 그에게 대단한 효과가 있어서, 그가 점차적으로 질병을 극복해내는 데 도움을 준 프로그램 가운데 핵심적인 역할을 했다.

좀더 의식적으로, 그리고 목적의식을 가지고 공상하고 특정한 이미지가 촉발하는 정서적 반응에 주의를 기울임으로써, 심상을 이용해서 신체에 영향을 미치는 훈련을 할 수 있다. 이 심상훈련을 몸의 상처나 인후염, 그리고 그 밖의 흔한 질병의 치유를 촉진하는 데 이용해보라. 그러면 심각한 질병을 다스리기 위해 여러분이 지닌 치유의 자원을 총동원해야 하는 시기가 닥쳤을 때 여러분은 이미 훈련을 통해 훌륭하게 출발한 셈이 될 것이다.

• 감정

많은 상담 전문가들과 명상 옹호자들은 사람들에게 감정 조절하는 법을 터득하라고 조언한다. 즉, 오르락내리락하는 감정의 기복을 고르게 하고 평온한 성격을 개발하라는 것이다. 이런 조언은 일부 사람들에게 유익할 수가 있다. 생활이 균형을 잃었거나, 기력의 부침이 심하거나, 식사량이 들쭉날쭉하고 인간관계가 불안정한 환자들을 만날 때마다 균형을 회복하는 방법으로 숨쉬기와 명상을 권한다. 그러나 자연적인 치유를 촉진하는 데 있어서 감정이 하는 역할을 볼 때마다 나는 병든 사람들에게 열정을 개발하도록 도와주는 것이 더 유용할지도 모르겠다는 생각을 한다. 앞에서 나는 사랑에 빠지거나 분노를 표현한 뒤에 일어나는 치유에 대해 얘기했었다. 느껴진 감정이 긍정적이냐 부정적이냐는 중요하지 않은 것 같다. 감정이 신체 기능에 영향을 미칠 수 있도록 힘을 부여하는 것은 그 감정의 강렬함이다. 부정적인 감정보다는 오히려 무감각이 자연적인 치유에 장애가 되는 주요한 정서적 요인일지도 모른다.

우리 문화에 유행병처럼 번져 있는 우울증은 어떤가? 내 경험에 의하면 우울은 긴장된 에너지가 자기 자신을 향해 웅크러들어 있는, 강력한 에너지의 잠재 상태이다. 그 에너지에 접근해서 그것을 활동하게 할 수만 있다면 그것은 자연적인 치유의 촉매가 될 수 있다. 정신과의사들은 우울증을 거의 약물로만 다루는데, 특히 세로토닌 재흡수 억제제라는 신종 항우울제를 처방하며, 프로작Prozac이 그 대표적인 약품이다. 제약회사들은 사람들에게 이 약을 먹지 않으면 자신이 지닌 인간적인 잠재력을 충분히 알 수 없다는 믿음을 심어주기까지 하면서 이런 약품들을 공격적인 전략을 통해 성공적으로 판매하고 있다. 최근에 50대 초반인 내 여자 친구 하나가, 역시 여자인 부인과 전문의한테 정기진료를 받으러 간 일이 있었다. 검사가 끝나고 여의사가 내 친구한테 물었다. "프로작을 처방해드릴까요?" 친구가 대답했다. "제가 왜 그걸 먹어야 하죠? 전 우울하지 않아요." 그러자 여의사가 되물었다. "그걸 어떻게 아세요?"

프로작이나 그와 유사한 약물을 복용하는 사람들은, 자신의 우울증까지를 포함해서 매사가 덜 강렬하게 느껴진다고 말한다. 약물요법은 심각한 감정의 동요를 치료하는 데 하나의 필수사항으로 자리잡고 있으나, 감정의 강렬함이 치유체계를 작동시키는 핵심이라고 보는 나로서는 정열을 억제하는 약물에 대한 그런 맹신에 대해 우려가 든다. 더욱이, 기쁨을 느끼는 인간의 능력은 절망을 느끼는 능력과 동일할 수가 있어서, 우울에 빠진 사람은 항상 감정의 균형을 유지하는 사람이나 프로작을 먹는 사람에 비해 환희를 느낄 수 있는 능력이 큰 것이다. 기분이 침체되어 있을 때 그에 대처하는 한 가지 기술은, 그와 다른 감정을 느끼는 것처럼 가장하는 것이다. 18세기 말과 19세기 초에 걸쳐 살았던 위대한 유태교 신비가 브라티슬라브Bratislav의 랍비 나흐만Rabbi Nachman은 홀로 숲 속을 거닐며 늘 환희를 체험했던 사람인데, 그는 그 방법을 자신의 추종자들에게 권했다.

"네가 어떤 사람이건 항상 기뻐하라." 하고 그는 가르쳤다. "네가 행복을 느끼면 한 사람에게 생명을 줄 수 있다." 그는 날마다 우리에게 마음속에 일부러라도 삶에 대해 쾌활하고 활기 넘치는 태도를 만들어 낼 것을 강조했다. 그러면 우리가 점차 우리를 둘러싸고 있는 미묘한 신비들을 이해할 수 있게 되리라는 것이다. 그리고 만일 영감을 받는 순간이 다가올 것 같지 않으면, 어떤 식으로든 그런 순간이 된 것처럼 행동해야 한다고 말했다. "만일 당신이 아무 열정이 없다면, 허세를 부려라. 열정적으로 행동하라. 그러면 그 느낌이 현실이 될 것이다."

영혼

당신은 증류한 알코올음료를 왜 '스피리츠spirits' 라고 하는지 생각해본 적이 있는가? 이 말은 브랜디의 옛 이름인 '스피리츠 오브 와인spirits of wine'이라는 표현에서 처음 사용되었다('브랜디'는 '브랜디와인'의 줄임말로서, 불로 데운 포도주를 가리키는 네덜란드 말에서 유래했다. 그것이 최초의 증류주였다). 브랜디에는 발효된 포도즙에 취하게 하는 힘을 부여하는 알코올 성분이 농축되어 있어서, 그 결과 훨씬 더 독한 술이 된다. 네덜란드 양조업자가 맨 처음 했던 생각은 술을 다른 대륙에 있는 식민지로 좀더 쉽게 운반할 수 있도록 부피를 줄여보자는 것이었다. 즉, 브랜디를 술통에 담아 밀폐한 다음 바다 여행이 끝났을 때 물로 희석해서 부피를 늘린다는 생각이었다. 사람들이 술통 안에 든 액체를 맛보았을 때 물을 섞고 싶어했던 사람은 물론 거의 없었고, 이리하여 세상에는 좀더 독한 새로운 종류의 알코올이 넘쳐나게 되었다. 이 제품의 옛 이름 속에, 그리고 모든 알코올 도수가 높은 술을 가리키는 말로 줄곧 사용해온 '스피리츠'라는 단어 속에 영적 실재의 본질과 그것과 물질과의 관계에 대한 단서가 들어 있다.

브랜디 안에 응축된 것은 와인의 필수적인 성분으로서, 브랜디에 의식을 변화시키는 힘을 부여한다. 브랜디 술잔을 데워서 손에 들고 있으면, 잔에서 피어오르는 휘발성 향기를 들이마실 수가 있다(가끔은 그 향기의 효과를 느낄 수도 있다). 와인의 성분이 이렇게 응축된 형태가 되면 액체이면서 동시에 기체의 성질을 갖는다. 즉, 와인 속에 들어 있을 때에 비해 농도는 약해지고 활동성이 증가하며, 한층 강력해진다. 영혼은 생명과 힘의 원천이며, 영혼이 없는 물질적 형태는 죽은 껍데기일 뿐이다. 영혼은 물질 속으로 침투하지만, 그 자체는 비물질적이다.

많은 신비가들은 자신의 내면을 들여다보면서 호흡이 육체 안에 존재하는 영혼의 증거임을 알았다. 호흡은 비물질적이다. 혹은, 최소한 물질적 현실과 비물질적 현실의 경계선 위에 걸터앉아 있다. 호흡은 고유한 운동과 리듬을 지니고 있으며, 생명과 활력의 근원이다. 산스크리트의 프라나prana, 그리스어의 뉴마pneuma, 히브리어의 루아치ruach, 라틴어의 스피리투스spiritus 등과 같이, 많은 언어에서 영혼과 호흡은 동일하다. 또한 많은 문화권에서는 생명을 첫 숨으로 시작되어 마지막 숨으로 끝나는 것으로 이해한다. 호흡이 시작되기 전까지는 영혼과 육체는 연결되어 있지 않아, 이제 막 태어난 아기는 생장력은 지니고 있으나 영혼은 깃들어 있지 않은 것으로 생각한다. 일부 문화권에서는 신이 사람마다 특정한 수의 호흡을 할당하며 그 수를 다 소모하고 나면 생명이 끝난다고 믿는데, 이것은 호흡을 천천히 해야 하는 논거가 된다.

몇 해 전에 나는 이렇게 썼다.

우리 존재의 한가운데에는 규칙적인 운동이 있는데, 그것은 우리 몸의 안과 밖에, 그리고 우리의 정신과 육체 속에 존재하는 우리의 의식 속에 들어 있기도 하고 들어 있지 않기도 한, 주기적인 확장과 수축이다. 호흡은 존재의 본질이며, 낮과 밤, 깨어남과 잠듦, 밀물과 썰물, 계절에 따른 성장과 쇠퇴의 주기와 같은 우주의 모든 모습에서 우리는 확장과 수축이라는 동일한 규칙적인 패턴을 볼 수 있다. 두 양상 사이의 진동은 현실의 모든 차원에 존재하며, 심지어는 우리가 관측할 수 있는 우주적 차원의 규모에서도 마찬가지이다. 지금은 우주가 확장하고 있지만 어떤 시점이 되면 반드시 원래의 상상할 수 없는 모습으로, 즉 전부이자 무無인 점으로 수축하여 단일한 우주적 호흡을 완성하게 될 것이다.

호흡이 육체 내에 있는 영혼의 운동이라면(호흡은 우리를 모든 피조물과 연결시키는 핵심적인 신비이다), 호흡훈련은 곧 영적인 훈련이 된다. 호흡은 건강과 치유에도 자극이 되는데, 그 이유는 숨을 쉬는 방식은 신경계의 상태를 반영하는 것일 뿐만 아니라 영향을 주는 요인이기도 하기 때문이다. 호흡의 리듬과 깊이에 의식적으로 변화를 줌으로써 심장박동, 혈압, 혈액순환, 소화를 조절할 수 있다. 똑같은 방법으로 치유체계를 정상으로 만들 수도 있다. 이런 일들을 하기 위한 간단한 기술을 몇 가지 제안해보겠다. 각각의 훈련은 몇 분씩, 짧은 시간이라도 매일 규칙적으로 연습하지 않으면 그 잠재력을 깨닫기 힘들 것이다.

1- 호흡의 관찰 꽉 조이는 옷을 다 풀어준 다음 편안한 자세로 앉아 눈을 감으라. 호흡에 주의를 기울이되, 어떤 식으로든 호흡에 영향을 주려 하지 말라. 들숨과 날숨의 주기를 따라가면서 들숨이 날숨으로, 날숨이 들숨으로 바뀌는 지점을 느껴보라. 이것을 최소한 몇 분간 시행하라. 여러분의 목적은 단지 호흡의 주기에 주의를 기울이고 관찰하는 것이다. 호흡이 어떻게 변하든 상관하지 말고, 숨이 매우 짧아지더라도 계속 호흡을 따라가라. 이것은 명상의 기초이자 이완의 기술이며, 육체와 정신, 영혼을 조화시키는 한 방법이다.

2-날숨 연습 호흡은 시작도 끝도 없이 계속되는 일이지만, 우리는 한 번의 호흡이 들이마시는 것으로 시작해서 내쉬는 것으로 끝난다고 생각하는 경향이 있다. 이제 그런 생각을 거꾸로 해보기 바란다. 앉아서 해도 되고 누워서도 할 수 있다. 다시 호흡에 주의를 기울이고, 호흡을 변화시키려고 하

지 말고 그 자체의 흐름에 맡겨두라. 그러나 이제는 날숨이 매 호흡의 시작이라고 생각하라. 이런 연습을 하는 이유는 날숨을 조절하기가 더 쉽기 때문이다. 사람은 갈비뼈 사이에 있는 수의근隨意筋, 즉 늑간근肋間筋을 이용해서 폐 속의 공기를 짜낼 수가 있는데, 이 근육조직은 공기를 들이마실 때 쓰이는 근육조직보다 훨씬 더 강하다. 더 많은 공기를 내보내면, 자동적으로 더 많은 공기를 받아들이게 된다. 호흡은 깊게 하는 것이 좋은데, 가장 쉬운 방법은 날숨을 한 호흡의 시작으로 생각하고, 들숨에 대해서는 걱정하지 않는 것이다.

3-수동적인 호흡 이 연습은 똑바로 누웠을 때 가장 잘 되기 때문에, 잠이 들 때나 잠에서 막 깨어났을 때 시도하면 된다. 눈을 감고, 두 팔을 몸과 나란한 방향으로 편안히 둔 다음, 호흡에 영향을 주려 하지 말고 가만히 주의를 기울여라. 그리고 숨을 들이쉴 때마다 우주가 당신한테 숨을 불어넣고, 내쉴 때마다 숨을 거두어간다고 상상하라. 당신은 수동적인 호흡의 수취인이다. 우주가 당신에게 호흡을 불어넣을 때, 그 호흡이 몸의 구석구석까지, 손가락과 발가락 끝까지 침투해가는 것을 느껴라. 호흡을 열 번 반복하는 동안 이러한 생각을 유지할 수 있도록 노력하라.

위의 세 가지 훈련을 당신이 하고 싶은 때에 언제든지, 원하는 시간만큼 하면 되는데, 단 매일 해야 한다.

다음의 두 가지 훈련은 고대 인도의 호흡법이자 요가의 한 부분인 프라나야마Pranayama에 나오는 정식 호흡 기술이다. 프라나Prana는 우주의 에너지를 가리키는 말로서 호흡은 그것의 육체적인 표현인데, 프라나야마 훈련은 신체의 에너지를 조화시키기 위한 것이자, 그것을 우주적 에너지와 일치시키기 위한 것이다. 이 두 가지 훈련은 안전하고 매우 유용하며 시간도 별로 걸리지 않았다. 그러나 다시 말하거니와, 이 운동이 여러분과 여러분의 치유 능력에 어떤 도움이 되는지 알기 위해서는 규칙적으로 시행해야 한다.

4-자극적인 호흡 눈을 감고 등을 곧게 편 자세로 편안히 앉는다. 혀를 요가 위치에 두라. 즉, 혀끝을 윗앞니 뒤에 붙이고 혀가 치조융기(치아와 구개 사이의 부드러운 조직)에 닿도록 혀를 앞쪽으로 밀라. 훈련하는 동안 혀는 항상 이 위치에 있어야 한다(요가 철학에서는 이런 접촉이 신체 내의 에너지 회로를 닫아서 호흡을 훈련하는 동안 프라나가 소실되는 것을 막아준다고 말한다). 이제 입을 가볍게 다물고, 코를 통해 숨을 빠르게 들이쉬고 내쉬라. 들숨과 날숨은 동일하고 짧아야 하며, 쇄골 바로 위의 목 아랫부분과 횡경막에서 근육이 운동하는 것을 느껴야 한다(이들 부위에 손을 대고 운동의 감각을 느껴보라). 가슴의 움직임도 풀무의 펌프질같이 빠르고 기계적이어야 한다. 실제로 이 운동을 산스크리트로는 '풀무호흡'이라고 부른다. 들이쉴 때나 내쉴 때나 숨소리가 들려야 하며, 편안하게 할 수만 있다면 호흡을 1초에 세 번 정도로 빨리 해야 한다.

연습을 처음 시작할 때에는 이런 호흡을 15초 동안만 하고, 그 다음에는 정상적인 호흡을 하라. 한 번 할 때마다 시간을 5초씩 늘려서 1분까지 지속할 수 있도록 하라. 이것은 실제로 운동이기 때문에, 훈련에 사용되는 근육의 피로를 느낄 수 있을 것이다. 이 훈련을 통해 느낄 수 있는 것이 또 하나 있다. 정상적인 호흡으로 돌아왔을 때, 전신에 희미한 듯하면서도 분명한 에너지가 흐르는 것을 느끼기 시작할 것이다. 나는 특히 팔에서 이것을 많이 느끼는데, 미세한 떨림 혹은 따끔거림이 느껴지면서 정신이 크게 각성되고 피로가 사라진다. 이것은 과도호흡(이산화탄소를 과도하게 배출함으로써 생리적인 변화를 일으키게 되는 호흡)이 아니라 중추신경계를 작동시키는 한 방법이다. 1분 동안 풀무호흡을 할 수 있게 되면, 오후의 기분전환용으로 카페인 대신 이용하라. 나의 경우에는 고속도로를 운전하다가 졸음이 오기 시작할 때 이 방법이 특히 유용했다. 이 훈련을 많이 하면 할수록 그것이 창조해내는 에너지를 더 많이 느낄 수 있다.

5-이완호흡 이 훈련은 허리를 곧게 펴고 앉아서, 누워서, 혹은 서서나 걸으면서도 할 수 있다. 훈련하는 동안 혀는 항상 요가 위치에 있어야 한다. 입을 통해서 숨을 완전히 내쉬는데, 이때 숨소리가 나야 한다. 그 다음엔 입을 다물고 코를 통해 조용히 숨을 들이마시면서 속으로 넷을 센다. 숨을 멈추고 일곱을 센다. 그리고 소리가 나도록 입으로 숨을 내쉬면서 여덟을 센다. 이 과정을 네 번 반복한 다음 일상적인 호흡으로 돌아간다. 혀의 위치 때문에 숨을 내쉬기가 힘들 때에는 입술을 오므려보라. 곧 비결을 알게 될 것이다. 이 훈련에서 속도는 중요하지 않다. 중요한 것은 들이마시기, 멈추기, 내쉬기의 비율이 4:7:8이 되는 것이다. 숨을 편안하게 멈출 수 있는 시간이 사람마다 다를 테니, 숫자 세는 속도를 자신에게 맞게 조절해야 한다. 이 훈련을 반복하다보면 호흡의 속도가 느려지는데, 이것은 바람직한 현상이다. 하루에 두 번씩 하라. 한 달 후에 익숙해지면 네 번 반복하던 것을 여덟 번으로 하여 하루에 두 번씩 하라.
　　나는 아침에 명상하기 전과 밤에 잠들기 전에 이런 이완호흡을 한다. 그리고 걱정거리가 있거나 마음에 동요가 생길 때에도 이 호흡을 하곤 한다.

나는 이 호흡법을 내가 만나는 거의 모든 환자들에게 가르치는데, 그들로부터 아주 큰 도움을 얻었다는 얘기를 듣는다. 이 호흡은 소화기장애를 치유해주고, 심장의 부정맥을 가라앉혀주며, 혈압을 내려주고, 불안과 불면을 쫓아준다. 나는 이 호흡을 신경계를 위한 강장제(물질적인 것이 아니라 영적인 강장제)로 생각하며, 그 장점은 아무리 강조해도 지나치지 않는다고 믿는다.

이상의 다섯 가지 훈련은 호흡을 이용해서 치유체계가 가장 큰 효율을 발휘하도록 만드는 프로그램의 시발점이 될 수 있을 것이다. 앞서도 말했지만, 이것은 단순히 건강을 증진시키는 방법이 아니라 진정한 영적 훈련이다. '의식적인 호흡'의 과학은 의과대학에서 가르쳐주지 않는다. 그것은 역사를 통해 구전口傳으로 전해내려온 비교秘敎적인 주제였고, 오늘날에 와서조차 그에 대한 내용을 다룬 책은 손에 꼽을 정도이다.

풀무호흡을 한 뒤로 몸 안에서 느껴지는 에너지는 한의들이 '기氣', 즉 우주의 생명에너지라고 부르는 것이다. 대부분의 사람들이 이 '기'를 온기, 따끔거림 혹은 예민한 진동으로 경험한다. 연습하면 그것을 더 많이 느낄 수 있고, 그것을 몸 주위에 돌게 할 수 있으며, 심지어 타인에게 전할 수도 있다. 동서양의 많은 치료술에서 이러한 에너지 전달을 이용하고 있는데, 대개 손을 통해 이루어지며, 전달자와 피전달자 사이에 접촉을 통해, 또는 접촉 없이도 이루어진다. 중국이나 일본에는 이런 방식의 다양한 치료법이 있으며, 서양에서도 수촉手觸치료가 있다. 이것은 대개 간호사들이 배워서 시행하는 일종의 에너지요법이다. 이와 같은 미묘한 에너지를 느끼고 보내고 받기 위해 노력하는 것은 유용한 일이다. 이런 훈련은 통증을 완화해주고 치유를 촉진할 뿐만 아니라, 우리의 관심을 물질적인 것에서 영적인 것으로 향하게 해준다. 여러분이 자신을 에너지로 느끼면 느낄수록, 여러분 자신을 물리적인 육체와 동일시하지 않는 일이 쉬워진다.

신비가들과 영적 스승들은 영적인 에너지를 높이는 것, 즉 그 에너지의 진동수를 증가시키는 것이 가능하다고 가르친다. 그 한 가지 방법은 여러분을 고도의 영적인 에너지를 갖고 있는 사람이나 장소, 또는 사물 가까이 있게 하는 것이다. 전세계적으로 수백만 명의 사람들이 성스러운 장소(산, 숲, 신전, 사원)를 찾아 순례 여행을 하면서 고양되고 새로워지며 재충전되는 것을 느낀다. 이러한 대열에 동참하는 것도 한 방법이고, 아니면 지금 살고 있는 지역에서 여러분을 기분좋게 만들어주고 더 높은 목표를 생각하도록 만들며 여러분 자신으로부터 벗어나게 만들어주는 장소를 찾을 수도 있다. 또한 영적으로 높은 경지에 이른 사람들의 글이나 전기를 읽는 것도 좋고, 훌륭한 예술품이나 특별한 미의 대상을 감상하거나 위대한 음악을 듣는 것도 좋다. 모든 아름다움은 영혼에 유익한 효과를 발휘하기 때문이다. 아름다움이 주는 이점을 취할 수 있는 간단한 방법 하나는, 당신이 생활하는 공간에 꽃을 두는 것이다. 사람은 누구나 꽃이 지닌 자연미에서 삶의 활력을 느끼기 때문이다.

마지막으로, 여러분이 여러 친구와 지인知人들을 만날 때 여러분의 느낌이 어떤가 하는 것을 살펴보는 방법이 있다. 언제나 여러분을 더 행복하게, 더 기분좋게, 그리고 더 긍정적으로 만들어주는 사람들이 있는가? 만일 있다면 그런 사람들과 시간을 더 많이 보내고, 반대의 느낌을 주는 사람들과는 적게 어울려라. 우리의 영혼은 어떻게든 타인과 공명한다. 그 상호작용이 긍정적이면 인간적인 유대는 가장 강력한 치유력을 발휘하며, 물질적인 차원의 수많은 해로운 영향을 중화시킬 수 있다.

잘 알려진 예로, 펜실베이니아 주 로세토 마을에 사는 이탈리아계 미국인들의 얘기가 있다. 이들에게선 관상管狀심장 질환의 발생률이 평균치보다 낮게 나타났다. 이 마을에는 1930년대에 더 나은 생활을 찾아 이탈리아 북부의 두 마을을 떠나온 사람들이 살고 있었다. 그들은 거대한 대가족으로 구성된 긴밀한 공동체를 이루고 있었으며, 사회적 유대가 매우 강했다. 그들의 주식은 칼로리가 많은 육류와 지방이었고, 담배를 피우는 사람도 많았다. 그런데도 그 중에 심장마비를 겪은 사람은 거의 없었다. 그런데 지금은 50~60대가 된 그들의 2세들은 이전의 부모들과 똑같이 식사하는데도 관상심장 질환의 발병률이 다른 미국인들과 비슷했다. 제1세대에서 제2세대 사이에 무슨 변화가 일어난 것일까? 이 주민들을 연구한 학자들은 대가족과 공동체의 상실이 가장 큰 요인이라는 결론에 이르렀다. 지금의 세대들은 핵가족을 이루고 살면서 현대 생활의 특징인 사회적 소외를 빠짐없이 겪고 있는 반면에, 이민 1세대의 깊은 유대감은 모종의 방식으로 고지방식과 흡연의 악영향으로부터 그들을 보호해줄 수 있었던 것이다. 나는 인간 사이의 이런 유익한 상호작용을 영적인 현상으로 보는데, 내가 만나는 환자들의 생활에 빠져 있는 것이 바로 이 부분이다.

14

치유력 증진을 위한 8주 프로그램

여러분의 생활방식을 자연적인 치유력을 북돋워주는 쪽으로 바꾸는 데 도움을 주기 위해, 앞에서 제시한 정보들을 일주일 단위의 단계별 프로그램으로 구성해보았다. 매 주의 과제는 앞의 주에 행한 것을 기초로 한다. 두 달 뒤에 여러분은 치유력을 지닌 생활방식을 창조한 사람이 되어 있을 것이다. 프로그램을 읽어보고, 시작할 수 있는 날짜를 결정하라. 프로그램이 끝났을 때에는 그동안 일어난 변화 가운데 얼마나 많은 것을 당신의 생활방식 속에 기본적인 요소로 흡수할 것인지를 결정할 수 있을 것이다. 프로그램을 따라가기가 벅찰 때에는 주저하지 말고 자신에게 맞는 속도로 늦추면 된다.

1주

• 과제

- 집안의 식품저장실과 냉장고에서 올리브 기름을 제외한 모든 기름을 제거한다. 이와 함께 마가린, 고형 식물성 쇼트닝과 그것들로 만들어진 제품도 모두 없앤다. 제품에 붙어 있는 상표를 보고 부분 수소처리된 기름이 들어 있는 식품을 다 버린다. '엑스트라버진' 올리브 기름이 없으면 당장 한 병 사서 먹기 시작한다. 유기농법으로 재배해서 압축기로 짠 카놀라유를 작은 것으로 한 병 사는 것도 좋다.

• 식사

- 금주부터 신선한 브로콜리를 먹기 시작한다. 입맛에 맞게 조리하는 방법을 모르면 243~244쪽에 있는 조리법을 참고한다.
- 이번 주에 최소한 한 번은 연어, 정어리, 훈제 청어를 먹는다. 생선을 좋아하지 않는다면, 아마씨를 사서, 가루로 만들어 음식 위에 뿌려 먹는다.

• 보조제

- 비타민 C를 먹고 있지 않다면 먹기 시작한다. 한 번에 1,000~2,000밀리그램을 아침식사 때, 저녁식사 때, 그리고 가능하다면 잠들기 전에 한 번 더 먹는다.

- 운동

  - 이번 주에는 적어도 5일 동안 하루에 10분씩 걷는다. 다른 에어로빅 운동을 이미 하고 있다면, 그것을 그대로 하면서 걷기 운동을 한다.

- 정신적 · 영적 훈련

  - 자신의 치유 경험에 대해 생각해본다. 지난 2년 동안 자신이 헤쳐나온 질병, 부상, 그 밖의 건강상 문제들의 목록을 만든다. 치유를 앞당기기 위해 자신이 했던 모든 일을 기록한다.
  - 매일 5분 동안 호흡 관찰을 연습한다(323쪽을 참조하라).
  - 꽃을 사서, 늘 볼 수 있는 집안의 장소에다 꽂는다.

2주

- 과제

  - 여러분이 마시는 물의 수원지를 모르고 있으면 그것을 알아보고, 어떤 불순물이 들어 있을 수 있는지도 알아본다. 염소처리된 물을 마시지 않는다. 집에 정수기가 없으면, 가정용 정수기에 관한 정보를 알아본다. 그동안에는 병포장된 물을 먹는다.

- 식사

  - 이번 주에 최소한 한 번은 생선을 먹는다.

- 백화점 등의 건강식품 코너에 가서 냉동 · 냉장 식품 코너를 둘러보고 콩으로 만든 제품들을 눈에 익힌 다음, 한 가지를 사서 먹어본다.
- 녹차를 사서 마신다. 커피나 홍차를 마시고 있다면, 녹차로 일부 또는 전부 대체한다.

• 보조제

- 아침식사 때마다 베타 카로틴 25,000IU를 먹는다.

• 운동

- 보행시간을 15분으로 늘려서 최소한 5일 이상은 한다.

• 정신적 · 영적 훈련

- 심상에 주의를 기울이고 어떤 종류의 심상들이 여러분에게 정서적으로 강한 영향을 주는지 기록한다. 그것들을 치유를 위한 상상에 어떻게 응용할 수 있을지 생각해본다.
- 공원이나 그 밖에 마음에 드는 자연 속의 장소를 찾아가본다. 그곳에서 될수록 오래 있으면서, 아무것도 하지 말고, 그저 그곳의 에너지를 느껴본다.
- 하루 동안 '뉴스 금식'을 한다. 하루 종일 뉴스를 보지도 말고 읽지도 말고 듣지도 않는다. 그런 다음 어떤 느낌이 드는지 본다.
- 323~324쪽에서 설명한 호흡연습을 시작한다.

3주

• 과제

– 식품점이나 건강식품 전문 취급점에 가서 유기농산물을 살 수 있는 곳을 알아본다. 유기농법으로 생산된 야채와 과일만 사겠다는 결심을 한다. 특히, 263~264쪽에 언급된 것들을 사도록 유의한다.

– 전기담요를 사용하고 있다면 중단하고 말아서 치워버리다. 침대 근처에 있는 시계가 부착된 전기라디오를 치운다. 컴퓨터의 모니터에 씌울 방사선 차단기를 구입한다. 자외선 차단 선글라스를 갖고 있지 않다면 하나 구입한다.

• 식사

– 이번 주에는 적어도 한 번은 식사 때에 야채와 과일을 추가로 먹도록 의식적으로 노력한다.

– 생선을 두 번 이상 먹는다.

– 적어도 한 번은 육식 대신 콩으로 만든 식품을 먹는다.

• 보조제

– 점심때 혹은 식사량이 가장 많은 끼니에 비타민 E 400~800IU, 셀레늄 200~300마이크로그램을 먹는다.

• 운동

– 보행시간을 20분으로 늘려서 5일간 한다. 보행이 아닌 다른 에어로빅 운동을 하고 있으면, 그것을 2~3일로 줄이고 나머지 날은 에어로빅 보행으로 대체한다.

• 정신적 · 영적 훈련

– 영성靈性이나 종교 관련 책들, 의지를 북돋는 책들, 시詩, 전기 혹은 그 밖의 다른 분야에서 읽고 싶은 책의 목록을 만든다. 그 중에 하나를 골라 이번 주부터 읽기 시작한다.

– 만나면 더 기운나고 행복하고 낙천적이 되게 하는 친구와 지인들의 목록을 만든다. 그 중에서 이번 주에 만나 시간을 함께 보낼 사람을 한 사람 고른다.

– 꽃을 더 많이 산다.

4주

• 과제

– 침대, 이불, 잠자는 장소를 살펴본다. 침대가 불편하거나 방이 시끄러워서 숙면을 하지 못하는 것은 아닌가? 그렇다면 내가 302~305쪽에서 제안한 대로 변화를 준다.

– 오염 지역에 살고 있다면 공기정화기를 구입해서 집안이나 침실에 설치한다.

• 식사

– 먹기 편한 방법으로 마늘을 더 많이 먹는다.
– 동물성 단백질 식사 한 끼를 콩 단백질로 대체한다.

• 운동

– 에어로빅 보행을 25분으로 늘려라. 일주일 동안 5회 한다.

• 정신적 · 영적 훈련

– 이번 주는 뉴스 금식을 이틀 한다.
– 호흡연습을 계속하라. 이완호흡은 반드시 하루에 2회 행한다.
– 치유 경험이 있거나 질병과 부상에서 회복한 사람을 알고 있거든 만난다. 자세한 체험과 내용에 대해 물어본다.

5주

• 과제

– 이용할 수 있는 한증탕이나 사우나를 알아둔다. 그곳을 하루에 20분까지 이용한다. 온도는 땀이 줄줄 흘러내릴 정도여야 한다. 땀으로 배출된 수분을 보충하기 위해 깨끗한 물을 충분히 마신다.

- 식사

- 하루 동안 과일만 먹는 금식을 한다. 좋아하는 과일을 신선한 것으로 양껏 먹고, 물과 차 이외에는 아무것도 먹지 않는다. 이날은 비타민 C 는 먹고 다른 보조제는 모두 생략한다.
- 신선한 생강을 사서 279쪽에 적힌 대로 생강차를 만든다. 생강을 좋아하게 될지를 알아보려면 설탕에 절인 생강을 먹어본다.

- 운동

- 에어로빅 보행을 30분으로 늘려서 5일 한다.

- 정신적 · 영적 훈련

- 금주에는 뉴스 금식을 3일까지 해본다.
- 호흡훈련을 매일 한다.
- 영감을 주고 정신을 고양시키는 음악을 듣는다.
- 이번 주에는 꽃을 더 많이 산다.

6주

- 과제

- 273~296쪽에 적힌 강장제에 관한 정보를 훑어본다. 자신에게 어떤 것이 가장 적당한지를 결정하고 그것을 구할 수 있는 곳을 알아본다.

– 친구나 지인, 그 밖에 사업상 친분이 있는 사람들 사이에서 치유담이 있는지 찾아본다.

– 금주에는 한증욕이나 사우나를 2회 한다.

• 식사

– 하루 동안 주스만 마시는 금식을 한다. 과일과 야채 주스를 양껏 마시고, 물과 차만을 보충한다. 이날은 비타민 C를 제외한 다른 보조제는 생략한다.

– 금주에는 생선을 2회, 콩 식품을 2회 먹는다.

– 브로콜리를 최소한 2회 먹는다.

• 운동

– 에어로빅 보행을 35분으로 늘려서 5일 한다.

• 정신적 · 영적 훈련

– 뉴스 금식을 4일로 늘린다.

– 미술관을 찾아가거나, 그림이나 조각을 감상하거나, 아름답다고 생각되는 건축물을 감상하도록 한다.

– 호흡연습을 매일 한다.

7주

• 과제

– 이번 주에 할 수 있는 봉사활동을 생각해본다. 병원이나 자선단체에서 몇 시간 동안 자원봉사를 한다든가, 불구가 되었거나 갇혀 사는 친지를 돕는 일 등, 시간과 노력을 들여 타인을 도울 수 있는 활동을 고려해본다.

– 한증욕과 사우나를 계속한다. 가능하다면 일주일에 3회 한다.

• 식사

– 금주의 단식일에는 과일 주스, 물, 차만 마신다. 비타민 C를 제외한 다른 보조제는 생략한다.

– 다른 날에도 단식일에 먹는 것을 먹는다. 최소한 생선 2회와 콩 식품 2회, 많은 과일과 야채, 전곡, 생강, 마늘을 먹는다.

• 운동

– 에어로빅 보행을 40분으로 늘린다. 일주일에 5회 한다.

• 정신적 · 영적 훈련

– 소원해졌던 사람들과의 관계를 회복한다.

– 꽃, 음악, 미술을 위한 시간을 보낸다.

– 이완호흡을 하루에 두 번, 8회 반복한다.

8주

• 과제

– 지난 7주간 자신이 생활에 어떤 변화를 이루었는지 돌아보고, 그 중에서 얼마나 많은 것을 계속하고 싶은지 생각해본다. 앞으로 실천할 수 있는 현실적인 계획을 세운다.

• 식사

– 금주에는 하루 동안 물만 마시는 금식을 한다. 차에 레몬을 넣어 마시는 것은 괜찮지만 칼로리가 있는 것은 아무것도 안 된다. 이것이 너무 어려우면, 과일 주스를 희석해서 마신다. 비타민 C를 제외한 다른 보조제는 모두 생략한다.

– 앞으로 이런 식의 변화된 식사를 어떻게 하면 계속할 수 있을지 생각해본다.

• 보조제

– 강장제를 먹기 시작한다. 그것이 당신의 기력, 저항력, 외양에 어떤 변화를 가져오는지를 알아보기 위해 두 달간은 먹어보겠다는 결심을 한다.

• 운동

– 45분 보행을 5일 동안 한다.

• 정신적 · 영적 훈련

- 호흡연습을 계속한다. 근심이 있거나 마음이 혼란스러워질 때마다 이 완호흡을 하는데 최소한 하루에 2회는 반드시 한다.
- 일주일 내내 뉴스 금식을 시도해본다. 주말에는 이전처럼 그렇게 뉴스를 보고 싶은지, 어느 정도나 보았으면 하는지 생각해본다.
- 자신에게 상처를 주었거나 분노하게 만든 사람을 생각해본다. 그들의 행동을 이해하고 용서하도록 노력한다. 그 중 한 사람에게 용서한다는 말을 할 수 있겠는가?
- 이 프로그램을 수행한 보상으로 자신에게 아주 아름다운 꽃을 선물한다. 그리고 다른 누군가를 위해서도 꽃을 산다.

축하드린다! 나는 지난 2개월 동안 여러분에게 여러 가지를 요구했는데, 그 중에는 낯설고 도전적인 일들도 있었다. 여러분은 자신과 여러분의 치유체계를 위해 매우 좋은 일을 했다는 것을 알기 바란다. 여러분이 이룬 변화의 결과로, 만약 자연적인 치유가 필요한 경우가 생긴다면 그것을 경험할 수 있는 가능성이 높아질 것이다. 이후로는 이 프로그램 중에서 가능한 한 많은 부분을 실생활에 접목시킬 수 있도록 노력하길 바란다.

제3부

병을 다스리는 법

15

적절한 치료법을 선택하는 방법

🍃 *병에 걸렸을 때, 여러분은 건강을 회복하기 위해* 어떤 행동을 취해야 할지 스스로 결정해야 한다. 만일 여러분이 이 책임을 지지 않는다면 다른 누군가가 여러분 대신 결정할 것이고, 그 결정이 최상이라는 보장은 없다. 가장 중요한 결정은, 의료 전문가를 찾아가는 것이 여러분 자신의 치유 체계에 도움이 될지 아니면 방해가 될지에 관한 것이다. 여러분은 자신이 앓고 있는 병의 본질은 이해해야 하며, 서양의학이 자연치유의 가능성을 축소시키지 않으면서 도울 수 있을지의 여부에 대해 알아야 한다. 또한 도움이 될 수 있는 다른 대안적인 치료법이 존재하는지 찾아보는 것이 좋다.

서양의학이 할 수 있는 일과 할 수 없는 일을 검토해보는 일은 좋은 출발점이 될 수 있다. 예를 들어, 서양의학은 외상을 다루는 데는 매우 효과적이어서, 만일 내가 심한 자동차사고를 당했다면, 나는 주술사나 이미지요법사, 침술사가 아닌 현대적인 시설을 갖춘 병원의 응급실로 가서 치료를 받고 싶을 것이다(일단 위험을 벗어나면, 자연적인 치유 과정을 촉진할 수 있는 방법들을 찾아볼 것이다). 서양의학은 다음과 같은 종류의 질환을 진단하고 치료하는 데에는 매우 뛰어나다. 즉, 출혈, 심장마비, 폐수종, 급성 심부전, 급성 세균 감염, 당뇨병성 혼수, 장폐색, 급성 맹장염 등등. 여러분은 어떤 증상들이 상태가 심각함을 나타내는지를 알아야만 정작 필요한 치료를 받기 전에 시간을 낭비하지 않을 수 있다. 일반적으로, 증상이 심각하고 지속적이거나 혹은 정상적인 범주를 벗어나 있다면 즉각 검사를 받아야 한다.

사례 1 : 의학적인 응급상황

65세인 목사 프레드릭은 상당히 건강한 생활방식을 지니고 자연의학에 대한 믿음이 강한 사람이다. 그는 '지난 1년 동안 소화기의 통증이 점점 더 악화되고 있다'고 호소하며 나를 찾아왔다. 그는 자신이 역증요법 의학을 믿지 않으니 자연 처방을 해달라고 말했다. 일단 통증이 시작되면 명치에서 시작해서 위로 올라가 가슴, 왼쪽 팔, 양쪽 턱과 등까지 퍼졌다. 통증은 점점 잦아져서 최근에는 잠을 제대로 자지 못할 정도가 되었다고 했다. 스스로 통증을 다스릴 수가 없어서 프레드릭은 위장병 전문의를 찾아가 위 내시경검사를 포함해서 여러 가지 검사를 받았다. 검사 결과 열공裂孔 헤르니아(위의 일부가 식도 접합부에 있는 환상環狀 근육 사이로 비어져나온 결과 위산이 과도하게 분비되어 염증이 되는 병)와 문제가 될 것 같지 않은 작은 담석이 하나 드러났다. 의사는 위산 억제 약물을 처방했다. 프레드릭은 그 약을 몇 달 동안 복용했으나 아무런 도움도 얻을 수 없었다. 그래서 그는 자연요법사와 상담

했고, 그 자연요법사는 약초와 식이요법을 처방했다. 그러나 그것 역시 아무 소용이 없었다. 그는 동종요법사를 찾아갔다. 그러나 동종요법 치료를 몇 가지 받고 나서도 증상은 나아지지 않았다. 그는 격심하게 활동하거나 가만히 누워 있으면 통증이 심해지고, 일어나 앉으면 좀 나아진다고 했다. 그의 증상은 음식과도 아무 상관이 없었다.

가슴의 격렬한 통증이 누워 있을 때는 심하다가 일어나 앉으면 괜찮아지는 것은 열공 헤르니아의 전형적인 증상이나, 열공 헤르니아 통증과 소화기의 통증은 격심하게 활동한다고 악화되는 것은 아니다. 나는 프레드릭에게 활동과 통증의 관계에 대해 자세히 물어보았고, 그 결과 위에 문제가 있어서 통증이 발생한 것이 아니라 관상심장 질환 때문이라는 결론을 얻었다. 나는 그에게 그 위장병 전문의나 다른 의사가 심전도검사를 한 적이 있는지 물어보았다. 아무도 없었다. 그의 이야기만으로 나는 그가 불안정한 협심증을 앓고 있다고 확신했다. 이 병은 의학적인 응급 상태로서, 나는 그에게 즉각 심장 전문의를 만나 심전도검사를 받고 오면 치료를 도와주겠다고 말했다. 나는 그에게 근처에 있는 심장 전문의를 추천했고, 약속은 다음날로 잡혔다. 심전도검사를 받는 동안 프레드릭의 심장은 위험할 정도로 불규칙하게 뛰었고, 의사는 심장 내의 혈액 부족 상태가 심각하다고 확신했다. 검사를 끝낸 의사는 프레드릭에게 그가 일단 병원을 나간 뒤에는 무슨 일이 일어날지 장담할 수 없다고 했다. 그 의사는 프레드릭을 즉각 병원으로 보내 응급 관상동맥수술을 받게 했다. 수술은 잘 이루어졌고, 현재 그는 건강이 아주 좋으며, 늘 심장의 건강을 생각하며 조심스럽게 생활하고 있다.

논평 : 프레드릭의 이야기는 자신은 물론 의사들이 처음부터 그 위급함을 알았어야 할, 비정상적이고 지속적인 증상에 대해 충분한 관심을 기울이

지 않는 것이 얼마나 위험한지를 보여준다. 잠에서 깨어날 정도로 가슴이 아프거나 힘을 쓰고 나서 가슴에 통증이 느껴지면 역증요법적인 검사를 받아야 한다. 환자와 의사들 모두 활동성 흉부 통증은 소화기의 문제가 아니라 심장의 문제 때문에 더 자주 발생한다는 것을 반드시 알아야 한다. 올바른 검사와 수술이 아니었더라면 프레드릭의 증상은 치명적인 심장마비로 발전했을 것이다.

증상을 분석하고 그 증상이 심각한 것인지 아닌지를 결정하는 데에는 상식과 직관이 필요하다. 예를 들어 여러분이 두통을 앓고 있는데, 만일 전에는 한 번도 두통을 앓은 적이 없고 그 통증이 이전에 경험했던 것보다 훨씬 심하고 정기적으로 나타난다면, 또한 전에 겪었던 통증보다 훨씬 오래 지속되고 (구토나 시각장애 같은) 새로운 증상을 수반한다면, 반드시 치료를 받아야 한다. 자기 몸의 변화에 대해서 어디까지가 정상적인 범위인지를 잘 알고 있으면, 그 범위를 벗어나는 증세, 일반 의학의 치료를 요하는 문제가 있음을 알려주는 증세에 그만큼 더 주의를 기울이게 될 것이고 전문가의 진단을 구하게 될 것이다.

서양의학의 진단 능력을 이용한다고 해서 그에 의한 치료를 반드시 받아들여야 할 필요는 없다. 일반적인 치료법의 성공률을 알아보는 것뿐만 아니라 그 위험도를 판정하는 것 역시 여러분의 몫이다. 만일 치료가 억압적이고 독성이 있다면, 혹은 서양의학이 제공할 수 있는 것이 아무것도 없다면, 다른 곳에서 도움을 찾는 것이 옳다. 양의들을 만날 때마다 (단순히 진단만을 위해서 만난다고 하더라도) 치유에 대한 그들의 비관적인 견해를 경계해야 한다는 사실을 반드시 기억하라.

사례 2 : 의사들은 아무 대책이 없다

올해 40세로 대학병원 중환자실의 간호사인 메어리는 약물 연구에 자원했기 때문에 예비 신체검사와 혈액검사를 받아야 했다. 메어리 자신은 건강하다고 생각하고 있었지만 혈액검사 결과 간 효소의 양이 상승되어 있었고, 철분과 페리틴(철분의 저장에 관계하는 단백질)의 수치가 매우 높았다. 그녀는 간 조직검사를 받았고, 그 결과 간경변증의 초기 증세와 철분 과다 증상이 있었으나 의사들은 정확한 진단을 내릴 수가 없었다. 그녀는 의사들에게, 20년 전쯤에 한동안 정맥주사로 약물치료를 한 후에 간염을 앓았다고 말했다. 그 이후로는 약물복용을 하지 않았고, 간염도 재발하지 않았으며, 건강에 유의하면서 탈 없이 살아왔다고 했다.

메어리는 대학병원에서 일하고 있었기 때문에 뛰어난 역증요법 전문가들을 많이 알고 있었는데, 그 가운데 몇 사람이 수수께끼 같은 그녀의 증세에 관심을 갖게 되었다. 그들은 몇 가지 검사를 추가로 한 다음 그 결과를 놓고 숙의했으나, 결론은 간경변증의 원인을 알 수 없다는 것이었다. 그들은 철분이 증가한 이유를 알 수가 없었고, 따라서 처방을 내릴 수도 없었다.

의료훈련을 받은 지성인인 메어리의 머릿속에 몇 가지 생각이 떠올랐다. 예를 들어, 그녀는 방혈(정맥에서 피를 뽑아내는 것)이 체내의 과다한 철분을 줄일 수 있는 유용한 방법이 될지도 모른다고 생각했다. 그러나 의사들은 그것이 아무 도움이 안 된다고 생각했다. 그녀는 내게 보낸 편지에서 이렇게 썼다. "제가 처음에 만났던 네 명의 전문의 중에서 단 한사람도 행동요령이나 치료방법을 제시한 사람이 없었습니다. 심지어 식이요법을 통해서 몸 안에 철분이 축적되는 것을 줄일 수 있다고 말하는 사람조차 없었습니다. 그러니 어디서 희망을 얻겠습니까?" 반대로 그들은 그녀에게 근심과 두려움의 원인을 제공했다. "그 중 한 의사가 상담중에 '암에 대해 생각하고 있다는 것을 압니다.' 하고 말했고, 저는 속으로 '당신이 방금 그 생각을 내 머릿속에 집어넣기 전에 나는 암에 대해 생각해본 적도 없다' 고 말했습니다. 그나마 친절한 의사는 내 이야기를 참고 들어주었지만, 내 생각을 지지하지는 않았습니다. 그들은 상식이 없음을 드러냈고, 직관에 대한 신뢰도 없었으며, 창조적인 능력 같은 것은 갖고 있지도 않았습니다. 결국 저는 무시당하고 있다고 느끼게 되었습니다."

메어리가 나를 찾아온 것은 혈액검사를 받고 2년이 지난 뒤였다. 그동안 그녀는 붉은 고기를 비롯해서 철분이 많이 들어 있는 식품을 먹지 않았고, 좋은 건강 습관을 유지하고 있었다. 그녀는 건강에 이상은 없었으나, 여전히 간의 상태와 철분의 신진대사에 대해 걱정하고 있었다. 나는 그녀에게 간은 놀라울 정도로 재생 능력이 있다(특히 젊은이들이나 건강한 사람들의 경우에는 더욱 그렇다)는 사실을 상기시키면서 치료를 시작했다. 나는 그녀에게 이런저런 시도를 해보도록 부추겼고, 방혈도 해볼 만한 일이라고 생각한다고 말했다. 거기에 덧붙여 식이요법과 비타민, 그리고 간에 도움이 되는 두 가지 약초에 대해서도 이야기해주었다. 그것은 마리아엉겅퀴(282쪽을 보라)와 만성 간염의 치유를 돕는 한방 치료약인 오미자五味子(Schisandra chinensis의 열매)였다. 나는 그녀의 근본적인 문제가 만성 간염(비록 경미하지만)일 것이라는 생각이 들었다. 간염 때문에 간이 철분의 축적에 쉽게 허물어졌다는 판단이 들었던 것이다. 메어리는 자신이 일하고 있는 대학병원에 그녀의 방혈을 기꺼이 감독해줄 만한 일반의가 한 사람 있다고 말했다. 그 후 몇 주에 걸쳐 메어리는 많은 피를 뽑았고, 철분의 수치가 떨어져 정상에 이르게 되어 기뻐할 수 있게 되었다. 이듬해에 메어리의 간 기능은 서서히 정상을 회복해서 현상을 유지했고, 현재 그녀는 스스로 건강하다고 느낄 뿐만 아니라 남의 눈에도 건강하게 보이며, 건강검진 결과도 그녀의 건강함을 보증하고 있다. 메어리는 더이상 암이나 그 밖의 우울한 가능성에 대해 걱정하지 않는다.

최근에 그녀는 내게 보낸 편지에서 이렇게 썼다.

선생님과 제게 도움을 주었던 다른 의사들은 제 말에 귀기울여주었고, 실험을 시도하고자 하는 제 바람을 지지해주었으며, 상식이 통했고, 다른 치료법에 대해서도 개방적이었습니다. 선생님은 제가 '치유되기' 보다는 저 스스로 '치유하기' 를 원하고 또 스스로 치유해야 할 필요가 있다는 것을 이해해주셨습니다. 저는 저 자신의 본능에 따라 행동하게 되기 전까지는 치유에 대해 믿음을 갖지 않았습니다. 선생님은 제가 본능에 따라 행동하도록 허락해주셨습니다. 그때야 비로소 제 건강을 개선할 수 있다는 믿음이 자라기 시작했고, 마냥 수동적으로 기다리지 않고 행동에 나설 수 있었습니다. 저는 다른 환자들에게, 그들이 신뢰할 수 있고 환자들을 존중해주며, 그들의 말에 귀기울이고 그들을 걱정해주는, 정말 유능한 의사를 만날 때까지 계속 찾아보라고 말해주고 싶습니다.

논평 : 자신에게 해줄 것이 정말로 아무것도 없었던 비관적인 의사들을 만났음에도, 이 환자는 결국 자신의 문제를 해결해준 방법을 시도해보도록

힘을 준 다른 전문가들을 찾아냈다. 비록 그녀는 치유가 가능하다는 것을 직관적으로 알았지만, 행동해도 좋다는 의사의 허락이 필요했다.

역증요법 의학이 여러분을 위해 할 수 있는 것과 할 수 없는 것을 요약하면 다음과 같다.

역증요법 의학이 할 수 있는 것

- 다른 어떤 의학보다도 외상을 잘 다룬다.
- 많은 의학적 · 외과적 응급 상태를 진단하고 치료한다.
- 항생제를 이용해 급성 세균 감염을 치료한다.
- 기생충이나 균류에 의한 감염의 일부를 치료한다.
- 면역법을 이용해 많은 전염병을 예방한다.
- 복합적인 의학적 문제를 진단한다.
- 손상된 엉덩이와 무릎을 대체해준다.
- 성형수술과 재활수술을 훌륭하게 해낸다.
- 호르몬 결핍을 진단하고 교정해준다.

역증요법 의학이 할 수 없는 것

- 바이러스 감염을 치료하지 못한다.
- 대부분의 만성적인 퇴행성 질병을 치료하지 못한다.
- 대부분의 정신 질환을 효과적으로 다루지 못한다.
- 대부분의 알레르기 질환과 자가면역 질병을 치료하지 못한다.
- 정신신체증적 질환을 효과적으로 치료하지 못한다.

– 대부분의 암을 치료하지 못한다.

기억해두어야 할 사항 : 서양의학이 치료할 수 없는 증세를 놓고 서양의학에서 도움을 얻으려 하지 말고, 서양의학이 잘 다룰 수 있는 문제를 가지고 대안적인 치료법에 의존하지 말라.

어떤 방법으로 병을 고칠까 하는 문제에 대해 올바른 결정을 내린 사람들의 이야기를 더 살펴보자. 이 책에 실린 사례들은 내가 시술한 환자들 중 다양한 종류의 질병을 대표할 뿐 아니라 그 질병들을 다루기 위한 성공적인 전략을 보여준다.

사례 3 : 자연의학이 류머티스성 관절염을 해결한다

은퇴한 여교사로 70세 된 조이스는 거의 40년 동안이나 류머티스성 관절염을 앓았다. 손과 목의 통증과 기형에도 불구하고 그녀는 쾌활하고 긍정적인데, 놀랍게도 자신의 증상을 다스리기 위해 아스피린 이외에는 먹어본 적이 없다고 말했다. "그동안 의사들은 저에게 금金이나 프레드니손, 그리고 다른 강력한 약물을 먹으라고 말했습니다." 처음 만났을 때 그녀가 내게 말했다. "하지만 저는 직관적으로 그것들이 내게 도움이 안 될 것임을 알았고, 그래서 언제나 거절했습니다. 저는 통증을 잘 참는 편이라서 아스피린만으로도 견딜 수 있었죠." 조이스는 11월 초에 나를 찾아와서 최근에 통증이 심해져서 걱정스럽다고 말했다. 곧 겨울이 올 텐데, 겨울은 자신이 가장 견디기 힘든 계절이기 때문이라는 것이었다. "이런 상태로도 좀더 편안하게 지낼 수 있도록 도와주실 방법이 없나요?" 그녀는 물었다.

그전까지만 해도 나는 심한 류머티스성 관절염을 앓으면서 역증요법 의사들이 처방해주는 강력한 억제 약물을 피한 사람을 한 번도 만나본 적이 없었다. 조용한 성격에다가, 병 때문에 심각한 기형을 지니게 된 은퇴한 노인인데도 불구하고, 그녀는 정서적인 만족감으로 생기가 넘쳐 있었다. 이러한 생기는 그녀가 가족과 자신의 결혼에 대해서 이야기할 때 더했는데, 나는 그런 이야기를 들으며 그녀가 만성적인 질환을 안고서도 잘 살아갈 수 있는 이유가 바로 이것이었구나 하는 생각이 들었다. 내가 알게 된 것은, 그녀가 병원에서 처방한 약 말고는 류머티스성 관절염을 완화시키는 방법을 거의 모르고 있다는 사실이었다. 그래서 나는 그녀에게 식사와 활동에 변화를 주고, 몇 가지 보조제를 복용하고, 심신상관적인 방법을 물색한다면 증세가 크게 나아질 것이라고 말했다. 또한 유제품을 먹지 말 것과 육류의 섭취를 줄일 것, 오메가-3 지방산이 들어 있는 생선을 먹을 것, 그리고 불포화도가 높은 지방과 부분 수소처리된 지방을 모두 제거할 것을 권했다. 나는 항산화제(254~257쪽을 보라)와, 독성이 없고 류머티스성 관절염에 효과가 있다고 알려진 여름흰국화(Tanacetum parthenium) 치료약[72]을 추천했다. 그리고 정기적으로 수영과 이완호흡(326~327쪽을 보라)을 하라고 권했다. 마지막으로, 나는 만성 질환을 능숙하게 다루는 최면치료사에게 그녀를 보냈다. 그녀는 6주 후에 나를 찾아와서, 그 프로그램을 충실하게 따른 결과 증세가 많이 호전되어 놀랐다며, 더구나 자신이 가장 고통스러운 것이라고 생각했던

---

72 **여름흰국화 치료약** : 우리나라에서는 단국화의 꽃잎을 음지에 말린 후 쪄서 만든 감국을 사용한다. 상한약으로도 쓰인다.

겨울에 그런 일이 있어서 더욱더 놀랐다고 말했다.

　논평 : 류머티스성 관절염은 전형적인 자가면역 질병이다(낭창, 피부, 경화, 다발성 경화증 등이 이 계열의 질병에 속한다). 자가면역성은 워낙 증가와 감퇴를 반복하는 경향이 있는데, 이러한 상승과 하강은 감정의 기복이 반영된 결과일 때가 많다. 서양의학에서는 면역반응 억제 약물 외에는 자가면역 질병에 대한 처방이 없는데, 이런 약물들은 증세가 심할 때는 일시적으로 필요하지만 장기적인 치료에는 적합하지 않다. 자가면역 질병의 만성적인 염증은 통증과 신체 구조의 영구적인 손상을 야기하는 수가 있다. 이러한 염증은 여러 가지 무독성 치료법을 통해서 다룰 수 있으며, 특히 식이요법과 약초치료법이 유효하다. 최면요법과 이미지요법도 이 병을 다스리는 데 매우 효과적일 때가 많다. 나이도 있고 병이 고질적이었음에도 불구하고 이 환자가 자연의학에 이처럼 신속하고도 극적인 반응을 보인 데는 두 가지 요인이 작용한 것 같다. 환자가 억제 약물을 복용한 적이 없다는 것, 그리고 높은 자긍심과 긍정적인 관계에 뿌리를 둔 그녀의 건강한 정신이다.

🌱 사례 4 : 만성적인 피부염을 치료하다

　성공한 외과의사의 아내인 45세 된 낸시는 양손에 가려움증과 발진이 생겼다가 서서히 신체의 다른 부분으로 번졌다. 피부가 딱딱해지고 갈라졌으며, 활동에 불편을 느낄 만큼 쓰라렸다. 낸시는 피부과 전문의를 몇 사람 만났는데, 그들은 원인을 알 수 없는 피부염이라며 스테로이드 크림과 먹는 프레드니손을 처방해주었다. 프레드니손으로 발진은 사라졌다. 그러나 프레드니손을 장기간 복용하면 독성이 있다는 것을 알고 있던 낸시가 사용을 중단하자 증세는 전보다 더 심하게 나타났다. 몇 차례 이런 일이 반복되자, 낸시는 어떤 형태로든 스테로이드를 사용하는 것이 걱정되기 시작했다. 결국 그녀는 다른 도시에 있는 유명한 피부과 전문의를 찾아가 피부 조직검사를 받았고, 그 결과 예후가 좋지 않은 악성 임파종의 드문 형태일 수도 있다는 진단이 나왔다. 또다른 피부과 전문의가 실시한 피부 조직검사 결과는 그런 가능성이 희박한 것으로 나왔는데도 그녀는 당황하기 시작했다. 의사들은 가려움증을 치료하기 위해 스테로이드와 항히스타민제를 처방해주는 것 외에 아무것도 알려줄 수 없었다. 증세가 점점 심해지면서 낸시는 지쳤고, 피부가 변형되는 것을 보면서부터는 사람들과 접촉을 끊고 우울과 고독에 빠져들었다. 그녀는 하루 종일 침대에 누워 있거나 욕조에 들어앉아 시간을 보냈다.

낸시는 그렇게 2년간 피부염을 앓고 난 뒤에 나를 찾아왔다. 그 한 달 전에 낸시는 동종요법사를 만났었는데, 그가 준 치료약도 효과가 없었다. 그러나 그녀는 문제를 해결할 수 있는 길이 있다는 믿음을 버리지 않았다. 낸시의 이야기를 듣고 나서 나는 병이 시작되었을 무렵에 자녀들이 집을 떠났다는 사실이 중요하게 느껴졌다. 남편은 직업상 가정생활에 시간을 많이 내지 못했고, 몇 해 전에 자녀들이 다른 지역으로 떠난 이후 그녀는 점차 상실감과 소외감에 빠져들었다.

나는 그녀의 몸은 적절한 조건만 갖추어진다면 스스로 치유할 수 있을 것이라고 확신시킨 다음, 우유를 제거한 저단백 식사를 할 것과, 감마리놀렌산(GLA)이라는 특수한 지방산의 원천이자 피부 건강에 매우 좋은 까막까치밥나무 열매 기름을 보조제로 먹을 것을 권했다. 그리고 사막관목의 일종인 차파랄(*Larrea divaricata*)로 차를 만들어 환부에 바르는 방법을 일러주고, 건강식품점에서 구할 수 있는 약초치료약과 금잔화 로션을 권한 다음 최면치료사를 만나보라고 말했다. 마지막 제안에 낸시는 질겁했는데, 그녀로서는 '다른 사람이 내 마음을 지배하도록' 내버려둔다는 것은 생각할 수도 없었기 때문이었다. 그러나 낸시는 다른 지시사항들은 잘 이행했다. 남편도 여러모로 그녀를 도와주었는데, 냄새가 독한 차파랄 차를 집 밖에서 끓일 수 있도록 작은 스토브를 사주기까지 했다. 낸시는 차 끓이는 일을 매우 좋아하게 되었고, 그 차가 증세 완화에 도움을 준다는 사실을 알게 되었다. 한 달쯤 지나자 증세가 호전되기 시작했으나 낸시는 그때까지도 최면치료사를 만나러 갈 생각은 없었다. 그 거부감을 극복하도록 설득하는 데에는 많은 어려움이 따랐다. 마침내 낸시가 거부감을 극복하게 되었을 때에는 그녀 자신도 기분좋게 놀라고 말았다. 최면치료사는 낸시에게 이완방법을 가르쳐 주었는데, 그녀는 그것을 지금까지도 충실히 행하고 있다. 증세는 더욱 빠른 속도로 호전되어 항히스타민제와 스테로이드를 사용하지 않아도 좋을 만큼 나아져서, 낸시는 다시 사람들을 만나기 시작했다.

　　논평: 피부염은 알레르기성이며 심신상관적인 것으로서, 서양의학이 제공할 수 있는 것은 억제 약물밖에 없다. 피부 질환은(위장관의 질병과 마찬가지로) 특별한 원인이 밝혀지기 전까지는 정서적인 문제에 원인이 있는 것으로 가정해야 한다. 그 이유는 이들 기관이 스트레스로 인한 불균형의 영향을 가장 많이 받는 부위이기 때문이다. 이런 증상은 생활방식을 바꾸고 독성이 없는 치료법과 심신상관적인 치료를 병행하면 완치할 수 있다.

사례 5 : 병을 달고 사는 아이들

여섯 살 난 테리와 네 살 난 라이언은 거의 언제나 항생제와 더불어 살고 있었다. 절망에 빠진 아이들의 부모는 중이염, 감기, 기관지염이 끊이지 않는 그들의 생활을 변화시킬 방법이 없을까 하는 희망으로 아이들을 데리고 나를 찾아왔다. 그들은 '어떤 일이라도 하겠다'고 말하면서, 자신들은 아이들을 담당한 소아과의사를 좋아하지만 그는 약을 처방하는 것밖에는 아는 게 없는 것 같다고 덧붙였다. 두 아이는 상부 호흡기가 약하고 귀가 자주 감염되는 것을 제외하고는 활동적이고 몸도 잘 발달한데다가 아주 건강해 보였다. 나는 아이들의 부모에게 항생제를 자주 복용하면 면역성이 약화되고 병원균의 수효와 발병 능력이 강화되어 결국 문제를 악화시킬 뿐이라고 설명했다. 나는 그들에게 되도록이면 다른 약에는 듣지 않는 매우 심각한 경우에만 항생제를 이용하라고 이르고 에키나시아echinacea[73] 복용법을 가르쳐주었다. 에키나시아는 미국 원산의 자주삼잎나물(*Echinacea purpurea*) 뿌리로 만든 면역 기능 향상제 겸 항생제 대용 약제로서, 무독성이고 미국의 건강식품점에서 쉽게 구할 수 있다. 나는 일반적인 예방조치로서 아이들의 식사에서 우유와 유제품을 제외할 것과 비타민 C 일일 필요량을 복용시킬 것을 권했고, 호흡장애를 치료하기 위해 두개골치료를 전문으로 하는 정골요법사를 추천했다. 부모는 이 모든 권고를 이행했고, 석 달이 채 지나지 않아 아이들의 상태가 호전되었다. 감염 빈도가 현저히 줄어들었고, 식구들 사이에서 항생제를 사용하는 것은 아주 특별한 일이 되었다.

---

[73] 우리나라에서는 에키나시아 대신 금은화(인동꽃)를 쓰면 된다.

논평 : 항생제는 미생물에 의한 감염을 억제하는 매우 강력한 도구이지만, 정말 필요한 경우가 아니라면 사용을 자제해야 한다. 항생제를 자주 사용하는 것은 현명한 일이 못 된다. 감염이 잦거나 만성적일 때에는 자연적인 저항력을 키우는 것이 바람직하다. 질병을 야기하는 병원균은 언제나 존재한다. 그러나 면역성과 자연적인 치유 능력을 향상시킴으로써 그런 감염에 의한 피해를 줄일 수 있다. 의사들은 더욱 공격적인 세균을 만들어냄으로써 우리를 점점 더 난처한 궁지에 몰아넣는 데 대해 커다란 책임을 느껴야 한다. 그들의 항생제 남용과 오용으로 재앙이 임박한 느낌이다.

🍃 사례 6 : 생활습관을 바꾸어 만성 질환을 고치다

헨리가 60세에 성인 당뇨병이라는 진단을 받았을 때, 그의 주치의는 그에게 먹는 혈당강하제를 처방해주면서 운동을 해서 체중을 줄이라고 충고했다. 그즈음 높은 정상치를 유지해오던 그의 혈압이 치료를 요할 정도로 높아졌고, 그러자 의사는 혈압강하제를 처방했다. 헨리는 약의 부작용이 싫었고, 그래서 약을 중단했다. 그러나 의사는 약을 먹지 않으면 뇌졸중을 일으킬 것이라는 말로 그를 겁먹게 해서 약을 다시 먹게 만들었다. 헨리는 약을 먹으면서도 계속 불만스러워했다. 얼마 후 역시 비만에다 고혈압 증세가 있던 그의 아내는, 한 건강센터에서 심장혈관계 질병의 치료를 위한 생활습관 조절 프로그램을 실시한다는 기사를 읽게 되었다. 그 프로그램에서는 극도의 저지방식(총열량 가운데 10%만을 지방으로 섭취하는)과 운동, 이완훈련, 단체 토론을 강조하고 있었고 프로그램에 들어 있는 강의들은 궁극적으로 프로그램에 참여한 사람들이 그러한 생활습관을 유지하도록 하기 위해 짜여져 있었다. 헨리와 그의 아내는 10일간의 프로그램에 등록했고, 열심히 참여했다. 집으로 돌아와서 두 사람은 그 프로그램에서 지시한 대로 요리하고 규칙적으로 운동했다. 결국 헨리의 아내는 체중이 10킬로그램 가까이 빠졌고, 헨리는 15킬로그램이 빠졌다. 두 사람 모두 혈압은 약을 먹지 않아도 될 만큼 정상으로 돌아왔고, 헨리의 당뇨병도 사라졌다. 그들은 현재 아주 좋다고 말한다. 두 사람 모두 활기가 넘치고, 자신들의 치유 능력에 대단히 자신하고 있다.

논평 : 생활습관의 조절은 고혈압, 비非인슐린 의존성 당뇨병, 관상심장질환 등을 비롯하여 몸을 쇠약하게 만드는 일반적 만성 질환을 치료할 수 있는 확실한 방법이다. 환자에게 필요한 것은 오직 동기부여다.

사례 7 : 위의 통증

38세 된 환경전문가인 벤은 몇 년 동안 위장 상부의 만성적인 통증과 불쾌감을 겪으며 살았다. 결국 그는 일반의를 찾아가게 되었고, 의사는 항생제와 강력한 위산 억제제를 처방해주었다. 의사는 벤에게 소화성 궤양과 위염을 일으키는 것으로 알려진 헬리코박터 파일로리라는 세균에 감염된 것 같다고 말했다. 그는 벤에게 생활습관이나 식사를 바꾸는 데 대해서는 아무런 조언도 해주지 않았다. 벤은 스스로 판단해서 늘 마시던 커피를 끊고 이완 기법을 실천하기 시작했다. 그가 나를 찾아온 것은 치료를 시작한 지 3주가 지난 뒤였는데, 통증은 줄어들었으나 완전히 사라지지는 않고 있었다.

나는 그에게 산 억제제를 중단하고 대신 DGL이라는 감초 추출물을 복용할 것을 권했다. DGL(*Deglycyrrhizinated licorice*)은 위벽을 감싼 점액을 강화시켜 산에 대한 저항력을 높여주는 감초 뿌리(*Glycyrrhiza glabra*) 추출물로서, 나트륨의 체내 정체停滯와 혈압 상승을 일으킬 수 있는 성분을 제거한 것이다. 일반 약재상에서 구입할 수 있다. 나는 그 밖에도 카페인을 완전히 끊고 이완호흡을 하라고 권했다. 한 달 후에 통증은 완전히 사라졌다.

　논평 : 담당의사는 헬리코박터의 존재 유무를 확인하는 검사도 하지 않고 항생제를 처방했다. 이 세균의 항원검사는 매우 간단하며, 위장 상부의 통증이 지속적일 때는 반드시 실시해야 한다. 검사 결과가 양성이면 항생제 (두 가지 종류의 약) 치료에 차次살리실산염화 비스무트(bismuth subsalicylate) 가 반드시 첨가되어야 한다. 물론 그 의사는 DGL에 대해서 아는 것이 거의 없었다. 양의들 가운데 식물로 만든 치료약에 대해 아는 사람은 거의 없기 때문이다. 이 경우는 선별적인 대체의학의 치료와 결합된 역증요법 치료가 환자에게 최상의 결과를 가져다준 예이다.

✿ 사례 8 : 불규칙한 심장박동

　62세 된 미망인 마조리는 불규칙한 심장박동으로 고통을 겪고 있었다. 심장이 박동을 '거르고' 빠르게 뛰는 증상이 자주 있었던 것이다. 내과 전문의가 그녀를 진찰하고 심전도검사를 한 결과, 일반적으로 사람들이 심장이 박동을 거른다고 알고 있는 흔한 양성良性 부정맥인 조발성무發性 심실수축증이라는 진단이 나왔다. 의사는 항부정맥제를 권했으나, 마조리는 독성을 두려워해서 거절했다. 그녀를 만났을 때 나는 그녀의 식습관과 운동습관은 좋다고 판단했다. 나는 그녀에게 카페인을 삼가고 하루에 두 번 이완호흡을 할 것, 그리고 마그네슘 보조제[74]를 복용할 것을 권했는데, 이러한 처방은 심장의 예민한 근육조직을 안정시키는 데 도움을 준다. 이 양생법으로 마조리의 불규칙한 심장박동은 사라졌고, 다시는 재발하지 않았다.

논평 : 마조리가 서양의학을 이용해 심각한 심장 이상을 해결하려고 했던 것은 적절했고, 강력한 화학약물을 거부하고 더 안전한 대안을 찾아본 것 역시 옳았다.

🌱 사례 9 : 궤양성 대장염과 한의학

수잔은 20대 중반에 궤양성 대장염 진단을 받았다. 그녀의 증세는 심해졌다가 진정되곤 했다. 그러나 현재 35세가 된 수잔은 증세를 진정시키기 위해 프레드니손을 비롯한 강력한 억제 약물을 필요로 할 만큼 상태가 심해졌다. 복통과 설사가 잦아졌고, 의사는 만일 상태가 더 악화된다면 장에서 문제가 되는 부분을 잘라낼 수밖에 없다고 말했다. 의사와 약물에 의존해야 한다는 사실이 몹시 싫었지만 수잔은 대장염을 치료할 다른 방법을 찾을 수가 없었다. 수잔은 그전에 심리치료와 바이오피드백, 그리고 몇 가지 이완훈련을 받았었는데, 질병의 정신적·정서적 원인을 찾기 위한 그런 노력을 통해서도 실질적인 해답을 얻지 못했다. 나는 수잔에게 이완호흡을 가르쳐

---

74 마그네슘 보조제 : 마그네 B 등이 시판되고 있다. 안면경련 등에도 효과가 있다.

주고, 정신적·정서적 원인을 계속 찾아보라고 권했다. 그러다 집을 떠나 여행하던 중에 수잔은 증세가 악화되었고, 병원에서 검사를 받아봐야 하는 것이 아닌가 하는 불안한 생각이 들었다. 그러나 수잔은 대신 전통 한의학을 하는 중국 의사를 찾아가게 되었다. 한의사는 그녀에게 쌀죽 만드는 법을 알려주면서 증세가 심할 때에는 쌀죽만을 먹으라고 지시하고, 침을 놓은 다음 탕제를 처방해주었다. 며칠이 지나자 증상은 병원을 찾지 않아도 될 만큼 가라앉았다. 계속 침을 맞고 탕약을 먹으면서 대장염은 차츰 사라졌고, 수잔은 억제 약물을 거의 끊을 수 있게 되었다.

논평 : 궤양성 대장염(그리고 이와 유사한 크론병[75])은 유전적인 요인, 자가 면역, 정신신경증적 요인 등이 복합적으로 관계된 병이다. 통증이 심한 경우에는 억제 약물이 필요하기도 하나 그것으로는 결코 치료되지 않는다. 한의학은 그 독특한 처방으로 이런 종류의 질병들을 훨씬 안전하고 값싸게 다룰 수 있다.

사례 10 : 천식과 아유르베다 의학

27세 된 대학생 마이클은 오랫동안 알레르기성 천식을 앓아왔는데, 여러 가지 역증요법 약물로 치료를 받았으나 완치되지 않고 있었다. 그는 기관지 확장 흡입기와 스테로이드 흡입기, 그리고 또다른 기관지 확장제인 먹는 테오필린을 사용하고 있었다. 그전에 그는 그가 가장 민감하게 반응하는

---

75 **크론병**(Crohn's disease) : 급성 국한성소장염으로, 회장 끝의 21~35cm 부위에 만성 장염이 일어나 반흔화癥痕化한다.

알레르기 항원에 대한 탈감작[76]제 주사를 여러 차례 맞기도 했다. 그럼에도 불구하고 천식발작은 점점 더 잦아졌고 그의 활동은 갈수록 위축됐다. 내가 그를 처음 만난 것은 전에 살던 아파트의 카펫에 문제가 있다고 판단하여, 그가 막 이사를 한 다음이었다. 그는 호흡곤란 때문에 운동을 하기가 어려울 정도였다. 마이클은 건강식을 했고, 비타민을 먹었으며, 동종요법, 식이요법, 약초 등을 비롯한 여러 가지 대안적 치료들을 시도하고 있었다. 그러나 그 어떤 것도 그의 증세를 크게 호전시키지 못했다. 그는 자신이 점점 더 약물에 의존하게 되어, 무슨 일이 있어도 피하고 싶었던 프레드니손을 다시 먹게 되는 것이 아닌가 걱정에 싸였다.

나는 그에게 식사조절을 더 철저히 하고 침실에 공기정화기를 설치하라고 권했으며, 알레르기 반응을 줄여주는 케르세틴[77]이라는 자연 약물을 복용하라고 했다. 나는 또한 흉부의 제약을 풀어주기 위해 정골요법사에게 그를 보내 치료받도록 했다. 이런 조치들은 그에게 어느 정도 도움이 되었다. 나중에 마이클은 내게 전화를 걸어 뉴멕시코에 있는 아유르베다 의학 의사를 만나 치료를 받고 놀랄 만큼 좋아졌다고 말했다. 아유르베다는 인도의 전통의학으로, 사람들의 체질을 분류해 그에 따라 적절한 식이요법과 약초 치료로 병을 다룬다. 그 아유르베다 의사는 마이클에게 먹어도 좋은 식품과 먹어서는 안 되는 식품의 목록을 일러주고, 약초 처방약과 함께 체내의 독성을 해독하는 섭생법을 알려주었다. 이 프로그램을 따르기 시작한 지 두 달 만에 마이클의 천식은 거의 모든 약물을 끊어도 될 만큼 좋아졌다. 요즘

---

76 탈감작(desensitization) : 특이단백질을 소량 주사하면 항체가 서서히 흡수되어 중화되며, 이를 되풀이하는 가운데 그 항원에 대한 예민성, 즉 감작성感作性이 없어진다.

77 케르세틴quercetin : 떡갈나무 껍질에서 추출.

그는 주로 운동하기 전에 기관지 확장 흡입기를 가끔 이용할 뿐이며, 전에는 참기 힘들었던 알레르기 항원에 노출되어도 견딜 수 있게 되었다. 성인이 된 이후 그는 처음으로 비교적 오랜 기간 동안 호흡곤란을 겪지 않게 되었다.

논평 : 기관지 천식에는 여러 가지가 있는데, 종류에 따라 치료에 더 쉽게 반응하는 것이 있다. 역증요법 치료는 독성이 있고 중독될 수 있는데, 그럼에도 가끔은 이용하지 않을 수 없다. 천식은 자연발생적인 치유 가능성이 높은데, 특히 주요한 생활습관을 바꾸거나 대안의학의 치료를 받으면 그 가능성은 더욱 높아진다. 아유르베다 치료는 개개인에 맞는 식이요법과 풍부한 약용식물을 이용하므로, 서양의학으로는 낫지 않는 고질적인 만성 질환을 앓고 있다면 한번 시도해볼 만한 가치가 있다.

사례 11 : 장기적인 HIV 감염

마크는 자신이 언제, 그리고 누구로부터 에이즈 바이러스에 감염되었는지 정확하게 안다. 그것은 1983년 그의 남성 파트너에게서였는데, 그 남자의 이전 파트너는 얼마 지나지 않아 사망했다. 그와 접촉이 있은 지 한 달 후에 마크는 피부 발진과 원인불명의 폐렴으로 심하게 앓기 시작했다. 그는 석 달을 심하게 앓았고, 그 후 회복되어 지금까지 건강하게 살고 있다. 1985년의 HIV 검사 결과는 양성이었고, 이때 협력 T세포[78] 수는 1,000 이상이었

---

78 **협력 T세포** : 임파구의 한 종류로 다른 임파구의 면역반응과 식균작용을 도와준다.

다(협력 T세포는 HIV의 표적이다. 그 수가 감소하면 기회감염의 위험이 높아진다). 1989년에는 T세포 수가 700으로 떨어졌다.

최초 감염에서 회복된 뒤에 마크는 자신의 건강, 특히 식사와 정신 상태에 매우 신경을 썼다. 그는 마늘이 면역체계에 유익한 효과를 지니고 있다는 글을 읽은 뒤로 생마늘을 많이 먹는다(하루에 한 통을 다져 음식에 넣어 먹는다). 그는 또한 매운 고추를 많이 먹고, 육류와 닭고기는 물론 과일, 과일 주스, 야채 등을 모두 유기농법으로 기른 것만을 구입한다. 그는 비타민을 먹고, 정화한 물을 마시며, 많이 걷고, 수영도 하며, 규칙적으로 정원을 가꾼다. 그는 한 사람하고만 성관계를 가지면서 HIV 감염자들을 위한 상담 프로그램을 이끌고 있으며, 치유를 위한 의례에 쓰일 물품들도 제작하고 있다. 1991년에 그의 T세포 수는 1,300으로 증가했고, 1994년 검사 때에도 그 수치가 여전히 1,300이었는데, 이는 정상적인 수준이다.

나를 처음 만났을 때 마크는 이렇게 말했다.

"처음 진단을 받았을 때 의사들은 6개월에서 8개월가량 살 수 있다고 말했습니다. 1985년 이후 얼마나 많은 의사들이 제게 그래프, 그러니까 매년 HIV 감염 이후 에이즈로 발전하는 사람들의 비율을 나타내는 그래프를 보여주었는지 모릅니다. 그들은 하나같이 나도 그 안에 포함되어 있으며 결국 파멸에 이를 거라고 기를 쓰며 얘기했습니다. 서양의학이 질병에 갖는 관심은 그런 식이죠. 여기 있는 저는 정상적인 T세포를 갖고 있고 아주 건강한데도, 그들은 뻔뻔스럽게도 내가 결국 죽게 될 거라고 말합니다. 저는 요즘 의사를 만나면 대뜸 이렇게 말합니다. '보시오. 그래프 얘기는 듣고 싶지 않습니다. 검사나 해주시고, 제 질문에 대답만 해주시오. 당신의 의견은 당신 혼자만 간직하고 계시오.' 그들은 모두 제게 AZT(현재 서양의학에서 HIV에 대해 선택적으로 처방하고 있는 항바이러스 약물)를 먹으라고 했는데, 제가 알고 있는 사람들 중에서 그것을 먹은 사람은 다 죽었습니다. 그래서 저는 거절했죠. 그 의사들 중에서 제가 건강을 유지하기 위해 무슨 일을 하고 있는지 궁금해 하는 사람은 하나도 없었습니다. 그들은 제 머리를 한번 툭 치고는 말하죠. '당신이 무슨 일을 하고 있건, 그걸 계속하시오.'

저는 의사들이 하라는 대로 따르지 않고, HIV로 인해 생기는 문제들을 제가 스스로 조절할 수 있다는 확신을 키워나갔습니다. 저는 두려워하지 않기로 마음먹었습니다. 두려움을 없애기 위해 매일 심상훈련을 하고 있죠. 저는 어릴 적부터 그런 훈련을 해온 셈입니다. 파멸적인 가정에서 자라나면서 근친상간이나 이런저런 언어적·육체적 학대를 받아왔기 때문이죠. 하루하루 좋아지고 있습니다. 최근에 제 팔에 생겼던 우스꽝스런 반점 같은 경우도 그렇습니다. 저는 그게 사라지는 상상을 했고, 실제로 그렇게 되었죠. 그건 아무것도 아니었습니다. 저는 심리요법도 하고 있습니다. 정신을 집중하기 위해 7년 동안 해오고 있는 겁니다. 저는 일할 때 HIV 진단을 받은 사람들에게 본보기가 되어주기 위해 그 병을 완전히 극복한 사람처럼 행동합니다. 그들에게 조언을 해주면서 나중에라도 제가 HIV 양성반응자라는 사실을 드러내지 않습니다. 이런 방법은 효과가 아주 큽니다. 많은 HIV 감염자들이 특히 의사를 만나고 나서는 곧 죽게 될 거라고 생각합니다. 저는 그렇지 않다는 것을 보여주기 위해 여기 있는 겁니다."

나는 HIV를 계속 잠복 상태로 눌러두는 데 도움이 될 만한 한방 강장제 몇 가지를 소개해주는 것 외에는 마크에게 달리 해줄 말이 없었다.

논평 : 서양의학에는 효과적인 치료법이 없는 치명적인 병에 걸렸을 때에 의사들이 비관적인 견해를 거부하면서 그들로부터 필요한 도움(T세포 수

를 조사하는 것과 같은)을 얻기 위한 의식적인 노력이 필요하다. HIV 감염에
서 가장 흥미롭고 고무적인 특징 중의 하나는 면역성에 악영향을 미치기 전
까지의 긴 잠복 기간이다. 서양의학의 치료법은 이 바이러스에 대항하는 화
학적인 무기에만 초점을 맞추고 있으나, 이런 약물들은 모두 독성이 있는데
다가, 숙주宿主인 인간과 균형을 이루며 살려는 경향이 미약한 HIV의 변종
을 만들어낼 수도 있다. 오랫동안 의사들은 마크와 같이 장기간 생존하고
있는 HIV 감염자들에 대해 아무런 관심을 기울이지 않았다. 수많은 사례가
나타나자 비로소 이들에 대한 연구가 시작되었다. 한 가지 가능성은, 이들
가운데 일부가 독성이 덜한 종류의 HIV에 감염되어 그에 대한 면역성을 키
웠을 수 있다는 점이다(만일 그렇다면 과학자들이 효과적인 백신을 개발하는 데
도움이 될 수도 있다). 많은 장기생존자들이 의존한 것은 건전한 생활습관과
한의학의 약초 처방과 같이 치유체계를 강화하는 치료법이었다. 만일 HIV
감염의 잠복기를 20년 혹은 30년으로 늘릴 수 있다면, 그 바이러스에 감염
된 사람들은 비교적 정상적으로 생활할 수도 있을 것이다. (물론 그들은 여전
히 다른 사람들을 감염시킬 수 있다).

　　이상에서 소개한 사례들을 통해 알 수 있는 것은, 치료법에 대한 정확한
판단, 특히 서양의학을 이용할 것인지 말 것인지, 이용한다면 어떻게 이용
할 것인지에 대해 정확한 판단을 내림으로써 치유체계로 하여금 여러 가지
심각한 건강 문제를 해결할 수 있게 해야 한다는 것이다. 일단 서양의학과
올바른 관계를 맺고 나면, 그 다음에 할 일은 이용 가능한 수많은 대안치료
법 중에서 자신에게 맞는 것을 현명하게 선택하는 것이다.

16

대체의학의 치료법

일반적인 서양의학의 세계로부터 대안적인 치료법을 찾아나설 때에는 무엇보다도 정보를 많이 알고 있는 것이 중요하다. 대체의학은 오랜 세월에 걸친 신중한 치료 전통에 근거한 것에서부터 상식을 벗어나는 것에 이르기까지 폭이 매우 넓다. 일반적으로 대안치료는 역증요법의 약물과 수술보다 덜 위험하나, 때로는 비용이 비싸고 시간과 수고를 낭비하게 되는 경우도 있다. 나는 앞에서 주요한 여러 대체의학의 역사와 철학에 관해 상세하게 기술한 바 있다. 이 장에서는 널리 알려진 치료법 10여 가지를 간단하게 요약하고 그 이용법을 알려주고자 한다.

✔ 침술

침을 몸의 특정한 부위에 꽂는 것은 한의학의 독특한 치료법이다. 서양 의사들은 이 기술을 전후 맥락에 대한 이해 없이 배워 대개 급만성 통증을 다스리는 데 이용하고 있다. 통증에 대한 대증요법으로서의 침술은 효과가 일시적이어서 치료사를 자주 찾아가야 한다는 단점은 있으나 진통제와 같은 부작용이 없다는 이점이 있다. 침술은 통증, 근육 긴장, 급성 공동空洞 감염의 충혈充血을 치료할 수 있을 뿐만 아니라, 관절 부상의 치유를 촉진한다. 치과의사들 가운데에는 이에 구멍을 뚫거나 이를 뽑을 때 마취방법으로 침을 이용하는 사람도 있다. 침술이 중독증을 치료하는 데 이용된다는 사실도 흥미롭다. 귀의 특정한 지점에 침을 꽂음으로써 담배를 끊게 하고 헤로인과 코카인을 끊게 하고 탐식증을 다스리기도 한다. 한의학에서 침술의 궁극적인 목적은 통증을 완화하거나 행동을 변화시키는 것이 아니라 몸의 에너지인 기氣의 흐름을 조절하는 것이다.

✔ 아유르베다 의학

세계에서 가장 오래된 의학의 하나인 아유르베다는 최근에 와서야 서양에 널리 보급되었다. 치료사들은 환자를 관찰하고 질문하고 만져보고 진맥함으로써 진단을 내린다. 치료사들은 이렇게 해서 얻은 정보를 가지고 세 가지 주요 체질 가운데 환자가 속한 체질을 알아낸 다음 다시 세세하게 체질을 분류한다. 이 분류에 따라 식사법이 정해지고 치료약이 선택된다. 아유르베다의 치료약은 기본적으로 인도 대륙의 풍부한 식물자원에서 얻어지는 약초들이지만, 동물성 성분과 광물성 성분이 들어가기도 하고, 심지어는 보석가루를 넣기도 한다. 증상에 따라 한증욕과 오일 마사지가 병행될 때도 있다.

이 의학에서 사용되는 약초들이 인도 외의 지역에는 거의 알려지지 않았고 현대적인 방법으로 연구된 것도 거의 없지만, 많은 약초가 훌륭한 치유효과를 갖고 있는 것으로 보인다. 예를 들어, 전통적으로 비만을 다스리는 데 이용되어온 구굴guggul(*Commiphora mukul*)이라는 식물은 비만치료를 위해 사용되는 일반 약물과 비슷한 방식으로 콜레스테롤을 낮추면서 훨씬 위험이 덜한 것으로 나타났다. 그 추출물인 구굴리피드gugulipid는 미국의 건강식품점에서 살 수 있다. 트리팔라triphala[79]라는 또다른 치료약은 내가 알고 있는 가장 우수한 장운동 조절제로서, 서양에서 나온 그 어떤 약초 변비약[80]보다도 우수하다. 이것은 세 가지 과일을 섞어 만든 것으로, 미국 내 건강식품점에서 캡슐 형태로 구할 수 있다.

좋은 아유르베다 의사를 찾는 일은 쉽지 않다. 서양에서 활동하는 아유르베다 의학의 치료사들 가운데 많은 사람들은 네덜란드에 근거지를 두고 있는 억만장자인 마하리시 마헤시 요기Maharish Mahesh Yogi의 국제적인 종교단체 회원인데, 이 사람이 아유르베다를 보급하는 것은 명백히 영리적인 목적에서이다(인도에서 아유르베다는 대중 의학으로서 역증요법 치료의 값싼 대안인데, 마하리시의 아유르베다는 전혀 싸지 않다). 이 단체는 내과의사들한테 아

---

79 트리메부틴trimebutine을 성분으로 하는 타라부틴tarabutin이 시판되고 있다.
80 이를테면 차전자나 알로에로 만든 제품.

유르베다 의학의 철학과 방법을 조금 알려준 후에 아유르베다 치료사 자격을 부여하는 프로그램을 운영하고 있다. 나는 이 단체의 회원이 아닌 치료사를 찾아볼 것을 권한다. 한 가지 방법은, 인도인들이 모여 사는 곳이나 인도인이 경영하는 식당 혹은 식품점에 가서 알아보는 것이다.

❧ 바이오피드백

바이오피드백biofeedback은 신체의 미세한 반응을 감지하는 전자 장치를 이용한 이완 기술로, 자격을 갖춘 치료사들이 행하는데 그 대부분은 임상심리학자들이다. 가장 흔하게 이용되는 경우는 환자들이 손의 체열을 올리는 방법을 배우는 것으로, 그렇게 해서 전체 교감신경계를 이완시킴으로써 의지로 다스릴 수 없는 많은 기능을 조절할 수 있다. 바이오피드백 훈련은 유쾌하게 할 수 있으며, 거의 모든 사람이 성공을 거둔다. 이 방법은 레이노병(35쪽을 보라), 편두통, 고혈압, 수면중에 이를 가는 알치증軋齒症, 측두하악관절 증후군, 그 밖에 스트레스가 주 원인이 되는 질병을 다스리는 데 특히 효과적이다. 좀더 복잡한 기술을 요하는 뇌파 바이오피드백은 간질발작이나 발작성 수면[81]을 비롯한 중추신경계의 질병에 도움이 될 수 있다.

미국에서 바이오피드백 치료사를 찾기는 쉬우나(전화번호부의 직업별 번호란에 실려 있다), 이 기술을 기계적으로 사용하지 않는 창조적인 사람을 찾기란 그리 쉽지 않다. 훈련 프로그램은 대개 한 시간씩 10회로 이루어지며,

---

81 **발작성 수면**(narcolepsy) : 수면발작이라고도 하며, 간헐적으로 일어나는 수면에 대한 억제하기 어려운 욕구, 또는 갑작스러운 수면발작을 특징으로 하는 상태를 말한다.

거기에 매일 개인적으로 연습해야 한다. 바이오피드백은 우리가 내적으로 이완되면 어떤 느낌이 드는지를 알게 해준다. 그런 다음 그 느낌을 재창출하고 그것이 자기 존재의 한 부분이 되도록 만드는 것은 환자의 책임이다.

신체조절법

스트레스를 줄이는 방법으로 마사지요법을 처방하는 것에 덧붙여, 나는 종종 특별한 종류의 신체조절법(body work)을 추천한다. 다음은 내가 가장 좋아하는 네 가지다.

– 펠덴크라이스Feldenkrais 조절법은 일련의 동작과 마루운동, 신체조절법이 혼합된 기술로, 중추신경계의 작용을 재조정하기 위해, 특히 중앙신경계 가운데 장애가 있거나 손상을 입은 부위 근방에 새로운 통로를 뚫을 수 있도록 도움을 주기 위해 고안된 것이다. 이 조절법은 혁신적이고 부드러우며 정신적인 충격, 뇌성마비, 뇌졸중 등으로 심각한 장애를 입은 환자들에게 놀라운 재활효과를 나타낸다. 나는 이것이 통상의 물리치료보다 훨씬 더 효과적이라고 생각한다.

– 롤핑Rolfing은 좀더 적극적인 신체조절 방식으로, 조직 깊은 곳에 쌓여 있는 긴장에 작용함으로써 근육골격체계를 재조직하는 것이 목적이다. 치료사들이 신체의 여러 부위를 세게 누르는 동안에 아픔이 느껴지는 수도 있다. '롤프를 받는다'는 말은 10단계로 이루어진 기본 과정을 밟는다는 뜻

으로, 단계마다 신체의 특정한 부분에 초점이 맞춰져 있다. 롤핑은 습관적인 근육의 긴장을 몰아낼 뿐만 아니라 억압된 정서를 해소할 수도 있다.

– 지압은 동양의 전통적인 치유기술로, 생체에너지의 순환을 원활하게 하기 위해 신체의 특정 부위를 손가락으로 세게 누르는 것이다. 치료는 치료사가 앉고 그 옆에 환자가 누우면서 시작된다. 지압사들이 누르는 힘은 서양 사람들이 편안하게 느끼기에는 매우 강하지만, 지압이 근육의 긴장을 해소시키고 몸의 활력을 소생시키는 데 매우 효과적이므로 참고 견딜 만한 가치가 있다. 일반적으로 서양 치료사들의 손놀림은 이들보다는 부드럽다.

– 트래거Trager 조절법은 신체조절법 중에서 가장 부드러운 것으로, 깊고 기분좋은 이완 상태를 유지하기 위해 가볍게 흔들고 몸을 터는 동작을 이용한다. 트래거 조절법은 이완효과가 있을 뿐만 아니라, 신경계와 근육의 통신을 원활하게 해줌으로써 충격이 큰 부상이나 신체불구, 척수소아마비 후後 증후군 등을 비롯해서 만성적인 신경근육 장애로 고통을 겪고 있는 사람들에게 도움을 주는 재활기술이 될 수 있다.

한의학

한의학은 진단과 치료를 망라하는 포괄적인 의료체계로, 요즘에는 전세계적으로 보급되어 있다. 현재 미국에서 시술하고 있는 치료사들 중에는 중국 이민이 많고, 그 밖에 중국에서 교육받았거나 다른 나라의 수많은 교육

기관에서 훈련을 받은 서양인들도 섞여 있다. 한의학에서 진단은 병력病歷, 신체 관찰(특히 혀), 촉진觸診, 진맥을 기초로 하는데, 이것은 상당한 기술과 경험을 요하는 정교한 과정이다. 치료는 식사조절, 안마, 그리고 약초를 기본으로 하고 일부 동물성 성분이 들어간 탕제나 다른 치료약으로 이루어지며 침술도 물론 포함된다. 한의학의 약전藥典은 매우 방대한데, 그 가운데 많은 식물이 현재 서양의 약리학자들에 의해 진지하게 조사되고 있다. 많은 한방 약제들이 상당한 치료효과가 있으며, 그 가운에 어떤 것들은 양의들이 치료약조차 갖고 있지 않은 증상에 효력을 나타낸다.

나의 경험에서 볼 때, 한의학은 천식, 궤양성 대장염, 크론병, 만성 기관지염, 만성 부비강염, 골관절염, 만성 피로 증후군, HIV 감염을 비롯한 여러 가지 면역 결핍, 성능력 결핍, 그리고 일반적 무기력증 등의 광범위한 알레르기성 · 자가면역성 · 전염성 · 만성적인 퇴행성 질환에 효능을 발휘하는 것으로 보인다.

카이로프락틱

카이로프락틱은 100년이라는 비교적 긴 역사를 갖고 있다. 오늘날의 치료사들은 기초적인 과학교육을 받기 때문에, 척추 교정만이 암, 당뇨병, 그 밖의 중증 질환을 치유할 수 있다고 주장하지는 않는다. 나의 경험으로 보면 카이로프락틱 시술자들은 X선 촬영을 너무 많이 하고 환자들에게 너무 지루하고 값비싼 치료를 강요하는 경향이 있다(몸에 이상이 있건 없건 교정을 받기 위해 일주일에 한두 번은 치료사를 만나는 사람들도 있다). 카이로프락틱은 급성 근골筋骨 통증과 긴장성 두통, 외상의 회복을 도우며, 만성적인 통증에는 비교적 효과가 적다.

이미지요법

여러분은 이미 이 책의 여러 군데에서(155~162쪽과 312~317쪽을 보라) 정신과 육체의 상관관계를 이용해 질병을 다스리는 방법 등에 대해 내가 깊은 관심을 가지고 있음을 보았을 것이다. 여기서는 단지 이러한 치료법의 효과가 닿지 않는 질병이 없으며, 적어도 처음에는 숙련된 전문가의 도움을 받는 것이 가장 좋고, 자신이 사용하고 있는 방법이 옳다고 확신해야 한다는 나의 주장을 다시 한번 반복하는 것으로 마치겠다. 이미지요법은 역증요법적인 약물이나 수술, 그 밖의 다른 치료효과를 향상시킬 수 있다. 모든 종류의 자가면역 장애와 치유의 길이 보이지 않는 모든 질병에 이 방법을 이용할 것을 강력히 권한다.

약초치료

식물학을 공부한 내과의사로서, 나는 상당히 다양한 질병에 약초를 이용한 치료를 추천한다. 불행하게도 역증요법 내과의사들 중에는 이 분야의 지식과 경험을 가진 사람이 거의 없기 때문에 아유르베다 의학이나 한의학, 자연요법 등의 분야에 종사하는 고명한 치료사를 찾는 것이 더 쉽다. 주요

의학 분야에서 학위나 자격증을 받은 사람들은 아니지만, 독학했거나 경험 많은 선배로부터 배운 전문적인 약초의藥草醫들도 있다.

엄청나게 다양한 약초치료약을 현명하게 이용하기 위해서는 믿을 만한 형태의 제품과 믿을 만한 상표를 구입해야 한다. 팅크제, 냉동건조된 추출물, 표준화된 추출물 등이 추천할 만하다. 약초의약품은 화학약물보다 순하며, 효과가 서서히 나타난다. 독성으로 문제를 일으키는 사례도 훨씬 적은데, 그 이유는 농축된 것이 아니라 희석된 약물 형태이기 때문이다.

전일적 의학

전일적 의학(holistic medicine)을 따르는 의사들이 원칙으로 삼는 것은, 인간이 물질적 육체 이상의 존재이며, 훌륭한 의학이라면 기성 의학의 약물과 수술뿐만 아니라 이용할 수 있는 모든 치료법을 다 받아들여야 한다는 것이다. 그들은 공통적으로 일반적 철학을 공유하긴 하지만 치료법에 있어 통일성은 거의 찾아볼 수 없으며, 어떤 의사가 단지 전일적 의학 단체의 일원이기 때문에 훌륭하다는 보장도 없다.

동종요법

동종요법은 자연물질로 만든 치료약을 고도로 희석해서 사용하는 진단과 치료의 체계로서 200년의 빛나는 역사를 갖고 있으며, 현재는 새로운 인기를 누리고 있다. 이 요법의 주된 장점은, 사용하는 약물이 매우 희석된 것이어서 해가 없다는 점이다. 동종요법사들은 희석된 물질이 신체의 에너지 장場에 작용해서 자연적인 치유반응을 촉진한다고 말한다. 이 치료체계에 비판적인 사람들은 동종요법에 의한 치료는 플라시보 효과에 지나지 않는다고 비난하다.

요즘 동종요법 치료를 받으려면 혼란을 겪게 되는데, 그 이유는 이런 저런 종류의 교육을 받은 사람들이 나름대로 다양한 방법으로 이 치료를 시행하고 있기 때문이다. 고전적인 동종요법(이 치료체계의 창시자가 가르친 종류의 것)에서는 환자와 오랜 대화를 해서 얻어진 정보를 토대로 한 가지 약물을 선택해서 1회 복용분만 처방하라고 지시하고 있다. 그에 반해 비고전적인 동종요법에서는 여러 가지 약재를 섞은 복합적 혹은 표준적 치료약을 처방한다. 동종요법을 시행하는 사람들 중에는 의학박사, 정골요법사, 자연요법사, 카이로프락틱 시술자, 그 밖에 정규적인 보건 전문가, 교육을 받지 않은 보통 사람들이 있다. 나는 의학박사, 곧 양의들 중에서 고전적인 동종요법을 행하는 사람을 찾아보는 것이 바람직하다고 보지만, 능력이 탁월한 일반적인 동종요법사를 만난 적도 몇 번 있다. 동종요법의 처방약들이 지금 미국의 약국이나 건강식품점에서 널리 판매되고 있는데, 이 역시 전통적 의료체계에서의 한 이탈 현상으로, 각자에게 적합한 약제를 고르기 위해서는 의사의 전문적 지식이 요구된다.

나는 동종요법이 어떻게 작용하는지 과학적인 용어로 설명할 수는 없지만, 그것이 알레르기, 피부 및 소화기 질환, 류머티스성 관절염, 어린이들의 귀와 상부 호흡기 감염, 부인과 질환, 두통 등의 치료에 매우 효과가 좋다는 것은 알고 있다. 동종요법 치료사들은 자신들의 치료법을 다른 치료법과 결합해서 시행하는 것을 거부하는 경우가 종종 있는데, 특히 역증요법의 약물, 약초치료약, 비타민과 보조제를 거부한다. 또 그들에 따르면 커피, 장뇌, 박하, 그리고 그 밖의 몇 가지 물질이 자신들의 치료약을 중화시키는 작용을 하는 만큼, 일단 이 요법으로 치료받기 시작했다면 그런 것들을 반드시 삼가야 한다고 한다.

⋎ 최면치료

최면치료는 환자로 하여금 암시감응성이 높아진 상태인 최면 상태(trance)에 들어가도록 유도함으로써 심신상관성을 치료에 이용한다. 이런 상태에서는 언어에 의한 암시가 정신을 통해 신경체계로 전달되는 일이 가능해지기 때문에, 일반적인 의식 상태에서는 불가능해 보이는 방식으로 몸에 영향을 미칠 수가 있다. 나는 환자들에게 자주 최면치료사를 추천하는데, 그 이유는 이 방법이 피부 및 위장 질환, 알레르기와 자가면역 질병, 만성적인 통증 등 일반적인 서양의학으로는 거의 치료가 되지 않는 여러 질병에 아주 탁월한 효과를 발휘하는 것을 보았기 때문이다. 최면치료를 마음을 임의로 통제·조작하는 것으로 생각하고 두려워하는 사람들도 있다. 그러나 사실 최면치료사가 하는 일은 단지 환자들 스스로 공상이나 영화 관람과 유사한 집중된 의식 상태로 자연스럽게 빠져들도록 조건을 만들어주는 것뿐이다. 그런 다음 환자들은 자기 스스로 그런 상태에 들어가는 방법을 배운다. 최면치료를 받기 위해서는 신뢰감이 느껴지고 함께 있기 편한 치료사를 찾아보는 것이 중요하다. 다른 의사를 추천해주는 의사로서 내가 직면하게 되는 한 가지 문제는, 많은 최면치료사들이 상상력이 부족해서 자신들의 역할을 이완, 통증 조절, 나쁜 습관의 극복 따위로만 제한한다는 점이다. 내가 그들에게 다발성 경화증이나 궤양성 대장염 같은 도전해볼 만한 육체적 질병을 가진 환자들을 보내면 그들은 이러한 질병이 자신들의 능력을 넘어서는 일이라 여기고 받아들이려 하지 않는다. 따라서 훌륭한 최면치료사는 환자가 신뢰할 수 있는 사람이어야 할 뿐 아니라, 독창적이면서 동시에 자연치유에 접근하기 위한 새로운 전략들을 시도할 수 있는 준비가 되어 있는 사람이어야 한다.

🌱 자연요법

많은 사람들이 자연요법을 시행하는 의사를 '뉴에이지' 의사로 생각한다. 그러나 실제로 자연요법은 유럽의 건강휴양시설[82]의 오랜 전통에서 유래한 것으로, 이곳에서는 수水치료법[83]과 안마, 그리고 영양과 약초를 이용한 치료를 강조한다. 나이든 자연요법 치료사들은 실제로는 통신교육을 통해 자연요법사 자격증을 딴 카이로프락틱 시술자들일지도 모른다. 젊은 자연요법사들은 기초과학의 훈련이 잘 되어 있고, 영양의학이나 약초의학과 같이 서양의학의 교과과정에는 생략되어 있는 과목을 공부한 사람들이다. 신체의 자연치유 능력을 이용하고 일반 서양의학의 약물과 수술을 피한다

---

82 **건강휴양시설**(health spa) : 운동시설, 수영장 따위를 갖추고 비만자의 감량요법을 행하는 민간 유료 시설.

83 **수치료법** : 여러 가지 온도의 물, 얼음, 수증기를 이용한 치료법.

는 일반 원칙을 준수하는 것을 제외하면, 자연요법사들의 치료방식은 저마다 엄청난 개성을 보인다. 어떤 사람은 침술을 이용하고, 어떤 사람은 신체 조절법을 이용하고, 어떤 사람은 약초를 이용하며, 또 어떤 사람들은 동종요법을 시행한다.

하나의 전문 분야로서 자연요법은 여타의 주요 대체의학 체계에 비해 입지가 좁은데, 미국에서는 몇 개의 주(대부분 서부)에서만 의료행위를 인가하고 있다. 훌륭한 자연요법사들은 소아 질병과 상습적인 상부 호흡기의 감염, 부비강염, 부인과 질환, 그리고 서양의학의 치료방법으로서는 억제 약물밖에 없는 모든 질환에 대해 가치 있는 조언을 해준다. 그들은 사람들로 하여금 건강한 생활방식을 설계하도록 돕는 귀한 조언자가 될 수 있다.

정골요법

오늘날 대부분의 정골요법사들은 약물과 수술에 의존한다는 점에서 일반 양의들과 구분되지 않는다. 이들 가운데 소수만이 기본적인 치료양식으로 아직까지 물리적인 조작을 이용한다. 정골요법에서 이루어지는 조작은 카이로프락틱과는 달라서, 척추에만 집중하지 않고 신체의 모든 부분을 대상으로 하며, 카이로프락틱 시술자들이 빠른 속도의 조절을 선호하는 데 비해 좀더 부드러운 기술을 사용하는 경우가 많다. 이들은 서양의학의 전문의와 동일하게 교육받았기 때문에 일반적인 건강 문제를 판단하는 데에서는 카이로프락틱 시술자들보다 훨씬 더 유능하다. 숙달된 정골요법사들은 다양한 급·만성 근골격 질환을 치료하며, 자동차사고와 같은 과거의 외상으

로 인한 후유증을 제거해주며, 두통과 측두하악관절 증후군의 치료를 도와
준다. 정골요법치료의 한 분과인 두개골치료는 천식, 어린이들의 상습적인
귀의 감염, 수면장애, 기타 신경계의 불균형에 기인한 증상들을 치료하는
데 도움이 된다. 나는 이 치료법이 안전하고 아주 효과적이라는 것을 알고
있기 때문에 환자들에게 종종 정골요법사를 추천하며, 의과대학생들한테는
그 치료기술을 배우라고 권한다.

～ 종교적인 치유

기도가 건강에 유익한 영향을 미친다는 것을 뒷받침하는 연구자료는 상
당히 많다. '크리스천 사이언스'[84] 식 치유의 효능을 보여주는 믿을 만한 기
록도 있다. 이 경우 환자의 믿음이 결정적인 요인이라고 생각하는 것이 합
리적이다. 하지만 누군가가 자기를 위해 기도한다는 사실을 모르는 경우에
도 기도가 효과가 있다는 연구 결과가 있는 것을 보면 종교적인 치유의 경
우에 환자 자신의 믿음 외에 우리가 모르는 메커니즘이 함께 작용하는지도
모른다는 생각이 든다. 종교적인 수행은 치유반응을 작동시킬 수 있는 것이
분명하고 환자에게 직접적인 해도 미치지 않기 때문에, 의학적으로 희망이
없는 질병의 경우에 보조적인 혹은 주된 기본적인 치료법으로 이용하지 않
을 이유가 없다.

---

84 **크리스천 사이언스**Christian Science : 1886년 미국의 메리 베이커 에디Mary Baker Eddy 여사가
    창시한 기독교의 한 파로, 심신의 만병은 그리스도의 가르침과 신앙을 통해서 고칠 수 있다고
    설파하고, 약을 쓰지 않고 정신적 · 영적 치료를 행한다.

수촉手觸치료

　　대개 간호사들에 의해 보급되고 실행되는 '에너지 치유'의 한 형태인 수촉치료(therapeutic touch)는 대단히 쓸모 있고 쉽게 배울 수 있는 기술이다. 이 치료법은 약물의 부작용 없이 통증을 제거할 수 있고, 부상의 회복을 촉진할 수 있으며, 치유체계를 방해하는 에너지 흐름의 장애를 확인해서 몰아낼 수 있다. 기도와 마찬가지로 수촉치료도 해가 없으며, 따라서 시도해보지 않을 이유가 없다. 수촉치료 운동과 관계없는 많은 치료사들도 손을 이용한 치료법으로 좋은 결과를 얻고 있다. 여러분도 이 치료법을 배워서 자신의 몸에 직접 사용할 수 있다. 스스로 이완 상태가 되어 우선 손바닥으로 에너지를 감지하고 전달하는 시도를 해본 다음 그 에너지를 몸의 아픈 부위로 향하게 한다.

17

치유에 성공하는 환자들의
일곱 가지 전략

이 책의 사례들 외에도 나는 자연적인 치유를 경험한 환자를 많이 알고 있으며, 그들과 면담도 했다. 그들의 이야기를 들어보면 그들이 사용한 몇 가지 공통된 전략을 찾아볼 수 있는데, 이것들은 몸은 아픈데 어떤 조치를 취해야 할지를 놓고 어려움을 겪는 사람들에게 도움이 될 만한다. 더 많은 환자들이 그러한 전략을 수용한다면 자연치유 사례는 엄청나게 증가할 것이다.

성공한 환자들의 전략은 다음과 같다.

☀ 노No 라는 대답을 받아들이지 않는다

　자연치유를 경험했던 사람들은 대부분 의료 전문가들로부터, 특히 전문의들로부터 희망이 없다, 더이상 할 일이 없다, 나아질 희망이 없다 하는 절망적인 말을 들었다. 그러나 그들은 그 말을 받아들이지 않았다. 그들은 어딘가에 길이 있으리라는 희망을 결코 버리지 않았다.

　164쪽에 기술한, 만성 자가면역 질환을 앓고 있던 젊은이는 여러 해 동안 혈액학 전문 의사에게서 다량의 스테로이드를 계속 처방하는 것 외에는 할 수 있는 일이 아무것도 없다는 얘기를 들었다. 그러나 스테로이드는 그의 건강을 갉아먹고 있었다. 그는 몇 년 동안은 그 소견을 받아들였지만, 억제 약물의 독성이 점점 더 심해지자 직관적인 믿음에 따라 다른 치료법을 찾기 시작했고, 결국 내게 왔다. 나는 그에게 생활습관을 크게 바꾸고 대안적인 치료법을 찾아보고 심신상관적인 접근법을 사용하면 면역체계의 작용 방식을 변화시킬 수 있다고 말했다. 그는 흥미를 보이긴 했지만 그 결과에 대해서는 회의적이었다. 나는 정신신경면역학에 관하여 읽어보라고 했다. 그는 애리조나대학의 의학도서관에 가서 그 주제와 관련하여 내가 읽으라고 권한 것보다 더 많은 자료들을 찾아 읽었다. 자료들을 읽고 나서 그는 무척 고무되어 치료를 시작하겠다는 의사를 밝혀왔다. 그는 자신의 혈구 수를 측정하고 위험한 상황에 대비하기 위해, 자신을 맡았던 혈액학 전문의를 치료 작업에 합류시켰으면 한다고 내게 말했다. 나는 그의 제안에 동의하고, 그 의사와 함께 치료 계획을 세울 수 있으면 좋겠다고 말했다.
　며칠 후 그가 다시 찾아왔다. 혈액학 전문의는 그의 계획을 듣더니 미친

짓이라고 말하더라는 것이었다. 약물을 중단하면 며칠 안에 상태가 악화되어 병원에 실려올 것이라고 했다. 그는 그 의사에게 자가면역 계통의 심신 상관적인 치료법에 관한 논문을 복사해서 읽어보라고 주었으나 그는 웃으며 '그런 하찮은 것'을 읽을 시간은 없다고 거절했다. 이 말에 격분한 그는 과감하게 의사와 관계를 끊었다. 이것은 의사의 권위를 부정하고 자신이 치료에 책임진 그의 생애 최초의 결단이었다. 그가 얼마간의 노력을 기울여 찾아낸 다른 혈액 전문가는 마음에 썩 내켜하지 않았지만, 기꺼이 그의 실험을 허락하고 지켜보겠다고 했다. 환자는 내가 권한 대로 생활을 바꾸었고 프레드니손을 끊었다. 한동안 혈구 수는 요동이 심했으나, 계속 약을 먹었을 때보다 더 나은 수준에서 안정되었다. 그는 옳은 길을 가고 있다는 확신이 서고 계속해서 정진할 수 있는 힘을 얻었다.

적극적으로 치료법을 찾는다

치유에 성공한 환자들은 치료와 회복의 가능성을 찾아 우연히 얻게 되는 모든 실마리를 좇는다. 그들은 질문을 하고, 책과 논문을 읽으며, 도서관에 가고, 저자에게 편지를 쓰며, 친구와 이웃에게 의견을 묻고, 희망적이라고 생각되는 치료사를 만나기 위해 여행을 한다. 그러한 행동 때문에 의사들은 이들에게 까다롭고, 고분고분하지 않으며, 불쾌한 환자라는 딱지를 붙이곤 하지만, 유순한 환자들이 파국으로 치닫는 반면 까다로운 환자일수록 나을 가능성이 더 많다고 보는 데는 이유가 있는 것이다.

재생불량성 빈혈을 겪다가 치유된 크리스틴(41쪽을 보라)이 한 말을 기억하자. "사람마다 치유방법이 다를 수 있습니다. 그러나 언제나 길은 있습니다. 포기하지 말고 그것을 찾으세요!"

치유된 사람을 찾아본다

의사들의 비관적인 견해를 무력하게 만들 수 있는 가장 효과적인 방법은 지금 여러분이 가진 문제와 똑같은 병을 앓다가 치유된 사람을 찾는 것이다. 심각한 건강 문제를 해결한 사람을 만날 때마다, 나는 그들에게 비슷한 병을 앓고 있는 사람들이 조언을 얻을 수 있도록 환자들을 그들에게 보내도 좋은지를 물어보곤 한다. 가령 나는 15년 동안 류머티스성 관절염을 앓아온 30대 후반의 남자를 알고 있는데, 그는 여러 해에 걸쳐 억제 약물을 조금씩 양을 늘여가며 복용해왔다. 또한 한쪽 손의 기형이 심각해서 교정 수술을 받아야 할 지경이 되었다. 그 무렵 그는 병의 기복이 자신의 감정의 기복과 동일한 경로를 따른다는 것을 알게 되었다. 그는 건전한 생활습관을 개발하고 기분을 고르게 유지할 수 있도록 세심한 노력을 기울였다. 그 결과 관절염은 더이상 진행되지 않았고 약물도 끊을 수 있었다. 나는 류머티스성 관절염 환자 여러 명을 그에게 보냈다. 그 환자들은 현대의학으로 무장된 관절염 전문가의 관점 외에는 아는 게 없었으며 스스로가 자신의 건강을 돌볼 수 있다는 사실을 믿지도 않았던 젊은이들이었다. 그의 도움으로 그들은 약물에 의존하지 않고서도 질병을 조절할 수 있다고 확신하게 되었고 치유의 길로 들어설 수 있게 되었다.

☀ 의료 전문가들과 건설적인 관계를 맺는다

어떤 환자들은 해결책을 찾는 일을 도와줄 전문가들과 협력함으로써 치유에 성공하기도 한다. 이 협력은 단순히 의사가 "무슨 일을 하고 있는지는 모르겠지만, 계속하시오!"라고 말하는 것일 수도 있고, 아니면 치료사가 어떤 시도를 행함에 있어 적극적으로 참여할 수도 있다. 여러분에게 필요한 것은 여러분을 믿고 여러분이 스스로를 치유할 능력이 있다는 것을 믿는 전문가, 여러분에게 힘을 주고 여러분이 혼자가 아니라고 느끼게 하는 사람이다. 좋은 의사라면 기꺼이 "나는 모릅니다"라고 말하고서 여러분이 어떤 방법을 이용하건 여러분이 치유되어가는 것에 큰 기쁨을 느끼는 사람이다.

☀ 근본적인 생활의 변화를 주저하지 않는다

내가 알고 있는 치유에 성공한 많은 환자들은 처음 병에 걸렸을 때의 그 사람이 아니다. 그들은 치유방법을 찾으려 노력하면서 대인관계와 직업, 거주지, 식사법, 습관 등등 자신들의 삶에 본질적인 변화를 주어야 한다는 것을 깨닫게 되었다. 지금 생각하면 이런 변화가 자신들의 성장에 필요한 과정으로 보이지만, 처음엔 그 과정이 순탄하지 않았다. 변화는 언제나 어렵고, 커다란 변화는 고통스럽기까지 하다. 이따금 질병은, 없어지겠지 하며 무시해버렸던 우리 생애의 여러 일들과 갈등을 돌아보게 만든다. 그것들을 계속 무시하는 것은 자연치유가 이뤄질 가능성을 막아버릴지도 모르며, 반면에 변화를 기꺼이 받아들이는 태도는 반드시 치유되리라는 것을 말하는 것일 수도 있다.

질병을 선물로 받아들인다

질병은 변화를 부르는 아주 강력한 자극이며, 어떤 사람들에게는 가장 뿌리 깊은 갈등을 해결하게 해줄 유일한 것일 수도 있다. 치유에 성공한 환자들은 종종 질병을 자신들의 성장과 발전의 가장 좋은 기회(진정한 선물)로 여긴다. 질병을 불행으로, 부당한 것으로 보는 태도는 치유체계를 방해할 수도 있다. 질병을 여러분을 성장하게 할 값진 기회로 여기는 것이 질병으로부터 여러분을 놓여나게 할는지도 모른다.

자신을 받아들이는 능력을 키운다

모든 인간의 특징인 불완전성과 한계, 그리고 결점을 가진 존재로 자신을 받아들인다는 것은 더 높은 의지에 대한 순종을 나타낸다. 변화는 세계와 대결하려는 그런 분위기에서보다는 이런 순종의 분위기에서 더 쉽게 가능한 것 같다. 여기서 순종은 병에 걸렸을 때 건강 회복에 대한 희망을 버리는 것을 뜻하는 것이 아니다. 그것은 오히려 병을 포함한 자신의 삶의 상황을 받아들임으로써 그 모두를 넘어설 수 있다는 뜻이다. 슬픔이 거쳐가는 과정을 돌이켜보라(138~140쪽을 보라). 상실을 받아들이는 것을 통해서만 완성과 치유로 나아갈 수 있다. 자연적인 치유를 경험한 한 남자의 말을 기억해보라. "비결은 자만심을 버리고, 생각을 버리고, 단지 몸이 스스로를 치유하게 하는 것입니다. 몸은 그 방법을 알고 있습니다."

일반적인 질병의 관리

병에 걸렸을 때 치유체계에 상승작용을 일으키는 치료법을 알아 두면 유익하다. 특히 식사조절, 특정한 보조제, 약초로 만든 약물, 그리고 서양의학을 전공한 대부분의 의사들에게는 잘 알려져 있지 않은 대안적인 치료방법을 알아두는 것이 좋다. 질병과 그에 대한 처치법을 다룬 상세한 목록을 작성하는 것이 이 글을 쓰는 목적은 아니다. 치료란 개개인에 따라 달라야 한다고 믿는 나로서는 더욱 그러하다. 나는 일반적인 범주의 질병을 다스리는 방법에 관해 조언하고자 한다. 이 장에 서술된 제안은 모든 규격 의약품의 대체를 의도하는 것이 아님을 명심해주기 바란다. 또한 사람들은 각자가 섭취한 것에 대해 각기 다르게 반응한다는 사실을 기억하라. 다음에 소개되는 치료법들은 나의 경험으로 보건대 안전하고 효과적이지만 어떤 약초나 보조제이든 그것을 먹고 특이체질에 의한 역반응을 일으키는 사람들이 있다. 치료약이 문제를 일으킬 때는 복용을 중단하라. 또한 자연

18

391

치료가 효과를 나타내기까지 인내를 가지고 기다려야 한다. 그것들은 강력한 억제 약물보다 작용하는 데 시간이 더 많이 걸린다. 식이요법으로 자연치료의 섭생법을 시작한다면 증세가 눈에 띄게 좋아지기까지는 6주에서 8주가량을 기다려야 한다. 증세의 개선은 점진적이고 안정적이며 확고한데, 그 이유는, 증상이 억제된 것이 아니라 치유체계가 지속적으로 작용하고 있음을 보여주기 때문이다.

🌱 알레르기

알레르기는 면역체계가 본질적으로는 해롭지 않은 주위의 물질에 대해 학습된 반응을 나타내는 현상이다. 이 경우 치료의 목적은 면역체계의 지나친 활동을 진정시켜 알레르기 항원과 더불어 살면서도 재채기나 기침을 하지 않고 가려움증에 시달리지 않게 하는 것이어야 한다. 기존의 치료는 순전히 억압적이기 때문에 어느 정도 독성이 있고, 또 시간이 지나면 면역체계의 반작용을 증가시킬 수도 있다. 알레르기가 느닷없이 나타났다가 갑자기 사라진다는 사실은 고무적이다. 이 사실은 학습된 반응양식이 고착된 것이 아니라는 것과 면역체계가 학습한 것을 잊어버릴 수도 있다는 것을 말한다. 알레르기의 자연적인 치유는 흔히 일어나는 일이다. 그 가능성을 증가시키기 위해서는 몇 가지 선도적인 방법을 시험해보는 것이 좋다.

식사조절로 알레르기 반응을 감소시킬 수 있다. 저단백 식사를 하고 동물성 단백질을 줄이고, 특히 우유와 모든 유제품을 삼가라. 우유 단백질은 많은 사람들에게서 면역체계의 자극제로 작용한다. 가능하면 유기농으로 재배된 식품을 먹으라. 그 이유는 농사에 사용된 화학물질의 잔유물이 면역체계의 반작용을 초래하는 경우가 종종 있기 때문이다.

식사때 메밀과 감귤류에서 얻은 자연물질인 케르세틴을 먹으라. 케르세틴은 많은 알레르기 반응의 조절자인 히스타민을 방출하는 세포 피막을 안정시킨다. 미국 내 건강식품점에서 케르세틴 정제를 구할 수 있다(어떤 제품에는 비타민 C와 다른 관련 성분이 들어 있다). 권장량은 400밀리그램으로 하루에 두 번, 식사 사이에 복용한다. 케르세틴은 치료제가 아니라 예방 약물이므로 정기적으로 복용하는 것이 바람직하다. 만일 알레르기가 계절을 타는 것이라면 증세가 발생할 것이라고 예상되는 시점에서 몇 주 앞서 복용한다. 그렇지 않으면 2~3개월을 복용하고, 그런 다음 증세가 개선되고 있는지를 확인하기 위해 조금씩 복용량을 줄여나간다.

알레르기성 재채기와 눈, 귀, 목의 가려움증을 수반하는 고초열에 좋은 약초치료는 독한 쐐기풀(Urtica dioica)인데, 특히 이 식물의 잎을 냉동건조한 추출물이 좋다. 매 두 시간에서 네 시간마다 한두 캡슐을 먹으면 항히스타민제와 스테로이드의 독성 같은 것도 없이 증세를 다스리게 될 것이다. 고초열에 이용할 수 있는 가장 안전한 약물은 코에 뿌리는 크로몰린 나트륨으로서, 케르세틴과 유사하게 작용한다.

집 안에 공기정화기를 설치하는 것과 같은 환경조절은 면역체계의 부담을 덜어 알레르기가 진정될 더 나은 기회를 제공한다.

심신상관적인 중재는 중요하다. 장미꽃에 심한 알레르기를 일으키는 사람은 플라스틱으로 만든 장미를 보기만 해도 알레르기 반응을 일으키는데, 이것은 고등한 뇌에서의 학습이 면역체계의 빗나간 반응에 연관되어 있음을 보여준다. 대화식 이미지유도요법은 특히 만성적인 두드러기와 습진 같은 알레르기성 피부 질환에 도움을 줄 것이다.

❧ 자가면역 질병

자가면역 질병에서는 면역반응이 정상적인 자기 자신의 조직에 대항하여 일어나 염증성 변화와 신체 구조의 궁극적인 손상을 야기한다. 자가면역 질병에 잘 걸리는 체질은 유전될 수 있고, 이 병은 감염이나 다른 물리적인 충격 혹은 정서적인 상처에 의해서 촉발될 수 있다. 어떤 조직과 기관이라도 비정상적인 면역반응의 목표가 될 수 있다. 즉 신경(다발성 경화증), 관절(류머티스성 관절염), 내분비선(중증 근무력증과 갑상선염), 근육(근염), 신체 전체의 연결조직(전신 낭창 홍반증), 신장(신사구체신장염) 기타 등등. 이들 질환을 치료 없이 내버려둘 경우 주기적으로 악화되었다가 진정되는 특징이 있는데, 이것은 치유체계가 자가면역 질병을 억제할 잠재력을 보여준다는 점에서 다행한 일이다. 이런 유형의 질병에 대해 서구 현대의학은 독성이 매우 강한 억제 약물에만 의존하고 있다.

자가면역 질병의 원인은 워낙 다양해서(유전, 스트레스, 환경적인 문제), 좋은 치료를 하려면 환자 개개인의 생활방식에 면밀히 주의를 기울여야 한다. 이들 질병에서는 염증성 변화가 조직의 손상을 일으키기 때문에, 치유체계가 면역성을 조절하도록 돕는 것 이외에도 염증을 줄일 수 있도록 식이요법이 이루어져야 한다.

식이요법 조절은 알레르기 질환의 경우와 거의 마찬가지이다. 동물성 식품은 가급적 먹지 말고 저단백 식사를 해야 한다. 특히 우유와 유제품은 삼가라. 유기농법으로 재배된 과일, 야채, 곡물을 많이 먹고, 불포화도가 높은 식물성 기름과 인공적으로 수소처리된 지방은 먹지 말아야 한다. 생선을 먹거나 아니면 아마씨처럼 오메가-3 지방산을 얻을 수 있는 식품을 먹는다.

산화방지 비타민과 미네랄로 식사를 보충한다.

약초치료법으로는 항염증성 효과가 있는 생강(말린 생강을 가루로 만들어 캡슐에 담은 것이 가장 좋다. 하루에 두 번, 한 번에 한 캡슐씩 먹으라)과 여름흰국화가 좋은데, 이것은 자가면역성 관절염에 효능이 있다(하루에 두 번, 여름흰국화잎을 냉동건조해 만든 캡슐을 한두 알씩 먹으라). 또 한 가지는 카레를 만드는 향료로, 겨자와 같은 노란색을 띠는 강황[85]이다. 생강과 식물의 뿌리줄기에서 얻을 수 있는 강황에는 아주 강력한 항염증성 성분이 들어 있어서 음식에 그저 넣기만 하면 된다. 그러나 강황의 유효 성분인 노란색소이자 주요 성분인 쿠르쿠민curcumin을 직접 먹는 것이 더 효과적이다. 이것은 하루에 세 번 300~600밀리그램씩 먹는다. 미국의 건강식품점에서는 쿠르쿠민에다 이것의 흡수를 증가시키고 그 자체로도 항염증효과가 있는 파인애플에서 추출한 효소인 브로멜린을 혼합하여 만든 제품을 판다.

한의학과 아유르베다 의학은 매우 이로운 대체의학이다. 자가면역 질병이 동종요법 치료에도 잘 반응한다.

자가면역 질병은 정서적인 기복을 따르기 때문에 심신상관적인 조정 역시 주요하다. 정신적 요인이 면역반응에 영향을 미친다는 것은 이미 알려져 있다. 심리치료, 최면치료, 이미지치료 모두 유용하고 시도할 만하다.

---

85 **강황薑黃**(*Curcuma longa*) : 피를 잘 통하게 하고 어혈을 없애며 손상된 간장 기능의 회복을 빠르게 하며 어깨 아픈 데 많이 사용한다. 맵고 열성熱性이므로 울금鬱金의 차고 쓴 것(苦寒)과 구별된다. (한방)

ㅓ 심장혈관 질환

심장과 혈관에서 발생하는 대부분의 질병은 심장을 건강하게 해주는 식이요법, 금연과 적당한 운동, 정서를 배양하고 분노와 스트레스를 중화할 수 있는 환경에서 일하는 것으로 예방할 수 있는 질병이다. 병이 났다 하더라도 생활을 적절히 변화시켜 병의 진행을 늦추거나, 정지시키거나, 혹은 역전시킬 수도 있다. 몇 가지 제안을 덧붙인다면 다음과 같은 것들이 있다.

식사조절에서는 지방을 줄여야 하는데, 특히 포화지방을 줄여야 한다. 음식에는 다른 기름은 쓰지 말고 올리브 기름을 쓰라. 고섬유질, 저지방, 채식주의자나 채식애호가의 식단과 거의 비슷한 식단을 유지해야 하며, 생선을 먹고 오메가-3 지방산이 들어 있는 식품을 먹는 것이 심장 질환을 가장 잘 예방할 수 있는 식사법이다. 마늘, 양파, 고추, 녹차, 강황 모두 심장혈관계를 보호하는 효능이 있다.

산화방지 비타민과 미네랄을 보충하는데, 특히 비타민 E를 반드시 보충하라. 내가 추천하는 다른 자연물 두 가지는 보조효소 Q(Co-Q-10으로도 알려져 있다)와 L 카르니틴이다. 보조효소 Q는 세포 단계에서 산소 이용을 개선해주며, 특히 심장근육세포에서 그 작용이 활발하다. 그것을 하루에 60밀리그램 복용하고, 더 먹을 수 있으면 하루에 200밀리그램까지 늘려도 좋다(Co-Q-10을 캡슐당 60밀리그램 이하짜리의 조제 형식으로 구입하는 것은 소용없다). L 카르니틴은 심장근육세포의 신진대사를 개선시키는 아미노산이다(이것 역시 싸지 않다). 권장량은 하루에 두 번 200~250밀리그램이다. L 카르니틴은 일반 약국에서 구입할 수 있다. 심장의 부정맥에는 마그네슘을 보충해주는 것이 도움이 된다. 잠자리에 들기 전에 마그네슘(구연산이나 글루콘산과 결합된 형태든가 킬레이트 화합물의 형태든가) 1,000밀리그램을 먹고 아침에 일어나서 500밀리그램을 더 먹는다. 이와 함께 같은 양의 칼슘(구연산염)을 먹는다. 고혈압일 경우에도 같은 양의 칼슘과 마그네슘을 먹기를 권한다.

심장혈관계에 대한 약초치료에는 자연 이뇨제이며 심장 강장제인 서양산사나무(*Crataegus oxycantha*)[86]가 포함되는데, 이것은 관상심장 질환과 심부전인 사람들에게 도움된다. 중국요리의 한 구성분인 털목이버섯(*Auricularia polytricha*)은 아스피린의 작용과 유사한 혈액응고 방지 효과가 있다. 산사나무의 냉동건조된 캡슐 제품이 약국에 나와 있다. 권장량은 하루에 2~4회, 한 번에 한두 캡슐 먹는다. 동양식품점에 가면 말린 나무귀버섯을 살 수 있다. 그것들을 더운 물에 담가 원상태로 불려 부드럽게 만든 다음 딱딱한 부분은 떼어내고 수프나 볶는 요리에 넣는다. 하루에 불린 버섯을 한 큰술 먹으면 좋다. 너도밤나무도 비정상적으로 확장된 정맥의 치료에 좋다. 너도밤나무 추출물을 함유하고 있는 크림은 미국의 건강식품점에서 구할 수 있다.

규칙적인 에어로빅 운동은 심장과 혈관에 가장 좋은 것 중의 하나이다. 이완과 스트레스 감소 기술 역시 심장과 혈관에 좋은 영향을 미친다.

🌱 소화기 질환

생활습관, 특히 식사와 스트레스를 잘못 관리해서 생기는 병의 또다른

---

86 **산사나무**(*Crataegus pinnatfida*) : 이 열매의 과육은 육식에 의한 소화불량에, 산사자는 어혈瘀血을 푸는 데 사용된다.

큰 범주가 있다. 서양 현대의학은 이들 질병을 잘 다루지 못한다. 대체의학은 안전하고 효과적인 치료법을 제공한다. 만일 기회가 주어진다면 치유체계가 이런 증상을 완전하게 해결할 수 있을 것이기 때문이다. 구토에서 변비에 이르는 많은 소화기 질환이 일어나는 공통된 원인은 위장 근육조직의 내적인 운동성과 전체 체계를 연결하는 자율신경의 조절력 사이의 불균형이다. 위장관에는 신경을 통해 입력되는 것이 너무 많아서 그 균형이 스트레스로 인해 쉽게 깨질 수 있다. 소화기는 피부와 더불어 스트레스에 관련된 질병이 가장 많이 발생하는 곳이다.

식이요법 조절은 소화기의 건강을 개선하고 기능을 향상시키는 방향으로 이루어져야 한다. 우선 카페인(특히 커피)과 담배, 그리고 다른 자극적인 약물을 끊어야 한다. 알코올도 식도와 위의 주된 자극제가 될 수 있다. 어떤 식품이 위장에 통증을 만드는지 관심을 기울이고 그에 따라서 식습관을 변화시켜라. 때로 소량으로 자주 식사하는 것이 소화기 기능을 원활하게 하는 데 도움이 되기도 한다.

소화기 질환을 치료하는 데 약초치료약은 정말 효과가 있다. 카모밀레와 박하차 두 가지는 가슴앓이와 구토 증세에 잘 작용한다. 그러나 박하는 식도와 위가 연결되는 괄약근을 이완시키기 때문에 구토를 심하게 할 수도 있다. 생강은 어떤 형태로든지 구토를 진정시킨다. 심한 위염, 역류, 소화성 궤양에는 감초 조제약인 DGL을 써보라. 이것은 위내벽을 덮고 있으며 자연적인 보호 기능을 하는 점액을 증가시킨다. 미국의 건강식품점에서 구할 수 있는 장용성(장에서 용해되도록 고안된) 박하유油 캡슐은 과민성 대장 증상과 게실염, 그리고 다른 대장 질환에도 아주 탁월한 치료효과를 낸다. 설사와 대장 염증에 잘 듣는 아주 훌륭한 치료약에는 구주콩나무[87]가루가 있다. 처음엔 사과소스와 꿀을 섞어서 한 큰술을 먹으라. 공복(식전 한 시간 반 혹은 식후 세 시간)에 유산균(건강식품점에서 구할 수 있는 액체나 캡슐로 된 것)과 함께 먹으라. 변비가 있을 때는 아유르베다 치료약인 트리팔라가 아주 우수하다. 제품에 적혀 있는 용법을 따르라.

이완은 무엇보다 중요하다. 326쪽에 기술된 호흡운동은 위장기관에 특히 좋은 영향을 미치는데, 이 운동은 반드시 규칙적으로 행해야 한다. 바이오피드백과 요가도 도움된다. 그러나 나는 무엇보다도 최면치료와 이미지 유도치료를 추천한다.

소화기 질환에 대한 대체의학의 접근방법 중 최상의 효과가 있는 것은 자연요법, 동종요법, 한의학, 아유르베다 의학이다. 나는 역증요법의 약물과 수술에 의존하기에 앞서 치료체계를 시도해보곤 한다.

🌱 감염

나는 이 책에서 여러 번 세균 감염에 대한 항생제의 효과가 항생제에 내성을 가진 세균의 출현으로 인해 급속하게 줄어들고 있다고 말했다. 심각하고, 전이가 빠른 감염이나 신체의 중요 기관에 관련된 감염은 역증요법에 의한 관리를 요구하는 응급상황이지만, 이러한 경우에도 보완적인 방법들을 이용하여 치유반응을 자극하는 것은 중요하다. 덜 심각한 감염이나 역증요법의 치료가 먹혀들지 않는 만성적인 혹은 재발성 감염에서는 치유체계

---

87 **구주콩나무** : 지중해지방 원산의 콩류.

의 작용을 자극하는 것이 무엇보다 중요하다. 쉽게 치유될 가능성이 있거나 일부에 국한된 감염을 치료하는 데에 가장 좋은 방법 중의 하나는 열을 가하여(예를 들어, 열 습포제를 이용하거나 혹은 뜨거운 물에 담금으로써) 감염된 부위에 혈액의 흐름을 증가시키는 것이다. 몸을 더 많이 쉬게 하고 적게 먹으며 수분 섭취를 많이 하고 한증실이나 사우나에서 땀을 흘림으로써 치유체계가 감염균과 싸우는 것을 도울 수 있다.

식사조절을 통해 어떤 종류의 감염에 민감하게 반응하는 성질을 줄일 수 있다. 예를 들어, 온갖 종류의 설탕을 줄이면 여성의 요도감염 발생 빈도를 줄일 수 있고, 신선한 과일과 야채를 많이 섭취하는 것은 면역성을 키우는 데 도움이 된다.

산화방지 비타민과 미네랄을 식사에 보충하라. 특히 만성 감염이나 재발성 감염을 방지하기 위해 하루에 2~3회 비타민 C를 2,000밀리그램씩 복용하라.

감염에 효과적인 약초제는 마늘에서부터 동양의 낯선 버섯까지 아주 풍부하다. 일반적인 조치로 식사에 생마늘을 첨가하고, 미국이 원산지로 항생 작용과 면역성 증가 성질이 있는 약초인 에키나시아를 사용해보라. 혀끝에 대어보고, 1분 후에 혀의 감각을 마비시키는 작용을 하는지 확인해보라. 그렇지 않으면 그것들은 효과가 없는 것이다. 제품에 적혀 있는 용법을 따르거나 아니면 팅크제를 약간 더운 물에 섞어 하루에 네 번 먹는다. 국부적인 피부 감염에는 호주가 원산지인 차나무기름을 바르라. 건강식품점에서 백 퍼센트 순수 차나무기름을 사라. 그것은 뛰어난 멸균제로 집이나 여행중에 구급상자에 비치해두면 아주 유용하다. 만성적이거나 혹은 재발성 바이러스 감염에는 황기를 쓰라(283~285쪽을 보라).

대체의학은 서양 현대의학이 치료하지 못한 전염병을 성공적으로 치료하는 경우가 있다. 그 중 하나만 꼽으라면 전통 한의학인데, 이것은 항바이러스성, 항박테리아성, 면역조정 성질을 갖고 있는 약용식물을 엄청나게 많이 갖추고 있다.

심신상관 접근법도 반드시 시도되어야 한다. 최소한 그것들은 서구의학의 약물의 효능을 증가시킬 수 있다. 최상의 경우에는 이 접근법을 통해 감염이 치유되는 방향으로 면역체계와 병을 야기시키는 균 사이의 균형을 변화시킬 수 있다.

남성의 건강 문제

전립선은 남성의 해부조직 중에서 가장 취약한 곳으로, 간혹 젊어서 다루기 힘든 감염매체의 영향을 받으면 나이들어 방뇨에 어려움을 겪을 정도로 심해지는 경우가 있다. 전립선을 자극하는 요인 중 중요한 것에는 커피와 다른 형태의 카페인, 카페인을 뺀 커피, 알코올, 담배, 고추, 수분 부족, 너무 빈번하거나 혹은 너무 드문 사정 등이다. 너무 오래 앉아 있거나 반복해서 덜커덩거리는 움직임(승마, 자전거 타기 혹은 모터사이클처럼)도 전립선에 스트레스를 준다.

식사에 피콜염 형태의 아연을 하루에 30밀리그램 보충하라. 콩을 재료로 한 식품의 섭취를 늘려라. 콩을 재료로 한 식품 안에 들어 있는 식물 에스트로겐이 남성 호르몬의 불균형한 영향으로부터 전립선을 보호할 수 있다. 전립선 비대증의 약초치료에는 톱야자(*Serenoa repens*)와 피검(*Pygeum africanum*), 두 가지 식물이 이용된다.[88] 제품에 적혀 있는 용법대로 한 가지 혹은 두 가지를 이용하라. 무기한으로 이용해도 좋다. 성욕 감퇴시에는 한의학이 많은 치료법을 제공하는데, 이 중에는 다른 것과 비교될 수 없을 만큼 우수한 강장제인 인삼(286~288쪽을 보라)이 포함된다. 아유르베다 의학에서는 아슈와간다ashwaganda라는 치료약을 얘기하는데, 이것은 최근에 미국 건강식품점에 나왔다. 제품에 적혀 있는 용법을 따르라.

심신상관 접근법은 모든 성적인 문제와 생식기 문제에 이용해볼 만한 가치가 있는데, 최면요법, 이미지요법이 특히 유용하다.

정신과 감정, 신경의 문제

불안에 대해 내가 알고 있는 최상의 치료법은 326쪽에 소개되어 있는 호흡운동이다. 아주 심각한 불안에도 이 운동은 최상의 치료법이다. 호흡운동은 자율신경계의 상태를 서서히 바꿈으로써 깊이 있는 내적 이완을 하게 하고, 이 이완은 정서적 치유를 향상시킨다. 여러분이 지금 호흡운동을 시작하면 필요할 때에 그것을 사용할 준비를 하는 것이다. 규칙적인 운동 역시 중요한데, 이완훈련은 매우 도움될 것이다. 내가 자주 권하는 두 가지 약초는 시계꽃과 쥐오줌풀[89]이다. 시계꽃(*Passiflora incarnata*)은 정말 부드러운데, 팅크제로 섭취할 수 있다. 소량의 미지근한 물에 그것을 약간 섞어 하루

---

88 전립선 비대증이나 염증에 서양 칠엽수종자 건조 엑기스나 쿠쿠르 비트 종자를 주성분으로 한 약품이 개발 시판되고 있다.

89 **쥐오줌풀**(*Valeriana officinalis*) : 유럽산 쥐오줌풀의 뿌리열매(길초근)로 진정·진경작용이 있다.

에 네 번 먹는다. 쥐오줌풀은 불면에 사용해도 좋을 만큼 진정효과가 강력하다. 낮 동안에 정서 안정을 위해 사용할 때에는 소량을 복용해야 한다. 말하자면, 더운 물 약간에 열 방울을 섞는 정도이다.

　우울증에 가장 훌륭한 치료법은 활기 있고 규칙적인 에어로빅 운동으로, 하루에 최소한 30분씩, 일주일에 5일을 한다. 알코올, 진정제, 항히스타민제와 다른 항우울제를 피하는 것이 바람직하다. 식사조절 역시(단백질과 지방은 줄이고, 전분과 과일과 야채는 늘린다) 도움을 준다. 거기에다가 다음과 같은 보조제를 첨가하라. 아침에 일어나자마자 아미노산의 일종인 DL-페닐알라닌을 1,500밀리그램, 비타민 B-6[90] 1,000밀리그램, 비타민 C 500밀리그램, 과일 한 조각 혹은 주스를 작은 컵으로 한 잔 먹는다. 그 후에는 최소한 한 시간가량은 식사하지 않는다(만일 혈압이 높다면 이 처방을 신중하게 사용해야 한다. 왜냐하면 DL-페닐알라닌이 그 상태를 일시적으로 악화시킬 수 있기 때문이다. 아미노산은 소량에서부터 시작하고 가끔씩 혈압을 검사하라).

근골격 질병

　급만성 근골격 통증으로 인해 병원을 찾는 환자들이 다른 어떤 종류의 병으로 찾아오는 환자보다 많다. 서구 현대의학의 약물과 수술은, 자연적이고 대안적인 치료방법을 적극적으로 실험해보았는데도 치료되지 않았을 경우에 최종적으로 기대는 것으로 생각해야 한다.

---

90 **비타민 B-6** : 항피부염 인자로 아티민 또는 파리독신이라 부르기도 한다.

이 경우에 식사조절은 염증의 진행을 줄이기 위해 지방을 조절하는 것을 제외하고는 그다지 중요하지 않다. 불포화도가 높은 지방과 인공적으로 포화된 지방을 줄이고 어떤 형식으로든 오메가−3 지방산의 섭취를 늘려야 한다.

골관절염에는 비타민 B 복합체인 니아신아미드[91]를 보충하는 것이 도움된다. 하루에 두 번 500밀리그램으로 시작해서 필요한 경우에는 하루 최대 복용량이 2,000밀리그램이 될 때까지 3주 간격으로 500밀리그램씩 늘린다.

근골격 통증에 좋은 약초치료로는 생강,[92] 특히 말린 인삼이 좋고, 아유르베다의 약초인 보스웰리아 혹은 이것의 추출물로 만든 보스웰린이 있다. 제품에 적힌 용량을 따라 복용하라. 생강과 보스웰린은 섬유근통과 사람들이 막연히 '온몸이 쑤신다'라고 표현하는 다른 증세를 구제해준다. 또한, 강황에서 추천한 항염증성 물질인 쿠르쿠민을 사용해보는 것도 좋다. 이 경우엔 자가면역 질병에서 기술한 용법을 따르라. 외상 때문에 생긴 광범한 타박상과 혈종에는 파인애플 효소인 브로멜린이 아주 탁월한 치료제인데, 이것은 미국의 건강식품점에서 캡슐 형태로 파는 것을 구할 수 있다. 공복에 하루에 세 번 200~400밀리그램을 먹는다. 브로멜린은 손상된 조직을 치유하는 데 도움되나, 알레르기 발진이 생기는 사람들이 간혹 있다. 가려움증이 생기면 복용을 중단하라.

심신상관적인 중재 역시 중요하다. 최면요법은 사람들이 만성적인 통증

---

91 **니아신아미드** : 니코틴산아미드. 수용성 비타민 B 복합체의 일종으로 생체내 대사 과정 전자 수용제 역할을 하고 있는 NADH의 구성 성분이다.

92 **생강** : 말린 생강은 한방에서 건강乾薑이라고 한다. 건강은 몸을 덥히는 작용이 생강보다 강하고 생강처럼 땀구멍을 열어주는 작용이 없으므로 고혈압 환자는 주의해야 한다.

과 거리를 두는 방법을 가르치는데, 이를 통해 통증은 좀더 빨리 사라질 수 있다. 명상 유도를 포함하여, 스트레스를 줄이는 다른 방법들은 서구 현대의학의 치료법으로 치유되지 못한 만성적인 통증 증후군에 효과적이다.

이들 질병에도 대체치료는 시도해볼 만한 가치가 있는데, 특히 중요한 것은 정골요법, 카이로프락틱, 수축치료, 그리고 신체조절법이다. 침은 근육골격의 통증을 일시적으로 낫게 하는 데 극적인 효과를 내며 다른 증상의 치유를 촉진시킬 수 있다. 침술은 중국식의 약초치료와 결합하여 관절염과 만성적 근골격 질환에 경이로운 작용을 한다.

⚘ 통증

통증에는 두 가지 측면이 있다. 즉 신체 구조나 기능이 흐트러져서 생기는 물리적인 감각과 그것에 대한 심리적인 지각이다. 후자는 여러 가지 방법으로 조절될 수 있다. 내가 선호하는 방법은 최면치료, 이미지유도, 명상, 그리고 침술이다. 193~200쪽에 나와 있는 에단의 등의 통증에 관한 이야기를 참고하라. 이것은 순전히 정신을 통해 자극을 주는 것만으로 만성적인 통증을 치유한 내용을 적고 있다.

통증이 아직 조직 단계의 염증에서 발생한 상태라면 식사 변화, 약초치료, '자가면역 질병'과 '근골격의 질병'에 제시된 치료법만으로도 해결이 가능하다.

수축치료와 다른 형식의 에너지 치유는 통증을 제거하는 데 극적인 효과를 발휘할 수 있다.

✔ 피부 질환

피부에는 신경의 말단이 너무 많이 분포해서 스트레스와 관련된 질환이 매우 자주 발생한다. 다시 말하지만 많은 피부 질환에 대한 서구의학에서의 치료법, 특히 바르는 스테로이드는 본질적으로 억압적이고 독성을 갖고 있다.

생활방식을 바꾸는 것이 피부 건강에 아주 중요한데, 특히 태양에 노출되어 피부가 손상되는 것을 막아야 한다. 비누는 자연적인 보호막을 제거하므로 사용 횟수를 줄인다. 샤워나 목욕 후에는 곧바로 보습제를 바르라. 색소와 다른 독한 화학물질이 들어 있는 화장품은 사용하지 않는다.

알레르기와 염증성 변화를 야기할 수 있는 식품을 삼가고, 피부와 모발, 손톱의 건강한 발달에 필요한 영양을 공급하기 위해서는 식사조절 또한 중요하다. 앞서 '자가면역 질병'에서 권한 대로 식사에 변화를 주고, 오메가-3 지방산을 얻을 수 있는 식품을 반드시 섭취하라.

식사에 산화방지 비타민과 미네랄과 GLA(감마리놀렌산, 피부에 특히 좋은 필수 지방산이다)를 보충하라. 가장 좋은 원천은 블랙 커런트 기름[93]과 달맞이꽃으로 만든 기름이다. 블랙 커런트 기름을 하루에 두 번 500밀리그램씩 먹는다. 이것을 꾸준히 복용하면 6~8주 후에 피부의 변화를 볼 수 있을 것이다.

피부에 분포되어 있는 맑은 말단 신경을 이용하기 위해서는 모든 종류의 피부 질환에 심신상관적인 조정이 시도되어야 한다. 대개 나는 환자들을

---

93 블랙 커런트 기름 : 까막까치밥나무에서 얻는 기름.

유능한 최면치료사와 이미지유도 치료사에게 보낸다.

피부질환 치료에는 일반 의학의 치료법보다 대안치료가 훨씬 효과적이고 독성도 덜하다. 내 경험에 비추어보면 치료 성공률이 가장 높은 경우는 동종요법, 아유르베다 의학, 한의학으로서, 심지어 건선과 다른 중증의 만성적인 문제도 해결한다.

❧ 스트레스와 관련된 질환들

모든 질병은 다른 원인이 밝혀지기 전까지는 스트레스에 의한 것으로 가정되어야 한다. 스트레스가 질병의 일차적인 원인이 아닌 경우에도 증세를 악화시키는 요인이 되곤 한다. 육체적인 고통의 원인이 스트레스와 관련 있다고 하는 것은 그 고통이 허구적이거나 대수롭지 않다는 것이 아니라, 단지 스트레스를 줄이고 이완훈련을 쌓는 데 시간을 할애하는 것만으로도 증세를 해결하는 데 매우 도움될 수 있음을 의미한다. 스트레스와 관련된 것으로 가장 흔한 질병은 두통, 불면, 근골격의 (특히 등과 목의) 통증, 모든 종류의 위장 질환, 모든 종류의 피부 질환, 성욕감퇴, 생리 문제, 감염 가능성의 증가 등이 있는데, 많은 사람들이 이런 증상으로 의사를 찾아가 억제약물을 처방받는다. 이런 모든 증상에 대해서 여러분이 다른 어떤 치료를 시도하는지와 무관하게 치유체계가 신체적인 차원에서 발생한 모든 문제를 해결할 최적의 기회를 가질 수 있도록 심신상관적인 접근법, 이완호흡과 여러분에게 적당한 모든 이완기술을 사용할 것을 권하고 싶다.

� 비뇨기 질환

신장에 가장 흔하게 스트레스를 주는 것은 담배, 높은 혈압, 수분 부족, 알코올, 카페인, 다른 자극성 약물과 고단백 식사이다. 따라서 비뇨기 질환에는 생활방식의 변화가 가장 중요하다. 단백질의 대사는 신장에 많은 노동량을 부과한다. 만일 신장이 비정상적이거나 과거에 신장 질환을 앓은 적이 있다면, 가장 중요한 예방책은 저단백 식사를 하는 것과 절대로 수분 부족 현상에 빠지는 일이 없도록 하는 것이다.

비뇨기는 혈액에서 독성을 여과하고 그것들을 소변으로 응축하기 때문에, 악성 형태로 변형될 수 있는 독성의 해를 입기가 쉽다. 특히 방광이 위험하다. 독성으로부터 자신을 지키기 위해서는 이 책의 10장에 소개된 예방책을 따르는 것이 도움된다. 더불어 항산화보조제를 정기적으로 복용하라.

비뇨기관의 감염은 남성보다 여성이 더 취약하다. 여성들은 담배, 알코올, 카페인 섭취를 줄이거나 끊고, 외상을 일으킬 만한 활동이나 지나친 성생활을 피하고, 물을 많이 마셔 언제나 소변을 잘 봄으로써 이런 가능성을 줄인다. 넌출월귤(Cranberry)은 세균이 방광벽에 달라붙는 것을 어렵게 만드는 성분을 포함한다. 만일 비뇨기관의 감염이 잦다면 넌출월귤 주스를 자주 마시거나 혹은 건강식품점에서 무가당 넌출월귤 농축액을 사서 여러분의 입맛에 맞게 물이나 소다수를 섞어 먹어보라. 식사 후에 액체나 캡슐 형태로 유산균을 먹으면 방광의 감염에 대한 저항력을 증가시킬 수 있다.

비뇨기관을 도울 수 있는 약초는 우바우르시(Uvaursi, bearberry leaf)[94]이다. 이 잎사귀의 추출물이 팅크제와 캡슐 형태로 나와 있으며 다양한 비뇨기 질환에 유용하게 쓰일 수 있다. 팅크제를 소량의 더운 물에 약간 타거나 아니면 캡슐을 한두 알씩 하루 3~4회 먹는다. 이것은 오랫동안 이용하면 염증을 일으킬 수 있기 때문에 단기간의 치료에 이용되어야 한다.

심신상관적인 접근방법도 비뇨기 문제를 다루는 데 대단한 가치가 있다. 그 중에서 하나를 꼽으라면 나는 유능한 치료사와 함께하는 이미지유도 요법을 택하겠다.

대체의학에서도 많은 치료법이 있는데, 그 중 자연요법, 동종요법, 한의학이 많은 도움을 줄 수 있다.

✿ 여성의 건강 문제

생리 기간중의 극심한 통증과 월경전증후군(PMS)을 포함한 생리 문제는 카페인과 염증을 유발하는 지방(앞의 '자가면역 질병'을 보라)을 제거하고 식사에 GLA('피부 질환'을 보라), 비타민 E, 비타민 B-6(하루에 두 번 100밀리그램)를 보충함으로써 조절될 수 있다. 당귀는 여성의 문제에 폭넓게 쓰이는 유용한 강장제이다. 또 한 가지 유용한 약초치료는 성수聖樹로서, 이것은 팅크제나 캡슐 형태로 복용할 수 있다(물에다 약간의 팅크제를 타서 먹거나 혹은 하루에 두 번 한두 캡슐을 먹는다). 이것은 여성의 생리 주기를 조절하는 데 도

---

94 **우바우르시**(*Arctostaphylos uva-ursi Sprengel*) : 진달래과에 속하는 월혼의 잎(유럽 알프스 산맥 지역, 캐나다, 미국 북부 지역 등이 산지). 이 잎의 추출물은 요로방부의 목적으로 쓰인다. 잔뇨감, 배뇨시의 불쾌감이 있을 때 복용한다. 동양산으로 월귤엽(*Vaccinium vitisidaea L.,* cowberry leaves)이 있는데 한국의 고산지대, 일본(북해도)에서 나며 우바우르시의 대용으로 쓸 수 있다.

움을 준다. 규칙적이고 적절한 에어로빅 운동 또한 중요하다.

에스트로겐 신진대사의 불균형을 피하기 위해서는 에스트로겐이 첨가된 식품의 섭취를 피하고(이윤 추구를 목적으로 생산된 육류와 가금류), 에스트로겐과 같은 기능을 가질 수 있는 오염물질에 노출되는 것을 피하며, 알코올 섭취를 최소화하고, 저지방식을 한다. 예방적인 식물 에스트로겐을 섭취하기 위해 콩으로 만든 식품 섭취를 증가시키는 것이 필수적이다.

폐경기 증상은 호르몬 대체치료[95]에 의존하지 않고서도 조절될 수 있다. 이미 뼈가 약해지고 있거나 혹은 관상심장 질환에 걸릴 위험이 많은 여성들이 그로 인해 호르몬 대체치료를 선택하는 경우에도 마찬가지다. 대부분의 여성에게서 얼굴이 붉어지는 증상을 제거하거나 혹은 줄일 수 있는 한 가지 약초치료법은 당귀, 성수, 다미아나(멕시코산 특정 식물로 만든 약, 흥분제)로 구성된다. 이들 각각으로 만든 팅크제를 약간 먹거나 혹은 각각의 캡슐을 두 알씩, 하루에 한 번 낮에 먹는다.

여성의 생식기관의 모든 문제에도 심신상관 접근법이 매우 중요하다. 최면치료와 이미지유도치료의 결과는 빠르고, 극적이며, 놀랄 만큼 효과적이다.

---

95 **호르몬 대체치료** : 현대의학에서는 폐경 증상이 심한 경우에 에스트로겐을 투여한다.

19

치유체계의 영원한 맞수, 암

암은 언제나 우리와 더불어 존재해왔다. 살아 있는 모든 유기체는 암에 걸릴 수 있다. 유기체가 복잡하면 복잡할수록 암에 걸릴 위험은 더 크다. 세포에 가해지는 엄청난 압력이 정상 세포가 악성 세포가 되게끔 밀어붙인다. 악성 세포들은 죽을 것이라고 예상되는 때에 죽지 않고, 한 곳에 머물러 있지도 않으며, 세포의 성장이 전체 유기체를 규제하는 일반 법칙에 순응하지도 않기 때문에 위험하다.

그럼에도 불구하고 변형된 세포와 숙주를 죽일 힘을 갖고 있는 암적인 성장 사이에는 본질적인 차이가 있다. 악성 세포들은 세포막 바깥에 비정상적인 항원을 드러냄으로써 악성으로서의 새로운 모습을 나타낸다. 면역체계가 하는 일은 자기 것이 아닌 것, 신체에 속하는 것이 아닌 것을 인식하고 제거하기 위해 지속적으로 세포를 감시한다. 쉴새없이 이어지는 세포분열의 수와 그렇게 많은 수의 세포가 악성으로 변할 모든 가능성을 놓고 볼 때,

암의 씨앗은 분명히 끊임없이 만들어지고 있으며, 그것들을 제거하려면 면역체계의 활동 역시 끝이 없다. 악성 세포를 제거하기 위한 면역체계의 감시는 치유체계의 핵심 기능이며, 우리의 신체가 진화의 과정 동안 발달시켜 온 암에 대항하는 무기다. 하지만 암의 발생 빈도는 두드러지게 증가하고 있고 우리의 방어무기로는 이미 역부족이 되었다. 이전부터 항상 우리 주위에 있었던 자연 발암물질에다 요즈음엔 인간이 만들어낸 수많은 발암물질이 환경에 첨가되었다. 치유체계가 최고의 기능을 발휘하도록 만들 수 있는 방법을 적은 이 책 2부의 내용에 따른다면 여러분은 여러분 자신의 방어무기를 강화시켜 암에 걸릴 확률을 줄일 수 있다. 이 질병에 대한 현대적인 치료법이 적절하지 않다는 사실을 고려할 때, 예방은 그 무엇보다 중요하다.

일단 암이 몸 안에 자리잡고, 애초에 발생한 지점에서 퍼져나갔다면(전이되었다면), 치료는 매우 어렵다. 우리가 암을 두려워하는 이유는 그것이 우리 몸 안에서 은밀히 자라고, 우리가 지니고 있는 최상의 기술적인 무기에 저항하며, 엄청난 파괴 잠재성을 지니고 있기 때문이다. 무엇 때문에 암이 이처럼 어려운 도전을 제기하는가를 이해하기 위해서는 한 가지 기본적인 사실을 알아두는 것이 좋다. 몸 안에 암이 생겼다는 것은, 비록 그것이 아주 초기 단계라고 할지라도, 치유체계가 제기능을 발휘하지 못한다는 것을 나타낸다. 변형된 세포가 감지될 수 있을 만한 종양으로 발전하기 위해서는 면역체계에 의한 제거작용을 피한 분열이 많았으며 아무런 간섭 없이 무수히 많은 자식세포들을 만들었을 것이 분명하다. 대부분의 다른 질병에는, 심지어 다발성 경화증이나 관상심장 질환 같은 중병일지라도 치유체계의 작용을 기대해볼 수 있다. 그러나 이미 혹이 확인된 암의 경우라면 치유체계가 이미 실패했다는 것은 고정된 사실이다.

서양 현대의학에서든 대체의학에서든 현재 암의 치료법은 만족스럽지 못하다. 서양 현대의학에는 수술, 방사선치료, 화학요법의 세 가지 주요 암 치료법이 있는데, 이 중에 수술만이 받아들일 만한 치료법이다. 만일 암이 외과의사의 칼날이 미칠 수 있는 한 장소에만 존재한다면 수술로 완치시킬 수 있다. 그러나 불행하게도 이런 조건에 맞아떨어지는 암은 극히 일부이고 그것도 주요 피부암과 자궁암일 경우가 많다. 너무나 많은 경우에 암은 일단 발견되었을 때 여러 곳으로 번졌거나 혹은 외과적인 치료 범위를 넘어서는 곳으로까지 확대되어 있기 일쑤다.

방사선치료와 화학요법은 얼마 안 있어 사라지게 될 원시적인 치료법이다. 그 두 가지 모두 분열하는 세포를 죽임으로써 작용한다. 이들 치료법을 이용하는 의사들은 암세포는 정상 세포보다 더 빨리 분열한다는 가정하에 이용하는 것인데, 불행하게도 그러한 가정은 소아암, 백혈병, 임파선암, 고환에 생기는 암과 기타 다른 몇 가지 경우에만 해당된다. 대부분의 경우에 암세포는 신체의 가장 활발한 정상적인 조직(피부, 위장관의 내벽, 골수, 다른 면역구조)보다 더 느리게 분열한다. 방사선치료와 화학요법의 잘 알려진 부작용(탈모, 식욕감퇴, 메스꺼움, 구토)은 피부와 위장관에 미치는 손상을 보여준다. 면역체계에 미치는 손상은 덜 분명한데, 그래서 훨씬 더 중요하다. 만일 여러분이 암에 걸려 서양의 현대의학 치료를 받을 것인지 말 것인지를 결정해야 할 상황에 처해 있다면 여러분이 내려야만 하는 해답에 대한 질문은 암에 가해지는 손상이 면역체계에 가해지는 손상을 정당화할 수 있는지 하는 것이다.

면역체계가 악성 조직을 인지하고 제거할 잠재력을 지니고 있기 때문에 궁극적으로 암을 치유할 희망은 면역반응에 대한 희망과 동일하다. 암 치료의 미래는 더 성공적이고 더 나은 세포를 파괴하는 화학무기에 있는 것이 아니다(이 무기들은 빠르게 성장하는 정상 세포를 죽이지 않고서는 악성 세포를 죽일 수 없다). 대신 잠자고 있는 면역체계를 반응하도록 일깨울 면역체계를 제시하는 데 있다. 어떤 형태의 면역치료는 지금 이용 가능하기도 하나 대부분은 아직 실험중이다.

암의 자연발생적인 회복(이것은 너무나 희귀한 일이다)은 갑작스런 면역활동의 결과로 생긴다. 이것은 면역체계가 악성 종양의 성장에 대항해서 반응할 잠재성을 보여주는 것이며, 가끔은 그 힘이 너무나 강해서 거대한 종양의 조직 덩어리를 몇 시간 혹은 며칠 안에 녹여버릴 수 있는 것이다. 미국 심신상관의학학회의 전 회장이었던 워싱턴 주, 에드몬드의 의학박사 로버트 앤더슨이 내게 그런 종류의 암의 회복사례를 보내주었다.

헬렌이라는 환자는 67세 된 미용사로 1985년 앤더슨 박사에게 정기검진을 받으러 왔다. 앤더슨 박사는 질을 검사할 때 덩어리가 있음을 느꼈다. 그는 이전에 받은 자궁절제수술 때문에 상처를 입은 조직일 것이라고 생각했으나 혈액검사 결과 환자의 간 기능이 비정상적이고 빈혈 증세가 있는 것으로 드러나자 걱정이 되었다. 앤더슨 박사는 그녀에게 부인과 전문의를 찾아가보라고 권했으나 그녀는 자신의 예전 의사도 몇 년 전에 똑같은 것을 발견했다고 말하면서 망설였다. 그녀의 예전 주치의 두 명이 모두 사망했기 때문에 그녀의 기록은 찾을 수 없었다. 앤더슨 박사가 6주 후에 그녀를 다시 진찰했을 때, 덩어리는 '상당히 커졌고', 혈액검사 결과도 더 나빠졌다. 그는 그녀에게 부인과 전문의를 만나보라고 말하고 몇 가지 검사를 더 했는데, 그 중 초음파검사 결과 '난소에서 생긴 것과 똑같은 덩어리가 왼쪽 골반에도 있음이' 밝혀졌다.

한 달 후 헬렌은 예비 수술을 받았다. 외과의사는 왼쪽과 중앙 골반에서 커다란 종양 덩어리를 발견했는데, 그것은 소장과 대장에 광범하게 침투해 있었고, '넓이 3~9mm의 복막 손상이 자궁과 배의 공동을 통해서 퍼져 있어, 숫자상으로 100개가 넘었다. 그 중 다섯 개를 조직검사를 위해 떼어냈다'라고 기록했다. 조직검사에 대한 병리학 보고서는 '세포의 크기와 모양에 상당한 변형이 생긴 악성 종양. (……) 종양은 아마도 난소에서 생긴 것 같은 암이 제대로 분화되지 않은 것으로 보인다'라고 적고 있다. 며칠 후에 헬렌은 덩어리와 소장과 대장의 연결 부분을 제거하기 위해 다시 수술을 받았다. 그녀는 결장 인공항문 조설술을 남겨두었고 복부엔 명백한 종양이 여전히 있었다. 병리학자의 최종진단은 '난소에서 생긴 듯한 제대로 분화되지 않은 암종'이었다.

근원이 어디든, 제대로 분화되지 않은 암종을 몸에 지니고 있다는 것은 좋은 것이 아니다. 그 원시적인 세포들은 상당히 악성이며 공격적인 경향을 띤다. 헬렌의 경우에 이미 복부의 공동을 통해서 광범한 전이가 발생하여, 예후가 좋지 않았다. 외과의사는 앤더슨 박사에게 이렇게 썼다. "종양 전문가와 의논해서 화학요법을 시작할 것을 권합니다. 결장 인공항문 조설술은 영구적인 해결책으로는 보이지 않습니다. 6개월 이내에 일단계 화학요법 치료를 받은 후에, 환자를 다시 검사해야 하고, 그때 가서야 결장 인공항문 조설술을 끝낼 수 있을 것입니다." 그러나 헬렌은 종양 전문가를 찾아가지도 화학요법을 받지도 않았다. 그녀는 앤더슨 박사를 다시 찾아가 말했다. "회복하려면 무엇을 해야 하는지 얘기해주세요." 그는 그녀에게 포괄적인 생활 프로그램을 일러주었다. 거기에는 지방을 적게 먹고, 설탕을 적게 먹고, 섬유소가 충분한 야채 위주로 식사하고, 산화방지 비타민과 미네랄을 보충하고, 가능할 때마다 규칙적으로 운동하고, 종양이 줄어드는 것을 시각화하는 것과 겸해서 명상하고, 결혼생활의 불화가 그녀의 생활에서 주된 스트레스 원천이었으므로 '남편에 대한 태도를 바꾸고 용서하는' 것과 같은 것이 포함되어 있었다. 그는 또한 종양 전문가를 찾아가보라고 그녀에게 말했다. 그녀는 마음이 내키지는 않았지만 그의 말을 따랐다. 몸에 남아 있는 암을 몹시 걱정스러워한 종양 전문가는 '종양이 더 자라서 좋은 결과를 기대하기가 더 어려운 나중보다는 지금' 화학요법을 받으라고 권했으나, 헬렌은 그녀와 신은 이 싸움에서 이기고 말 것이라고 말하며 거절했다.

수술한 지 한 달 후에 빈혈이 사라졌고, 그녀의 간 기능이 정상으로 돌아왔다. 그녀는 자신이 강해졌다고 느꼈고 또한 자신감이 느껴졌다. 앤더슨 박사는 그녀를 격려하며 다음과 같이 적고 있다. '신에 대한 그녀의 믿음은 복음전도사의 믿음에 버금가는 것이었다. 나는 내가 할 수 있는 모든 격려로 그녀의 희망을 북돋아주었다'라고 적고 있다. 헬렌은 결장 인공항문 조설술을 싫어했고 외과의사에게 그것을 원상태로 돌려달라고 요구하기 시작했다. 그는 그녀의 화학요법이 끝나기 전까지는 수술하지 않으려고 했으나 그녀의 거부가 너무 완강하고 끈질겨서 종양을 제거한 후 두 달 반 만에 마음이 풀리고 나서야 재수술을 하였다. 그는 이 수술을 '길고도 지루했다. 복막의 공동을 열자마자 마주친 유착은 내가 이제까지 본 것 중에서 최악이었다. (……) 3~9mm 크기의 수백 개의 복막 종양은 이전과 마찬가지였다. 나는 여러 곳에서 그 중 일곱 개를 조직검사를 위해 채취했다'고 보고했다. 그러나 이번의 조직검사에 대한 병리학 보고서는 사뭇 달랐다. 그것은 '세포변형이 이루어진 염증성 조직은 없었고 악성의 특징도 보이지 않았다.' 이런 사실을 알고 나서 외과의사가 던진 말은 이랬다. "참 흥미롭군."

헬렌은 정상적인 생활과 건강을 되찾았고, 앤더슨 박사가 권한 생활을 계속 이어갔다. 2년 후에 그녀는 이혼했는데, 그 일로 정서적인 위안을 얻은 것 같았다. 앤더슨 박사는 이렇게 쓰고 있다. "1987년, 그녀가 처음 찾아오고 약 2년 후, 먼저 있었던 수술 자리에 절개에 의한 탈장이 발생했다. 그것을 바로잡기 위해 네 번째 수술을 받았다. 수술시에, 외과의사는 나의 도움으로 그녀의 복부를 대충 살펴볼 수 있었다. 유착은 완전히 사라졌다. 남아 있는 복막 종양은 없었고, 암의 흔적은 어디에서도 찾아볼 수가 없었다." 헬렌은 75세에 암과는 아무 상관없는 이유로 사망했는데, 암이라는 진단을 처음 받고서 거의 8년이 지나서였다.

그녀의 복부 안에서 무슨 일이 벌어져 폭넓게 퍼진 암을 완전히 제거하고 내부 기관을 정상적인 건강 상태로 돌려놓은 것일까? 그녀의 치유체계가 아마도 면역체계를 이용하여 자신이 맡은 소임을 다했을 것이다. 그렇다면 이전에는 왜 그렇게 하지 못한 것일까? 종양조직의 주된 덩어리를 제거한 것이 치유반응을 활동하게 만든 것일까? 만일 그렇다면 왜 이런 일이 더 자주 일어나지 않는 것일까? 이런 종류의 전이되는 암을 지니고 있는 대부분의 환자들에게서 종양은 공격적인 세포독성 치료에도 불구하고 재성장하며 종종 치명적인 결과를 낳는다. 만일 암을 완치하는 데 있어 면역반응이 최상의 희망이라면 면역체계에 손상을 입힐 수 있는 세포독성 치료를 이용하는 것에 대해 정말로 신중을 기해야 할 것이다.

대체의학 분야에서는 암 치료법이 다양하다. 그 중 대부분은 방사선치료나 화학요법보다 훨씬 독성이 덜하지만, 그 방법들 중 어느 것도 많은 수의 환자들이 효과를 볼 수 있을 정도로 믿을 만한 것이 아니다. 내가 조사한 많은 치료법이 몇몇 사람들에게 암을 회복시킨 것으로 나타났다. 그 중 더 많은 사람들에게선 일시적으로 삶의 질을 개선시켜주었지만, 암은 여전히 남아 계속 자란다. 만일 암에 대한 대안치료법 중 믿을 수 있을 만큼 효과적인 것이 있다면, 우리는 조만간 그것에 대해 알게 될 것이다.

이 장에 열거된 정보를 요약해보겠다. 세포는 끊임없이 악성으로 변화되고 치유체계가 그것들을 제거하는 것이 정상이다. 악성 변화를 유도하는 환경적인 압력의 증가와 부적절한 암 치료법을 생각할 때, 우리의 치유체계가 잘 작용하도록 하고 암의 위험을 줄일 수 있는 방법을 알아보는 것이 시급하다. 암의 자연발생적인 치유가 있기는 하지만 그것은 다른 질병의 자연적인 치유 발생에 비해 훨씬 적다. 그 이유는 악성 세포가 감지될 수 있는 종양으로 발전했다면 그것은 이미 치유체계가 실패한 후이기 때문이다. 암이 자연적으로 회복되는 것은 면역활동 때문이다. 따라서, 세포독성 치료법(방사선치료와 화학요법)을 받을 것인지 말 것인지를 결정하기 위해서는 대단히 신중해야 하는데, 그 이유는 면역체계에 손상을 미칠 경우 장기적으로 보아 치유반응이 일어날 확률이 줄어들기 때문이다.

그러므로 만일 여러분이나 혹은 여러분이 사랑하는 누군가가 암에 걸린다면 어떻게 해야 하겠는가? 첫 번째 할 일은 서양의 현대의학에서 제공하는 치료법을 이용할 것인가 말 것인가, 이용한다면 어떻게 이용할 것인가를 결정하는 것이다. 다음은 몇 가지 안내사항이다.

- 만일 종양을 수술로 제거하는 것이 가능하다면 그렇게 하라. 거대한 종양 덩어리를 부분적으로라도 제거('부피축소')하는 것이 치유체계가 암의 성장을 억제하도록 도울 수 있다.

- 여러분이 지니고 있는 암에 대해 어떤 형태로든 면역치료가 가능한지 알아보라. 여러분을 담당하는 종양 전문가가 그것에 대해 아는 것이 없으면, 국립 암 연구소나 아니면 대학의 암 연구센터에 문의하라.

- 만일 방사선치료나 화학요법을 받으라는 요구가 완강하면, 여러분이 가진 암의 종류와 진행 단계에서 그들의 치료 성공률 통계자료를 살펴보라. 이 단계에서는 종양 전문가에게 의존할 필요가 없다. 그 까닭은 그들은 환자가 이 치료법을 받게 함으로써 이익을 얻게 될뿐더러, 대안치료에는 친숙하지 않기 때문이다. 화학요법의 치료 성공률에 대해 모든 과학적 자료가 80%는 암세포가 발견되지 않은 채로 5년간 살아 있을 수 있었다고 하는 것에 대해 종양 전문가들은 '80%의 치료율'을 보인다고 말하는 경우를 나는 종종 보았다. 5년 후에 그 환자들은 어떻게 되었을까? 만일 당신이 현명하게 결정을 내리고 싶어한다면, 정확한 결과를 알고자 할 것이다. 몇 가지 경우에 있어서, 환자들이 이런 어려운 결정을 내리는 것을 도와주는 책들이 있기는 하다. 그러나 대부분의 경우 필요한 정보를 얻기 위해서는 의학 도서관을 찾아가거나 혹은 제시되고 있는 치료에 관한 논문을 찾아보는 수밖에 없다.

- 방사선치료와 화학요법 자체도 돌연변이를 유도하며 암을 발생시킨다는 사실을 기억하라. 이런 치료를 받은 환자들 중에서 만일 그들이 그만큼 오랫동안 살아 있다면 치료의 직접적인 결과로 인해 또다른 암에 걸릴 환자들의 비율을 계산할 수도 있다. 모든 형태의 화학요

법은(자연적이건 화학적이건, 옛 것이건 새로운 것이건, 한 가지 방법이건 결합된 방법이건) DNA에 손상을 입히고 면역체계를 포함해서 활발하게 분열하는 세포를 손상시키는 세포독성 물질이다.

– 일반적으로 방사선치료는 신체의 한 곳에만 집중되기 때문에 화학요법보다는 안전하다. 그러나 그것도 심각한 상처를 남겨 나중에 그 기관이 정상적으로 기능하는 것을 방해할 수 있다.

– 만약 면역치료법이 선택할 수 있는 것이 아니고 여러분이 갖고 있는 암의 종류나 진행 단계에 있어서 현대 서구의학의 치료가 성공한 비율이 높다면, 위험에 대해 걱정하지 말고 그 방법을 이용하라. 그런 치료법이 다른 대체치료를 알아볼 시간을 벌어줄 것이다. 그리고 치유체계를 최대한 작용하도록 함으로써 부작용도 조절할 수 있다.

– 방사선치료나 화학요법을 받겠다고 결정내리면 치료중에는 산화방지 · 보조제의 복용을 중단하라. 왜냐하면 그것들은 정상적인 세포뿐만 아니라 암세포도 보호할 수 있기 때문이다. 치료가 끝나면 바로 보조제를 먹으라.

– 여러분이 가지고 있는 암의 종류나 발전 단계에 사용될 수 있는 방사선치료와 화학요법의 유용성에 대한 통계를 검토한 후에 그 치료를 받지 않겠다고 결정한다면 대안치료를 찾아봐야 한다.

다음은 대안적인 암 치료법에 대한 몇 가지 제안 사항이다.

　－ 대안치료를 받은 결과에 관한 통계 정보를 찾아보는 것 역시 중요하다. 여러분의 관심을 끄는 치료법의 효능을 설명하고 있는 간행물이 있는지 찾아보라. 여기선 그런 자료가 부족하거나 없을 수도 있는데, 그런 경우엔 정보 제공자의 진술을 들어볼 수도 있다.

　－ 고려하고 있는 치료법에도 독성이나 다른 해를 입게 될 위험이 있는지 알아보아야 한다.

　－ 그런 치료를 받은 사람으로서 여러분이 만나볼 수 있을 만한 사람이 있는지를 물어보라. 만일 정보 제공자가 여러분에게 이 질문에 대한 답을 주지 못할 경우, 그가 제공하는 정보에 대해 조심하라.

서구 현대의학의 치료법을 선택하든 대안적인 치료를 선택하든, 암에 걸린 사람이라면 따라야 할 일반적인 권고사항이 있다.

　－ 암의 발병은 치유체계의 실패를 뜻하기 때문에, 암이 비록 초기이고 한 곳에서만 나타났다고 해도, 그것은 전신의 문제다. 환자들은 육체적인 단계, 정신·영혼의 단계 이 모두에 변화를 주어 건강을 증진시키고 저항력을 증대시켜야 한다.

　－ 최소한 이 책의 2부, 2장에 제시된 원칙에 따라서 식사를 변화시

킬 것을 권한다. 즉, 규칙적으로 운동하면서 항산화보조제를 먹고, 면역력의 증가 효과를 위해 강장제를 이용하고, 치유체계가 암을 억제하는 것을 돕기 위해 시각화나 이미지유도 기술을 배우며, 관계를 개선하도록 노력하고(예를 들어 부모, 자식, 배우자와의 관계), 여러분 자신에게 치유가 일어날 수 있는 최상의 기회를 주기 위해 생활의 모든 필요한 부분을 변화시키라.

– 나아가 암의 치유 경험이 있는 사람들을 찾아보도록 하라. 여러분이 앓고 있는 암과 같은 종류의 암이라면 더 좋다. 여러분 자신의 치유 능력에 대한 믿음을 키워주기 위해 치유에 관한 글이나 책을 찾아 읽어보라.

– 치료사를 찾으라. 여러분이 발견할 수 있는 모든 도움을 다 구하라.

치유체계가 암을 완벽하게 제거할 수는 없다 하더라도 다른 일, 곧 악성 세포의 성장을 지연하거나 억제하여 비교적 좋은 건강으로 일정 기간을 보내게 할 수는 있을 것이다. 결국엔 암으로 사망했지만 너무나 훌륭하게 잘 해낸 어느 환자에 관한 이야기가 있다. 바바라는 1989년 초에 나를 만나러 오는데, 그때는 유방암 진단을 받은 지 5년 반이 지난 후였고 유방절제와 화학요법 등 기본적인 치료는 다 받은 상태였다. 그녀는 5년 동안 재발 없이 살아올 수 있었다면 위험에서 벗어난 것이라고 믿었다. 그러나 최초의 진단을 받고 5년째 되었을 때 넘어져 오른쪽 엉덩이에 부상을 입었는데 그것이 낫지 않았다. 검사 결과 종양으로 인해 뼈가 약해졌음이 밝혀졌다. 암은 사라지지 않고 그녀의 몸 전체에서 뼈에 전이된 것으로 드러났고, 이것은 바바라와 가족에게는 놀라운 일이었다. 의사는 그녀에게 에스트로겐 길항제인 타목시펜을 투여하기 시작했고, 그것으로 뼈에 있는 종양이 작아지지 않는다면 다른 종류의 화학요법을 시행할 거라고 말했다.

그 후 몇 달 동안 바바라는 생활에 급격한 변화를 주었다. 대학 학장이었던 그녀는 휴가원을 내고 많은 상담 전문가와 심리치료사를 만나러 다녔으며, 요가를 하고, 시각화치료를 연습하기 시작했으며, 비타민을 먹기 시작하고, 식사를 개선했으며, 규칙적으로 수영을 하고, 정기적인 지압치료를 받았으며, 암에 대한 동양식 약초 처방약을 먹기 시작했고, 치료사와 함께 노력했다. 그 다음 3년 동안 전이된 유방암에 대한 통계자료와는 대조적으로 바바라는 건강이 좋아져 그녀를 만나는 사람들은 그녀가 암 환자라는 사실을 믿지 못했다. 이 기간에 나는 바바라에게, 유방암이라는 진단을 받고 겁에 질려 무엇을 해야 할지 몰라하는 나의 환자들을 보냈다. 그녀는 그들에게 큰 도움이 되었다. 나는 또한 그녀를 강의 시간에 초청하여 의과대학생들에게 그녀의 이야기를 해주게 했다. 학생들은 그녀의 연설을 듣고 매우 감동을 받았으며 그녀가 자신의 인생에 책임을 다하고 서양 현대의학의 치료와 대안적인 치료를 결합하는 법을 배운 사람이라는 것을 알게 되었다. 무엇보다도 그녀는 암이 재발했다고 해서 그것이 자동적으로 환자를 병들게 하고 급격하게 쇠퇴시키는 것이 아니라는 것을 보여주었다.

1992년 가을, 바바라의 암은 더 진행되어 간으로 새롭게 전이되었다. 그녀는 화학요법 치료도 받고, 실험단계에 있는 약물도 써보고, 다른 대안치료도 찾았으며, 건강을 유지하기 위해 자신이 만든 계획도 그대로 실천했다. 그녀는 일 년 반을 더 살았는데, 그 기간 동안 가족과 매우 가깝게 지냈다. 의사들은 그녀가 그 지경에 이르러서도 일 년 반이나 더 살았다고 하는 사실과 병에 걸려서도 놀라운 활력을 유지한다는 것에 대해서 끊임없이 놀라움을 표현했다. 그녀는 자신이 만나는 사람들에게 계속해서 영감을 불어넣어주었다. 바바라의 치유체계는 비록 암을 근절시킬 순 없었으나, 아주 오랫동안 병을 제재했고, 그 기간 동안 그녀는 훌륭한 일을 해낸 것이다.

암은 언제나 우리와 함께 존재할 것이다. 예방이 최상의 전략이고, 그것은 치유체계의 완전성에 달려 있다. 세포를 악성으로 변형시키는 환경적인 요인이 증가하고 있기 때문에 치유체계를 가장 효율적으로 유지하는 방법에 대해 알아두는 것은 갈수록 더 중요해질 것이다. 면역치료의 형식으로 새롭고 더 나은 암 치료법이 곧 등장할 것인데, 이런 치료법은 자연적인 치유 메커니즘의 이점을 취하여 정상적인 세포에 해를 입히지 않고 악성세포를 인식하고 파괴하는 것이 될 것이다. 그렇게 될 때까지는 자연발생적인 회복사례를 찾아 연구하는 일치된 노력이 우리가 그런 현상을 이해하고 그런 경우의 발생을 증가시키는 데 도움을 줄 것이다. 현존하는 암 치료법을 이용함에 있어서 현명한 결정을 내리기 위해서는 그 치료법의 이로움과 해로움에 관한 믿을 만한 정보를 갖고 있어야 한다. 어떤 방법을 활용하겠다고 결정을 내리든지 간에 반드시 해야 할 일은 치유체계가 암의 확산을 저지하도록 건강을 개선하는 데 온갖 노력을 다 기울여야 한다는 것이다.

사회를 위한 처방

의학이 질병보다는 치유에 방향이 맞추어져 있고, 의사들이 인간의 자연적인 치유력을 믿고 병의 치료보다는 예방을 강조하는 그런 미래를 상상해보라. 그런 세상에서라면 병원은 응급실을 제외하고는 휴양지와 비슷하게 될 것이며, 환자들은 건강한 삶의 원칙을 배우며 연습하고, 건강한 식품을 마련하여 먹는 것을 배우며, 자신들의 신체적인 요구를 돌아보는 방법과 치유에 기여하도록 자신들의 정신을 이용하는 방법을 배우게 될 것이며, 의료 전문가에게 덜 의존하게 될 것이다. 응급실에서조차도 과학기술은 손상된 장기의 재생을 자극하는 조치와 같은 치유체계를 돕기 위한 수단으로 사용될 것이다. 응급을 요하는 곳에서는 모든 환자들에게 서양의 현대의학과 대체의학이 가진 가장 훌륭한 사상과 방법들이 적용될 것이다. 그런 세상에서는 의사와 환자들은 똑같은 목적을 위해 함께 노력하는 동반자가 될 것이며, 의료과실 소송은 지금처럼 흔한 것이 아니라 아주 드문 일이 될 것이다. 보험회사는 예방교육과 자연치료에 대한 배상이 자신들에게 최상의 이윤을 남겨준다는 것을 알고서 즐거운 마음으로 하려 할 것이다.

이러한 방향으로 건강 문제를 다루는 데에 있어서 방해가 되는 요소는 무엇인가? 다음에 열거한 것은 내가 생각하고 있는 몇 가지 장애물이다.

– 의학교육은 질병에 초점이 맞춰진 채 굳어져 있다. 예비의사들의 임상훈련은 의학생들이 건강한 생활방식을 유도하고 치유자로서의 정신과 영혼의 질을 개발하는 것을 매우 어렵게 만든다.

– 의사와 환자 사이에 불신이라는 독이 퍼져 있다. 병원 문을 열고 들어오는 모든 환자가 지금은 법률소송에서의 잠재적인 고소인으로 여겨지고 있다. 의사들은 관습적인 치료방식에서 벗어나는 것을 그 어느 때보다도 더 두려워하고 있다.

– 보험회사는 자신들의 배상 원칙에 의해 어떻게 진료해야 할지를 지시하고 있다. 그들은 이 책에 기술된 대부분의 치료방법에 대해서는 비용을 지불하려고 하지 않을 것이다. 그들은 그런 치료효과에 대해서나 서구 현대의학의 치료와 비교할 만한 비용효과에 대해서 연구한 결과가 없기 때문이라고 말한다.

– 치유와 대체의학에 관한 연구는 초보적인 수준이거나 아니면 전혀 존재하지 않는다. 그 이유는 연구의 우선순위를 결정하고 연구비용을 지불하는 사람들이 이런 분야에 관심이 없기 때문이다.

– 의학자들이 모델로 삼고 있는 생체의학은 건강의학으로서의 방향전환을 힘들게 한다. 생체의학 모델의 물질주의적 관점을 받아들이고 있는 의사들은 이 책에 나와 있는 대부분의 생각들을 비과학적이고

탐구할 가치가 없는 것이라고 쉽게 무시할 수 있다.

어떻게 이런 상황을 타개할 것인가?

근본 문제는 의학교육에 있다고 나는 믿는다. 만일 미래의 의사들이 과학과 건강의 대안적인 모델을 배우고, 자연치유력을 공부하는 데 고무받을 수 있고, 자기 자신의 환자를 위한 건강의 본보기로 발달시킬 수만 있다면, 앞에서 말한 모든 장애물은 사라져버릴 것이다. 이 새로운 의사들은 의료활동의 기준을 궁극적으로 바꾸어놓을 연구를 하고 싶어할 것이고 보험회사들이 더 나은 방향으로 돈을 쓸 수 있도록 이끌 것이다. 의사들은 환자들이 자신들한테 보내는 믿음을 받아들일 수 있게 될 것이고, 그 믿음으로 자연적인 치유가 더 많이 생기게끔 할 것이다. 그들은 병원이라기보다는 휴양지와 같은 새로운 종류의 건강관리연구소를 설계하고 세울 수 있을 것이며, 의사와 환자 사이에 신뢰를 재창출함으로써 법률소송이라는 것은 상상도 할 수 없게 할 것이다.

이렇게 이야기하긴 했지만, 나 자신도 헌신적으로 노력하고 있으면서도 의학교육의 본질적인 개혁에 대한 전망에는 냉소적이다. 나의 냉소적인 생각은 1964년 내가 의과대학 1학년이었을 때 생겨나 의과대학 교수로서 살아오면서 더 강화되었다. 하버드대학의 학우들은 학부에서 과학보다는 인문학을 전공한 사람들이 더 많았고, 그 중 많은 학생들이 자신들이 진정 의사가 되기를 원하는지 확신하지 못했다. 우리들은 개성이 강했고, 우리가 받은 기초적인 과학교육 과정의 질에 대해서 불안을 느꼈다. 과학과 건강에 대해서 사고하는 방법을 배우고 인간의 생태에 관한 일반적인 원칙을 배우는 대신, 우리는 빈번한 시험에서 토해내야 할 엄청난 양의 세부적인 지식 속으로 침몰되어버렸다. 우리들 중 많은 학생들이 학부에서 훨씬 훌륭한 가르침을 받았기 때문에 우리의 불만은 높았다. 교수들은 위원회와 소위원회가 고심해서 만든 아주 새로운 교과과정을

2학기에 개설하겠다고 말하면서 우리를 밀어붙였다. 그 교과과정은 미래 의학 교육의 모델이 될 통합적인 교과과정이라는 것이었다. 그들은 우리가 지금 받고 있는 것은 아주 낡은 내용이니, 이제 불평은 그만두고 기다려보라고 말했다.

새로운 교과과정의 첫날이 왔다. 발생학과 해부학, 생리학, 생화학을 공부하는 대신 우리는 이제 신체체계에 대해서 공부할 예정이었고, 첫 단원은 심장에 관한 것이었다. 발생학자는 심장의 발생학에 관해 믿기 어려울 만큼 상세한 60분짜리 강의를 했다. 그런 다음 해부학자는 심장의 해부에 관해 똑같이 상세한 강의를 하고 나갔다. 생리학자도 그랬고 생화학자도 그랬다. 네 시간의 강의가 끝났을 때, 우리는 몽롱해졌고, 혼란스러웠으며, 화가 났다. 이것이 통합적인 가르침이란 말인가? 이것은 한데 나열한 것, 그 이상이 아니었다. 유감스럽게도 의과대학을 다니는 동안 위원회가 교과과정의 개편에 관하여 논의하고 있다는 얘기를 줄곧 들었지만, 그럼에도 개혁되는 것은 아무것도 없었다. 그것은 모두 카드 한 벌을 추슬러서 똑같은 카드를 다른 순서로 내주는 것일 뿐이다.

내가 말하는 의학교육의 근본적인 개혁이란 다음과 같은 것을 의미한다.

- 뉴턴의 역학과 데카르트의 낡은 이원론을 대체하는 양자역학에 기초한 새로운 모델에 대한 언급을 포함하는 과학철학에 대한 기본 교육. 그런 교육에는 확률론과 도박론에 관한 정보가 포함될 것이고, 관찰자와 피관찰자 사이에 있을 수 있는 상호작용에 관한 논의가 포함될 것이며, 물질적인 사건에 관한 비물질적인 인과관계를 설명할 수 있는 모델 제시가 포함될 것이다.

- 한의학, 동종요법, 정골요법 같은 주요 의학체계의 발달에 관한 의학사 교육.

– 자연치유력과 신체의 치유체계에 대한 강조.

– 플라시보 효과, 의사들의 악담, 정신신경면역학을 포함한 정신과 육체의 상호작용 강조.

– 물질적인 신체에 관한 정보 외에 심리학과 정신성에 관한 교육.

– 현재 자격시험을 통과하기 위해 학생들에게 요구되는 사실적인 지식의 양을 축소. 여러 가지 다양한 의학에서 얻을 수 있는 지식의 일반적인 구조를 배워 아는 방법을 터득하게 된다면, 학생들은 자신들에게 필요한 상세한 정보를 스스로 찾아볼 수 있을 것이다. 더구나 이런 정보가 컴퓨터로 처리되어가는 중이기 때문에 더 쉽게 가능해질 것이다.

– 영양학, 운동, 이완, 명상, 시각화의 영역에서의 실제 체험, 학생들에 대한 평가는 실제 지식에서뿐만 아니라 자신들이 건강한 생활방식의 개발에서 얼마만한 진보를 보이는가에 따라서 이루어져야 한다.

– 역중요법 치료의 기본적인 기술을 체득하는 것뿐만 아니라, 약초 치료법, 영양의학, 신체 조정, 신체 행위, 호흡 운동, 침술, 이미지유도 등과 같은 대체의학의 기본적인 기술을 실제적으로 체험하게 한다.

– 의학 연구의 계획과 실행, 출판된 연구자료의 평가방법을 가르친다.

– 의사소통 교육. 여기에는 환자와 면담을 하고, 병력을 알아보며, 신체의 치유체계를 활동하게 할 수 있는 방향으로 치료를 제시하는 것 등이 포함된다.

의사들의 교육에 있어서 이런 기본적인 변화 이외에도, '국립보건연구소

(NIH : National Institutes of Health)' 내에 '국립건강치유연구소(NIHH : National Institutes of Health and Healing)'를 만들어야 한다. 이 연구소의 사명은 암과 다른 질병의 자연발생적인 회복, 위약반응, 믿음으로 인한 치유를 포함해서, 모든 치유 현상을 연구 조사하는 것이다. 현재의 '대체의학연구소'는 그 조직의 예산을 대폭 늘려 대안적인 치료의 효능과 그것들을 서구 현대의학의 치료와 비교했을 때의 비용효과에 관한 연구를 시행해야 한다. '건강치유연구소(NRH : National Registry of Healing)'를 만들어서 질병에 따라 치유에 관한 사례를 분류하고 여러 방향에 참고할 수 있도록 해야 한다. 이런 정보는 모든 의료 전문가와 환자들이 이용할 수 있어야 하며, 그래서 예를 들어 만일 여러분이 피부경화에 걸린다면 여러분이 살고 있는 지역에서 피부경화의 치유를 경험한 사람들의 명단을 구할 수 있고, 여러분의 주치의와 함께 그들이 회복하는 데 어떤 단계를 거쳤는지 알아낼 수 있다. 이런 정보는 연구자들로 하여금 특별한 질병에 대한 가장 희망적인 치료법에 관한 자료를 축적할 수 있게 해줄 뿐만 아니라, 예상컨대 이것은 우리 사회에서 자연적인 치유의 경우를 증가시킬 것이다.

여러분은 건강을 돌보는 문제에 대해 변화를 요구하는 목소리에 여러분의 목소리를 보탬으로써 이런 변화를 가져오는 데 협력할 수 있다. 아주 강력한 소비자운동이 전세계적으로 대체의학이 성장하도록, 그리고 치료를 직업으로 하는 사람들 내에서 이에 대해 마음을 열도록 할 수 있을 것이다. '국립보건연구소' 산하에 '대체의학협회'가 있다는 것은 이런 변화의 시금석이다. 게다가, 현대 서구의학은 현재 병원과 보험회사, 의사들에게, 10년 전만 해도 생각할 수 없었던 아이디어를 고려하도록 강요할 만큼 경제적인 위기에 봉착해 있다. 지금이 변화를 이룰 시기다. 의학이 나아가야 할 변화의 길은 분명하다.

감사의 말

이 책의 대부분은 남부 애리조나 소노론 사막에서 기록적인 무더위와 건기가 계속되던 여름과 우리 가족이 턱슨 계곡의 한쪽 끝에서 다른 쪽 끝으로 이사를 하는 동안 쓰였다. 이사 초기에 나는 사무실도, 편안히 들어앉아 글을 쓸 장소도 없었다. 캐년 랜치의 멜 주커만이 사랑채를 작업실로 이용하라는 제안을 해와 나를 구해주었다. 그의 도움이 없었더라면 이 책은 이렇게 빨리 나올 수 없었을 것이다. 나는 그와 에니드 주커만, 게리 프로스트, 제리 코헨, 조나 리브렉트, 그리고 캐년 랜치의 다른 사람들에게 신세를 많이 졌다. 이 책을 쓸 동안 집안일을 잘 꾸려준 아내 사빈에게도 고마움을 전한다. 덕분에 나는 글 쓰는 일에 전념할 수 있었다.

나의 대리인 아써 파인 협회의 리처드 파인은 이 책을 출판해줄 적당한 출판사를 찾아주었고 내가 이 일을 할 수 있도록 동기를 부여해주었다. 그는 내게 도움이 되는 통찰력과 사실들은 제공해주었다. 리처드에게 나를 소개해준 말리

루소프와 사라 데이비슨에게 감사한다. 알프레드 A. 크노프사의 편집자인 조나단 시걸은 내가 이 글을 쓰고 있을 때 이 책의 원고에 대단한 관심을 가져주었는데, 나는 그것이 너무나 고맙다.

이 책이 나올 수 있도록 정보를 제공해준 사람은 애리조나대학 건강과학 센터의 제임스 달렌 박사와 진 윌슨 박사, 로버트 앤더슨 박사, 윌리엄 매나한 박사, 에이미 스틴 박사, 마이클 R. 머레이 박사, 마크 블루멘탈, 스티븐 포스터, 데보라 코엘, 케이 스위트남, 폴 스태밋과 자신들의 이야기를 이 책에 소개하도록 관대하게 허락해준 많은 환자들이다. 애리조나 의과대학의 핏 크레이그는 아주 훌륭한 연구조교였고, 원고를 읽어준 많은 사람들은 귀중한 제안들을 해주었다. 그들은 멜라니 앤더슨, 브라이언 베커, 수 플리시먼, 우디 위컴, 그리고 사빈 크렘프다.

캐년 랜치의 고참 수水치료사인 케빈 베리는 내가 글을 쓰는 동안 편안하고 좋은 정신 상태를 유지할 수 있도록 도움을 주었고, 딘 오니시 박사는 내가 용기를 잃었을 때 격려의 말을 해주었다.

마지막으로, 나는 옛 친구이자 가끔 공동집필자가 되어주는 위니프레드 로젠에게 각별한 감사를 드린다. 그는 우리 둘이 모두 만족스러워할 때까지 이 글을 가다듬는 데 많은 시간과 노력을 기울여주었다.

앤드류 와일
턱슨, 애리조나
1994년 11월